疾 病 观 察 与 护 理 技 能 丛 书

神经科

疾病观察与护理技能

主 编　王 娟　毕 娟

中国健康传媒集团
中国医药科技出版社

内容提要

本书针对神经科常见病、多发病的临床相关知识及护理措施进行了介绍，涉及近70种疾病。编写过程中除介绍各疾病概述、临床特点、治疗原则外，着重对疾病护理问题、护理措施等内容进行了系统而全面的阐述。在护理措施中，增加健康指导的篇幅，体现了临床护理向预防、保健、健康、社区及家庭护理等领域延伸的现代护理理念，可供广大护理人员、病人家属阅读使用。

图书在版编目（CIP）数据

神经科疾病观察与护理技能／王娟，毕娟主编．—北京：中国医药科技出版社，2019.3

（疾病观察与护理技能丛书）

ISBN 978－7－5214－0786－0

Ⅰ.①神…　Ⅱ.①王…②毕…　Ⅲ.①神经系统疾病－护理　Ⅳ.①R473.74

中国版本图书馆CIP数据核字（2019）第023162号

美术编辑　陈君杞

版式设计　南博文化

出版　**中国健康传媒集团**｜中国医药科技出版社

地址　北京市海淀区文慧园北路甲22号

邮编　100082

电话　发行：010－62227427　邮购：010－62236938

网址　www.cmstp.com

规格　710×1000mm 1/16

印张　19 1/2

字数　275千字

版次　2019年3月第1版

印次　2019年3月第1次印刷

印刷　三河市万龙印装有限公司

经销　全国各地新华书店

书号　ISBN 978－7－5214－0786－0

定价　42.00元

编委会

主　编　王　娟　毕　娟

副主编　蔡　静　许亚平

编　者　唐丽梅　田惠杰　曹晓亚　袁素亚
张　希　刘小菲　王月红　王艳平
辛文玲　梁　星　翟俊霞　翟俊轻
王　娟　毕　娟　蔡　静　许亚平
刘　钗

/前言/

神经科疾病对人类健康的危害极大，在疾病治疗和治疗后的康复阶段，能否有一个良好的护理过程对病人的康复十分重要。人们常说：医疗工作中“三分治疗、七分护理”，可见护理工作在治疗疾病过程中的重要性。近年来，神经科基础理论与临床实践决策、疾病预防与治疗指南不断更新，护理服务模式明显转变，护理知识与要求也应随之相应地提高和完善。为了促进广大神经科医务人员在临床工作中更好地认识、了解神经科疾病，普及、更新神经科疾病相关的临床及护理知识，从而满足神经科专业人员及广大基层工作者的临床需求，我们结合临床经验编写本书。

全书共15章，涉及疾病近70种，针对神经科常见病、多发病的临床相关知识及护理措施进行了介绍。作者在编写过程中除介绍各种疾病的概述、临床特点、治疗原则外，着重对护理问题、护理措施等内容进行了系统而全面的阐述。在护理措施中，增加健康指导的篇幅，体现了临床护理向预防、保健、健康、社区及家庭护理等领域延伸的现代护理理念。全书语言简洁，内容丰富，侧重实用性和可操作性，力求详尽准确，方便查阅。

本书的编写，得到了多位同道的支持和帮助，他们在繁忙的医疗、教学和科研工作之余参与撰写，在此表示衷心的感谢。

由于编写的时间较紧迫，再加上编者水平有限，书中不足之处在所难免，恳请广大读者批评指正。

编　者

2018 年 8 月

/ 目 录 /

第一章　脑神经疾病 / 001

第一节　三叉神经痛 ………………………………… 001
第二节　特发性面神经麻痹 ………………………… 004
第三节　面肌痉挛 …………………………………… 007

第二章　脊神经疾病 / 011

第一节　多发性神经病 ……………………………… 011
第二节　急性炎症性脱髓鞘性多发性神经病………… 014

第三章　中枢神经系统脱髓鞘疾病 / 019

第一节　多发性硬化 ………………………………… 019
第二节　急性播散性脑脊髓炎 ……………………… 025
第三节　视神经脊髓炎 ……………………………… 029

第四章　脊髓疾病 / 032

第一节　急性脊髓炎 ………………………………… 032
第二节　脊髓压迫症 ………………………………… 037
第三节　脊髓空洞症 ………………………………… 042
第四节　脊髓亚急性联合变性 ……………………… 046
第五节　脊髓损伤 …………………………………… 050
第六节　脊髓血管病 ………………………………… 058

第五章 脑血管疾病 / 064

第一节 短暂性脑缺血发作 …… 064
第二节 动脉粥样硬化性血栓形成性脑梗死 …… 067
第三节 腔隙性脑梗死 …… 074
第四节 脑栓塞 …… 077
第五节 脑出血 …… 080
第六节 蛛网膜下隙出血 …… 086
第七节 脑动静脉畸形 …… 091

第六章 中枢神经系统感染性疾病 / 095

第一节 单纯疱疹病毒性脑炎 …… 095
第二节 新型隐球菌性脑膜炎 …… 101
第三节 化脓性脑膜炎 …… 105
第四节 结核性脑膜炎 …… 109
第五节 脑猪囊尾蚴病 …… 112
第六节 艾滋病的神经系统损害 …… 117

第七章 运动障碍疾病 / 124

第一节 帕金森病 …… 124
第二节 小舞蹈病 …… 134
第三节 肝豆状核变性 …… 139
第四节 多系统萎缩 …… 145

第八章 神经系统变性疾病 / 151

第一节 阿尔茨海默病 …… 151
第二节 运动神经元病 …… 157

第九章 脑部发作性疾病 / 162

第一节 癫痫 …… 162

第二节 癫痫持续状态 …… 168
第三节 偏头痛 …… 173

第十章 肌肉疾病 / 177

第一节 重症肌无力 …… 177
第二节 进行性肌营养不良 …… 184
第三节 多发性肌炎和皮肌炎 …… 189
第四节 周期性瘫痪 …… 193

第十一章 颅脑损伤 / 198

第一节 头皮血肿 …… 198
第二节 颅骨骨折 …… 199
第三节 脑挫裂伤 …… 202
第四节 颅内血肿 …… 207
第五节 脑脓肿 …… 211
第六节 脑积水 …… 213

第十二章 颅内占位性病变 / 217

第一节 脑膜瘤 …… 217
第二节 星形细胞瘤 …… 220
第三节 胶质母细胞瘤 …… 224
第四节 少枝胶质细胞瘤 …… 227
第五节 垂体腺瘤 …… 229
第六节 鞍结节脑膜瘤 …… 234
第七节 颅咽管瘤 …… 236
第八节 听神经鞘瘤 …… 240
第九节 脑干肿瘤 …… 243
第十节 室管膜瘤 …… 246
第十一节 髓母细胞瘤 …… 250

第十三章　神经科危重症 / 255

第一节　颅内压增高 …… 255
第二节　脑疝 …… 260

第十四章　小儿神经科疾病 / 264

第一节　Reye 综合征 …… 264
第二节　注意力缺陷多动症 …… 267
第三节　脑性瘫痪 …… 269

第十五章　神经科疾病常用药物及护理 / 272

第一节　中枢兴奋药 …… 272
第二节　镇痛药 …… 274
第三节　解热镇痛药 …… 279
第四节　抗帕金森病药 …… 287
第五节　抗癫痫药 …… 289
第六节　镇静催眠药 …… 294
第七节　抗精神失常药 …… 296
第八节　降低颅内压药 …… 298

第一章
脑神经疾病

第一节 三叉神经痛

一、疾病概述

【概念与特点】

三叉神经痛是三叉神经分布区闪电式的反复发作性剧痛。可分为特发性和继发性2种。可能因三叉神经脱髓鞘产生异位冲动或伪突触传递所致。

【临床特点】

（1）多见于老年人，多于50岁以上起病，女性多于男性，是男性的2～3倍，疼痛局限于三叉神经一或两个分支分布区，第2、3支最常见，多为单侧性，极少三支同时受累的。表现为历时短暂的电击样、刀割样或撕裂样剧痛，每次常持续数秒，突发突止，通常无预兆，间歇期完全正常。疼痛以面颊、上下颌及舌部最明显。轻触鼻翼、颊部和舌可以诱发，这些点称为扳机点。通常洗脸、刷牙易诱发第2支疼痛，咀嚼、哈欠和讲话诱发第3支发作，以致病人不敢洗脸、进食，表现面色憔悴和情绪低落。

（2）严重病例伴有面部肌肉反射性抽搐，口角牵向患侧，称为痛性抽搐。同时可伴有面红、结膜充血、流泪和皮温高等。严重者可以昼夜发作，失眠或睡后易醒。

（3）病程可呈周期性，每次发作期为数日、数周或数月，缓解期数日或数年。病程越长，发作愈频繁病情愈严重，一般不会自愈。神经系统检查通常无阳性体征。

【辅助检查】

（1）三叉神经诱发电位检查　峰潜伏期延长。

（2）头颅 CT 或 MRI 检查　原发性三叉神经痛正常，继发性可明确相关的病因。

【治疗原则】

原发性三叉神经痛首选药物治疗，以卡马西平为首选药物，但现在还缺乏绝对有效而又无不良反应的治疗方法。继发性者主要针对病因进行治疗。

二、主要护理问题

（1）疼痛　主要由于三叉神经受损引起面颊、上下颌及舌痛，与三叉神经受损（发作性放电）有关。

（2）焦虑　与疼痛反复、频繁发作有关。

三、护理措施

1. 常规护理

（1）一般护理　保持室内光线柔和，周围环境安静、清洁、整齐和安全，避免病人因周围环境刺激而产生焦虑，加重疼痛。

（2）饮食护理　饮食宜清淡，保证机体营养，避免粗糙、干硬、辛辣食物，严重者予以流质饮食。

（3）心理护理　由于本病为突然发作的、反复的、阵发性剧痛，易出现精神抑郁和情绪低落等表现，护士应根据病人不同的心理给予疏导和支持，帮助病人树立战胜疾病的信心，积极配合治疗。

2. 专科护理

（1）症状护理　观察病人疼痛的部位、性质，与病人进行交谈，帮助病人了解疼痛的原因与诱因；与病人讨论减轻疼痛的方法，如精神放松，听轻音乐，指导性想象，让病人回忆一些有趣的事情等，使其分散注意力，以减轻疼痛。

（2）药物治疗护理　注意观察药物的疗效与不良反应，发现异常情况及时报告医师处理。原发性三叉神经痛首选卡马西平药物治疗，其不良反应为头晕、嗜睡、口干、恶心、皮疹、再生障碍性贫血、肝功能损害、智力和体力衰弱等，护理者必须注意观察，每1～2个月复查肝功能和血常规。偶有皮疹、肝功能损害和白细胞计数减少，需停药。也可按医师建议单独或联合使用苯妥英钠、氯硝西泮、巴氯芬片、野木瓜等治疗。

（3）经皮选择性三叉神经半月节射频热凝固术术后并发症的护理　术后观察病人的恶心、呕吐反应，随时处理污物，遵医嘱补液补钾；术后询问病人有无局部皮肤感觉减退，观察其是否有同侧角膜反射迟钝、咀嚼无力、面部异样不适等感觉，并注意给病人进软食，洗脸水温要适宜；如有术中穿刺方向偏内、偏深误伤视神经引起的视力减退、复视等并发症，应积极遵医嘱给予治疗，并防止病人活动摔伤、碰伤。

3. 病情观察

（1）注意观察不良反应，如角膜溃疡、失明、脑神经损害、动脉损伤等并发症。

（2）注意观察三叉神经微血管减压术有无并发症，如听力减退或消失、眼球运动神经的暂时麻痹、面部感觉减退和带状疱疹等。

4. 健康指导

（1）注意药物疗效与不良反应，在医师指导下减量或更改药物。

（2）服用卡马西平期间应每周检查血常规，每月检查肝、肾功能，有异常及时就医。

（3）积极锻炼身体，增加机体免疫力。

（4）指导病人生活有规律，合理休息、娱乐；鼓励病人运用指导式想象、听音乐、阅读报刊等分散注意力，消除紧张情绪。

（5）指导病人避免面颊、上下颌、舌部、口角、鼻翼等局部刺激，进食易消化、流质饮食，咀嚼时使用健侧；洗脸水温度适宜，不宜过冷过热。

第二节　特发性面神经麻痹

一、疾病概述

【概念与特点】

面神经炎又称 Bell 麻痹，是指茎乳孔以上面神经管内段面神经的一种急性非化脓性炎症。冬春季节好发。任何年龄均可发病，以 20 ~ 40 岁最为多见，男性略多，绝大多数为一侧性。

【临床特点】

（1）通常急性起病，发病前可伴麻痹侧乳突区、耳内、耳后或下颌角疼痛。病人往往是清晨起床时发现闭目不全、口角㖞斜，症状可于数小时或 1 ~ 3 日内达到高峰。

（2）面部表情肌瘫痪，可见额纹消失，不能皱额蹙眉，眼裂变大，不能闭合或闭合不全；闭眼时眼球向上外方转动，显露白色巩膜，称为 Bell 征；鼻唇沟变浅，口角下垂，示齿时口角偏向健侧；口轮匝肌瘫痪使鼓腮和吹口哨漏气；颊肌瘫痪可使食物滞留于患侧齿颊之间，并常有口水自该侧淌下。多为单侧性，双侧多见于 Guillain - Barré 综合征。泪点随下睑外翻而泪液外溢。

（3）不同部位的面神经损害可出现不同的临床症状。鼓索以上的面神经病变出现同侧舌前 2/3 味觉丧失；发出镫骨肌支以上受损时出现同侧舌前 2/3 味觉丧失和听觉过敏；膝状神经节病变除有周围性面瘫、舌前 2/3 味觉障碍和听觉过敏外，还可以有患侧乳突部疼痛、耳郭和外耳道感觉减退、外耳道或鼓膜疱疹，称 Ramsay - Hunt 综合征，是带状疱疹病毒感染所致。

（4）通常在起病后 2 周进入恢复期。

【辅助检查】

（1）实验室检查　脑脊液检查多数正常。极少数病人脑脊液的淋巴细胞和单核细胞增高。

（2）特殊检查　①肌电图面神经传导速度测定有助于判断面神经损害

是暂时性传导障碍，还是永久性的失神经支配（病后 3 个月左右测定）。②面神经兴奋阈值测定：病程早期测定有助于评估预后。③复合肌肉动作电位：病后 3 ~4 周测定可以评估预后。

【治疗原则】

早期以改善局部血液循环、消除面神经的炎症和水肿为主，后期以促进神经功能恢复为其主要治疗原则。

二、主要护理问题

（1）自我形象紊乱　与面神经麻痹所致口角㖞斜等有关。

（2）疼痛　下颌角或乳突部疼痛，与面神经病变累及膝神经节有关。

三、护理措施

1. 常规护理

（1）一般护理　急性期注意休息，防风、防受寒，特别是患侧茎乳孔周围应加以保护，如出门穿风衣或系围巾等，避免诱因。

（2）饮食护理　饮食宜清淡，保证机体营养，避免粗糙、干硬、辛辣食物，严重者予以流质饮食；有味觉障碍的病人，应注意食物的冷热程度，以防烫伤、冻伤口腔黏膜。

（3）心理护理　病人因口角㖞斜而难为情，心理负担加重，护士应解释病情的过程、治疗和预后，开导病人积极配合治疗，使病人树立战胜疾病的信心。

2. 专科护理

（1）症状护理　①对因不能闭眼而角膜长期暴露的病人，应以眼罩加以防护，局部涂以眼膏，滴眼药水，以防感染。②口腔麻痹侧食物残存时应漱口或行口腔护理，及时清除，保持口腔清洁，预防口腔感染。③应尽早加强面肌的主动和被动运动，可教病人对着镜子做皱眉、抬额、闭眼、露齿、鼓腮和吹口哨等动作，每日数次，每次 5 ~15 分钟，并辅以面部肌肉按摩。

（2）治疗护理　①急性期给予茎乳孔附近特定核磁波（TDP）治疗仪照

射：照射时病人应戴上有色眼镜或眼罩保护眼，以免发生眼球干涩现象，照射距离以 20～30cm 为宜，以防灼伤。②热疗：指导病人耳后部及病侧面部行温毛巾热敷，热敷时谨防烫伤。③面部按摩：用手紧贴于瘫痪侧肌上做环形按摩，每日 3 次，每次 10～15 分钟，以促进血液循环，消除面部水肿，增加面部肌肉群的弹性恢复。④中医治疗：发病 7 天之内是面神经缺血水肿期，也是面神经炎的急性发病期，尽早进行针灸治疗，有利于减轻水肿、促进恢复。

（3）康复训练　尽早行面肌的主动与被动训练，当神经功能开始恢复后，指导病人练习瘫侧面肌的随意运动，如抬额、皱眉、闭眼、吹口哨、鼓腮、示牙、耸鼻、努嘴等动作，促进病人早日康复。

3. 病情观察

（1）使用糖皮质激素治疗的病人，应注意药物的不良反应，观察有无胃肠道出血、感染征象，并及时测量血压等。

（2）使用阿昔洛韦的病人，应定期检查血常规，肝、肾功能等。

4. 健康指导

（1）应用激素治疗，常用泼尼松（强的松）片口服或地塞米松静脉滴注，向病人介绍使用激素治疗的目的是改善血循环，使局部炎症、水肿消退，短时期使用激素，不良反应产生的机会很少，消除病人不愿意服用激素的顾虑。

（2）应用营养神经的药物，维生素 B_1、维生素 B_{12} 大剂量肌内注射时，由于维生素 B_1 注射时感觉疼痛明显，可将两者抽吸在一个注射器内做肌内深部注射。

（3）恢复期，告之病人需继续遵医嘱服药。

（4）告知病人及早进行面肌锻炼是减少并发症及后遗症的关键，指导病人自我按摩，促进面部功能恢复。

（5）对于未完全治愈者，每 1～2 个月门诊或电话随访 1 次，检查口眼闭合情况。

（6）告知病人注意休息，不可过度劳累，外出时须戴口罩、眼镜，避免患侧面部直接吹风。

（7）增强体质，避免冷风刺激，勿用冷水洗脸，不要夜间开窗睡觉，防止再度受凉。

第三节 面肌痉挛

一、疾病概述

【概念与特点】

面肌痉挛为高反应性功能障碍综合征的一种，为第Ⅶ对脑神经支配的一侧面部肌肉不随意的阵发性抽搐。一般先由眼轮匝肌开始，逐渐扩散影响面部表情肌和口轮匝肌，又称面肌抽搐或半侧颜面痉挛。此病不危及病人生命，但影响病人的生活及社交活动，给病人造成心理负担，并以此为诱因引起病人自主神经功能紊乱。

【临床特点】

该病以女性多见，尤以40岁以后发病明显增多。初发病者多为一侧眼轮匝肌不自主抽搐、阵发性、随着病情进展，抽搐波及同侧面部其他肌肉，其中口角抽搐最为显著，严重者可累及同侧颈阔肌。

（1）抽搐的特点　阵发性、快速及不规律性，程度轻重不等。

（2）持续时间　一般开始发病时抽搐仅持续数秒钟，以后达数分钟或更长时间，间歇期变短、抽搐加重。

（3）严重者可呈面肌强直性抽搐，不能睁眼，口角歪向同侧，导致说话困难。

（4）该病病人常因紧张、过度劳累、面部过度运动使抽搐加剧，但不能自己控制抽搐发作，睡眠后症状消失。

（5）多为单侧发病，部分病人伴有面部疼痛或诉头晕、耳鸣，有的病人由于长期面肌痉挛出现同侧面肌肌力减弱，晚期病人可伴同侧面瘫。

【辅助检查】

（1）头颅CT、MRI检查　目的是排除颅内病变，特别是C－P角是否有肿瘤、蛛网膜囊肿或血管性病变。

（2）脑血管造影　必要时行脑血管造影，了解局部血管状况。

（3）病变侧面肌肌电图检查　可了解面肌的电兴奋性及其典型特征，如出现纤维震颤和肌束震颤波。

【治疗原则】

对病因明确者应积极治疗其原发疾病，对原发性面肌痉挛可采用以下方法治疗。

1. 药物治疗　各种抗癫痫、镇静、安定类等药物，如苯妥英钠、卡马西平、苯巴比妥、地西泮等，对少数病人可减轻症状，同时配合维生素 B_1、维生素 B_{12} 肌内注射效果会更佳。

2. 手术治疗

（1）微血管减压术　是治疗面肌痉挛的主要和首选方法，属面神经非毁损性手术，最大的优势是既能解除面肌痉挛，又不造成面神经功能障碍。该手术是目前治疗原发性面肌痉挛效果最可靠、疗效持久的方法。

（2）其他手术方法　包括面神经主干或部分神经束切断、药物封闭、面神经干射频治疗、面神经－舌下神经吻合等。主要原理是在面神经走行过程中对其实施损伤，以减少或中断面神经电冲动而达到治疗面肌痉挛的目的。

3. 肉毒素注射　肉毒素面部注射后 2 ~ 7 天可见效，但维持时间较短，为 12 ~ 18 周，要多次注射维持疗效，每年需进行注射 4 次。其并发症是眼睑下垂、面瘫和复视。

二、主要护理问题

（1）自我形象紊乱　与面肌痉挛有关。
（2）焦虑　与担心手术、疾病的预后有关。

三、护理措施

1. 心理护理　面肌痉挛病人由于长期不自主的面容常影响人际交往，给病人带来巨大的痛苦和心理压力。加上病程迁延，反复接受针灸、药物治疗，对手术治疗及术后效果缺少必要的了解。因此，我们应耐心、热情解答病人所提出的问题，详细解释手术目的、方法、效果及术后注意事项，解除病人的心理疑虑，增强对手术治疗的信心，正确认识和接受手术。

2. 术前常规准备

（1）协助完成相关术前检查。

（2）术前 8 小时禁食水。

（3）术前一天清洗头发，术晨 2 小时局部备皮，局部备皮范围可用示指、中指、环指三指之宽在耳后上方、后方划出。长发者应将余下的头发梳成小辫，扎在远离术野处。

（4）手术前一天行抗生素皮肤敏感试验，术晨遵医嘱带入术中用药，术前 30 分钟预防性使用抗菌药物。

（5）术晨更换清洁病员服。

（6）术晨与手术室人员进行病人、药物核对后，送入手术室。

（7）麻醉后置尿管。

3. 术后护理措施

（1）全身麻醉术后护理常规　了解麻醉和手术方式、术中情况、切口和引流情况，持续低流量吸氧，持续心电监护，床档保护防坠床。

（2）各管道观察及护理　①输液管保持通畅，留置针妥善固定，注意观察穿刺部位皮肤。②尿管拔管后注意关注病人自行排尿情况。③面肌痉挛微血管减压手术后一般均不需安置创腔引流管。

（3）疼痛护理　评估病人疼痛情况，警惕颅内高压的发生，遵医嘱给予脱水剂或激素，提供安静舒适的环境。

（4）基础护理　做好口腔护理、尿管护理、定时翻身、病人清洁等工作。

（5）抗生素使用　按照《抗菌药物临床应用指导原则》选择用药。

（6）体位与活动　全身麻醉清醒前去枕平卧位 6 小时，头偏向一侧；全身麻醉清醒后手术当日睡枕，可适当抬高床头 10°侧卧位；术后第 1 ~2 日抬高床头 15° ~30°侧卧位，以利静脉回流减轻脑水肿；术后第 2 ~6 日指导病人适当下床活动（无创腔引流管），活动能力应根据病人个体化情况，循序渐进，对于年老或体弱的病人，应当相应推后活动进度。

4. 饮食护理　术后 4 ~6 小时禁食；术后 6 ~10 小时流质饮食；术后第 2 天半流质饮食或软食；术后第 3 天普食，进食高蛋白、高维生素、易消化食物，忌辛辣、刺激性食物。

5. 病情观察

（1）术后严密观察生命体征及意识、瞳孔、肢体活动、反射，特别注意呼吸、血压的变化、警惕颅内高压的发生。

（2）观察伤口有无渗血渗液，若有应及时通知医师并更换敷料，术后第7天伤口拆线换药。

6. 健康指导

（1）饮食　宜营养丰富、容易消化，多吃新鲜蔬菜水果，预防便秘，忌刺激性食物，忌烟酒、浓茶、咖啡、无鳞鱼。

（2）活动　不要过于劳累。

（3）服药　遵医嘱定时服用卡马西平等药物。

（4）心理护理　保持良好的心态。

（5）改变生活习惯　勿抽烟、喝酒、剔牙，改变咀嚼习惯，避免单侧咀嚼导致颞下颌关节功能紊乱。

（6）复查　术后定期门诊随访，术后每3个月复查1次，半年后每半年复查1次，至少复查2年。由于手术仅仅解除了血管对面神经根部的压迫，而面神经功能需要一定时间才能修复正常，面肌痉挛一般在6个月内才能完全停止，故术后应定时服药、定期复查。

第二章

脊神经疾病

第一节　多发性神经病

一、疾病概述

【概念与特点】

多发性神经病也称末梢神经炎，是肢体远端的多发性神经损害，主要表现肢体远端感觉、运动和自主神经障碍。本病主要病理改变是轴索变性和节段性脱髓鞘，周围神经远端明显。轴索变性由远端向近端发展，表现为多发性神经病。

【临床特点】

（1）各种感觉缺失　呈手套袜子形分布，可见感觉异常、感觉过度和疼痛等刺激症状。

（2）肢体远端下运动神经元瘫痪，严重病例伴肌萎缩和肌束震颤，四肢腱反射减弱或消失，踝反射明显。下肢胫前肌、腓骨肌，上肢骨间肌、蚓状肌和鱼际肌萎缩明显，手、足下垂和跨越步态，晚期肌肉挛缩出现畸形。

（3）自主神经功能障碍　包括直立性低血压、肢冷、多汗或无汗、指（趾）甲松脆、皮肤菲薄、干燥或脱屑、竖毛障碍，传入神经病变导致无张力性膀胱、阳痿和腹泻等。

【辅助检查】

（1）脑脊液检查　正常或蛋白含量轻度增高。

（2）神经传导速度测定　可鉴别轴索与脱髓鞘病变，前者表现波幅降低，后者神经传导速度减慢。

（3）神经活检　可确定病变性质和程度。

【治疗原则】

急性期应卧床休息，补充水溶性维生素，严重疼痛者可用镇痛药物。恢复期可增加理疗、康复训练及针灸等综合治疗手段，并应尽快查明病因。

二、主要护理问题

（1）自理缺陷　与周围神经损害所致肢体远端下运动神经元瘫痪和感觉异常有关。

（2）末梢型感觉障碍　与周围神经损害有关。

三、护理措施

1. 常规护理

（1）一般护理　急性期应卧床休息，特别是维生素 B_1 缺乏和白喉性多发性神经病等累及心肌者；重症病人有肢体瘫痪时，应保持肢体功能位置。

（2）饮食护理　给予高热量、高维生素、清淡易消化的饮食，多吃新鲜水果、蔬菜，补充足够的 B 族维生素；对于营养缺乏者要保证各种营养物质的充分和均衡供给；对于烟酒嗜好尤其是长期酗酒、大量吸烟者要规劝其戒酒、戒烟。

（3）生活护理　评估病人的生活自理能力，对于肢体麻木、乏力、步态不稳及急性起病需卧床休息的病人，应给予进食、穿衣、洗漱、尿便及个人卫生等生活上的照顾，满足病人生活需求；做好口腔护理、皮肤护理，协助翻身，以促进睡眠、增进舒适、预防压疮等并发症；尤其对于多汗或皮肤干燥、脱屑等自主神经障碍者要勤换衣服、被褥，保持床单位整洁，减少机械性刺激，督促病人勤洗澡或协助床上擦浴，指导涂抹防裂油膏。

（4）心理护理　护士应多与病人交谈，及时了解病人的想法，解释疾病的病因、进展及预后，减轻心理负担，使病人懂得肢体功能锻炼的重要性而主动配合治疗。

2. 专科护理

（1）症状护理　①对有感觉障碍的病人，应注意勿让病人烫伤和冻伤，禁用热水袋。加强皮肤护理，每日用温水泡手、泡脚，并辅助局部按摩，刺激和促进病人对感觉的恢复。②对有手、足运动障碍的病人，护士既要给予日常生活协助，又要鼓励和督促病人做一些力所能及的事情，并指导手、足功能的锻炼；四肢瘫痪者应定时翻身，维持肢体功能位置，有手足下垂者用夹板和支架以防瘫痪肢体的挛缩和畸形。③对多汗的病人，应及时更换衣服、床单，保持床单平整、无屑，注意水、电解质平衡。

（2）用药护理　指导病人正确服药和学会观察药物不良反应。如病情要继续使用异烟肼者，应配以较大剂量维生素 B_6，以防因维生素 B_6缺乏而出现周围神经炎、眩晕、失眠、惊厥等中枢神经反应；砷中毒用二硫丙醇（BAL）时应深部肌内注射，防止局部硬结形成。铅中毒用二巯丁二钠静脉滴注时可产生神经系统不良反应，应注意观察及时报告医师。

（3）康复护理　指导病人进行肢体的主动和被动运动，并辅以针灸、理疗、按摩，防止肌肉萎缩和关节挛缩，促进知觉恢复；鼓励病人在能够承受的活动范围内坚持日常生活锻炼，并为其提供宽敞的活动环境和必要的辅助设施。

3. 病情观察　急性中毒应大量补液，并密切观察病人生命体征变化，及时调节输液速度。

4. 健康指导

（1）疾病预防指导　生活有规律；合理饮食、均衡营养、戒烟限酒，尤其是怀疑慢性酒精中毒者应戒酒；预防感冒；避免药物和食物中毒；保持平衡心态；积极治疗原发病。

（2）疾病知识指导　告知病人及家属疾病相关知识与自我护理方法，帮助病人分析寻找病因和不利于恢复的因素，每天坚持适度的运动和肢体功能锻炼，防止跌倒、坠床、外伤、烫伤和肢体挛缩畸形；每晚睡前用温水泡脚，以促进血液循环和感觉恢复，增进睡眠；糖尿病周围神经病者应特别注意保护足部，预防糖尿病足；有直立性低血压者起坐、站立时动作要慢，注意做好安全防护；定期门诊复查，当感觉和运动障碍症状加重或出现外伤、感染、尿潴留或尿失禁时立即就诊。

第二节　急性炎症性脱髓鞘性多发性神经病

一、疾病概述

【概念与特点】

急性炎症性脱髓鞘性多发性神经病又称吉兰－巴雷综合征、急性感染性变态反应性多发性神经病、Guillain－Barré 综合征，是迅速进展而大多数可恢复的四肢对称性迟缓性瘫痪，可侵犯脑神经及呼吸肌，脑脊液常有蛋白－细胞分离现象。主要病变是周围神经广泛的炎性脱髓鞘。是可能与感染有关和免疫机制参与的急性（或亚急性）特发性多发性神经病。

【临床特点】

（1）多数病人病前 1～4 周可追溯有胃肠道或呼吸道感染症状以及疫苗接种史。急性或亚急性起病，出现肢体对称性迟缓性瘫痪，通常自双下肢开始，近端常较远端明显，多于数日至 2 周达到高峰。病情危重者在 1～2 日内迅速加重，出现四肢完全性瘫痪、呼吸肌和吞咽肌麻痹，危及生命。如对称性瘫痪在数日内自下肢至上肢并累及脑神经，称为 Landry 上升性麻痹。腱反射减低或消失，发生轴索变性可见肌萎缩。

（2）感觉　主诉通常不如运动症状明显，但较常见，感觉异常如烧灼、麻木、刺痛和不适感等，可先于瘫痪或同时出现，约 30% 的病人有肌肉痛。感觉缺失较少见，呈手套、袜子形分布，震动觉和关节运动觉不受累。少数病例出现 Kernig 征、Lasegue 征等神经根刺激征。

（3）少数病人出现脑神经麻痹，可为首发症状，常见双侧面神经瘫，其次为延髓性麻痹，数日内必然会出现肢体瘫痪。

（4）自主神经功能紊乱　症状较明显，如窦性心动过速、心律失常、直立性低血压、高血压、出汗增多、皮肤潮红、手足肿胀及营养障碍、肺功能受损、暂时性尿潴留、麻痹型肠梗阻等。

（5）吉兰－巴雷综合征可有变异型，可分为以下几型：①急性运动轴索型神经病：为纯运动型，特点是病情重，多有呼吸肌受累，24～48 小时内迅速出现四肢瘫痪，肌萎缩出现早，病残率高，预后差。②急性运动感觉轴索型神经病：发病与急性运动轴索型神经病相似，病情常更严重，预后差。③Fisher综合征：被认为是吉兰－巴雷综合征变异型。表现眼外肌麻痹，共济失调和腱反射消失三联征。④不能分类的吉兰－巴雷综合征。包括“全自主神经功能不全”和极少数复发型吉兰－巴雷综合征。

【辅助检查】

（1）脑脊液检查　脑脊液蛋白分离是本病特征性表现，即脑脊液的蛋白增高而细胞数正常，是本病的特点之一。半数病例蛋白质在起病第 1 周内可正常，第 2 周蛋白增高，第 3 周增高最明显，到第 12 周后绝大多数又恢复正常。蛋白增高程度不一，通常为 1～5g/L。细胞数一般少于 10×10^6/L，偶可达 50×10^6/L，以单核细胞为主。

（2）心电图　严重病例可出现异常，常见窦性心动过速和 T 波改变，如 T 波低平，QRS 波电压增高，可能为自主神经功能异常所致。

（3）肌电图　早期肢体远端的神经传导速度可正常，但此时 F 波的潜伏期已延长，随着病情的发展，80% 的病例神经传导速度明显减慢，常超过 60%～70%，波幅可正常。

（4）电生理检查　可发现运动及感觉神经传导速度（NCV）明显减慢、失神经或轴索变性的证据。发病早期可能仅有 F 波或 H 反射延迟或消失，F 波异常代表神经近端或神经根损害，对吉兰－巴雷综合征诊断颇有意义。脱髓鞘可见 NCV 减慢、远端潜伏期延长、波幅正常或轻度异常，轴索损害表现远端波幅减低。但由于脱髓鞘病变节段性和斑点状特点，可能某一神经 NCV 正常，另一神经异常，因此早期应检查多根神经。

（5）腓肠神经活检　显示脱髓鞘和炎性细胞浸润提示吉兰－巴雷综合征，但腓肠神经是感觉神经，吉兰－巴雷综合征以运动损害为主，因此活检结果仅作诊断的参考。

【治疗原则】

抢救呼吸肌麻痹，对症、支持治疗，预防并发症，同时尽早针对病因治疗。

二、主要护理问题

（1）低效型呼吸形态　与周围神经损害、呼吸肌麻痹有关。

（2）误吸　与病变侵犯脑神经，使得面、舌、咽喉肌麻痹有关。

（3）吞咽障碍　与脑神经受损所致延髓麻痹，咀嚼肌无力及气管切开等有关。

（4）清理呼吸道无效　与肌麻痹致咳嗽无力、肺部感染所致分泌物增多等有关。

（5）躯体活动障碍　与运动神经脱髓鞘改变引起四肢瘫痪有关。

（6）疼痛、麻木等不适　与周围神经损伤引起感知觉障碍有关。

（7）皮肤潮红、出汗增多、手足肿胀及营养障碍，窦性心动过速、直立性低血压、高血压和暂时性尿潴留　与自主神经障碍有关。

（8）恐惧　与呼吸困难、濒死感或害怕气管切开有关。

（9）潜在并发症　深静脉血栓形成、营养失调。

三、护理措施

1. 常规护理

（1）一般护理　急性期卧床休息，让病人处于舒适卧位；密切观察神志、瞳孔、呼吸、血压变化及肌力情况等，鼓励病人多咳嗽和深呼吸；有呼吸困难者应抬高床头；肢体瘫痪时应维持肢体的功能位置，相应部位辅以软枕支持；慢性起病或恢复期的病人可适当运动，并在医护人员指导下进行肢体功能康复训练。

（2）饮食护理　指导进食高蛋白、高维生素、高热量且易消化的软食，多食水果、蔬菜，补充足够的水分。吞咽困难和气管切开、呼吸机辅助呼吸者应及时插胃管，给予鼻饲流质饮食，以保证机体足够的营养供给，维持水、电解质平衡。留置胃管的病人强调在进食时到进食后30分钟应抬高床头，防止食物反流引起窒息和吸入性肺炎。

（3）心理护理　本病发病急，病情进展快，恢复期较长，病人常产生焦虑、恐惧、失望心理，情绪低落，对疾病的康复很不利。护士应向病人解释疾病的发展过程及预后，及时了解病人的心理状况，主动关心病人，不怕麻烦，使病人解除心理负担，懂得早期肢体锻炼的重要性，积极配合治疗和主动功能锻炼；对气管切开的病人，可帮助其采用身体语言或书写的方式表达个人感受和想法。

2. 专科护理

（1）症状护理 ①对肢体活动障碍的病人应说明早期肢体锻炼的重要性，保持肢体的轻度伸展，帮助病人被动运动，防止肌挛缩，维持肢体正常运动功能及正常功能位置，防止足下垂，必要时用“T”字形木板固定双足，可穿弹力长袜预防深静脉血栓形成及并发肺栓塞。②对有感觉障碍的病人应注意保护皮肤勿被烫伤、冻伤及擦破，定时翻身，每小时1次，加用按摩气垫床，防止发生压疮。③对不能吞咽的病人应尽早鼻饲，进食时和进食后30分钟取坐位，以免误入气管引起窒息或吸入性肺炎。④对多汗的病人要勤换衣服、被褥，以防因受凉而加重病情。

（2）预防并发症 重症病人因为瘫痪、气管切开和机械通气，往往卧床时间较长，机体抵抗力低下，除容易发生肺部感染、压疮、营养失调外，还可导致下肢静脉血栓形成、肢体挛缩和肌肉失用性萎缩、便秘、尿潴留等并发症。护士应指导和协助病人翻身、拍背、活动肢体、按摩腹部，必要时穿弹力长袜、灌肠、导尿等。

（3）用药护理 应教会病人遵医嘱正确服药，告知药物的作用、不良反应、使用时间、方法及注意事项；告知激素治疗可致骨质疏松、电解质紊乱和消化系统并发症等不良反应，应注意观察有无低钾、低钙等，及时预防和处理。

3. 病情观察 严密观察有无呼吸肌麻痹、呼吸骤停的危险，监测病人的呼吸频率、深浅、呼吸形态变化，随时询问病人有无胸闷、气短、呼吸困难等不适。定时监测生命体征、血氧饱和度、氧分压、二氧化碳分压的变化，特别要加强病人发病第1周病情进展高峰时期的病情观察。

4. 健康指导

（1）疾病知识指导 指导病人及家属了解本病的病因、进展、常见并发症及预后；保持情绪稳定和健康心态；加强营养，增强体质和机体抵抗力，避免淋雨、受凉、疲劳和创伤，防止复发。

（2）康复指导　加强肢体功能锻炼和日常生活活动训练，减少并发症，促进康复。肢体被动和主动运动均应保持关节的最大活动度；运动锻炼过程中应有家人陪同，防止跌倒、受伤。本病病人恢复过程长，需要数周或数月，家属应理解和关心病人，督促病人坚持运动锻炼。

（3）病情监测指导　告知消化道出血、营养失调、压疮、下肢静脉血栓形成的表现及预防窒息的方法，当病人出现胃部不适、腹痛、柏油样便，肢体肿胀疼痛以及咳嗽、咳痰、发热、外伤等情况时立即就诊。

第三章
中枢神经系统脱髓鞘疾病

第一节　多发性硬化

一、疾病概述

【概念与特点】

多发性硬化（MS）是一种以中枢神经系统白质脱髓鞘病变为特点的自身免疫性疾病。临床表现为反复发作的神经功能障碍，多次缓解复发，病情每况愈下。病变可累及脑白质、脊髓、脑干、小脑、视神经、视交叉。

【临床特点】

本病多发生于20～40岁，以急性或亚急性起病。病程长短不一，缓解和复发为本病的重要特征，另一部分病人症状呈持续性加重或阶梯样加重而无明显缓解过程。MS病人的体征多于症状是其重要的临床表现。按病变部位一般分为以下几型。

（1）脊髓型　病变主要损及侧束和后束，由于病灶从脊髓中心向周围扩散，早期不累及脊髓视丘侧束及后根（髓内病灶），故无疼痛的主诉，亦无束带感的主诉。当单个大的斑块或多个斑块融合时，可损及脊髓一侧或某一节段，则可出现半横贯性脊髓损害表现。病人常先诉背痛，继之下肢中枢性瘫痪，损害水平以下的深、浅感觉障碍，尿潴留和阳痿等。在颈髓后束损害时，病人过度前屈颈部时出现异常针刺样疼痛，是为Lhermitte征。还可有自发性短暂由某一局部向一侧或双侧躯干及肢体扩散的强直性痉挛和疼痛发作，称为强直性疼痛性痉挛发作。累及脊髓后索时，病人多出现双腿感觉丧失，脚像踩在棉花上没跟，有的像踩在玻璃碴上，刺疼难忍。也可有下肢力弱、痉挛和大、小便排出障碍，约有 50% 的女性、80% 的男性出现性功能障碍。神经检查确定节段后，磁共振往往可以发现病灶。

（2）视神经脊髓型　又称视神经脊髓炎、Devic 病。近来因其病理改变与多发性硬化相同，而被视为它的一种临床类型。病变主要累及视神经、视交叉和脊髓（颈段与胸段）。本型可以视神经、视交叉损害为首发症状，亦可以脊髓损害为首发症状，两者可相距数月甚至数年。两者同时损害者亦可见。起病可急可缓，视神经损害者表现为眼球运动时疼痛，视力减退或全盲，视神经乳头正常或苍白，常为双眼损害。视交叉病变主要为视野缺损。视乳头炎病人除视力减退外，还有明显的视盘水肿。脊髓损害表现同脊髓型。

（3）脑干小脑型　脑干症状表现为眩晕、复视、眼球震颤、核间性眼肌麻痹、构音不清、假性延髓麻痹或延髓麻痹、交叉性瘫痪或偏瘫。其中眼球震颤及核间性眼肌麻痹是高度提示 MS 的两个重要体征。小脑症状表现可出现步态紊乱，走路时摇摇晃晃，蹒跚如醉酒样。病人手有细颤，取东西时，尤其是细小东西，或做精细动作显得笨拙。

【辅助检查】

脑脊液细胞数、IgG 指数和 IgG 指数寡克隆区带，诱发电位和磁共振成像等检查对 MS 的诊断具有重要意义。

（1）脑脊液（CSF）检查　为 MS 临床诊断提供重要依据，为其他方法无法替代。①CSF 单核细胞数：轻度增高或正常，一般在 $15\times10^6/L$ 以内，通常不超过 $50\times10^6/L$，超过此值排出 MS。部分病例 CSF 蛋白轻度增高。②IgG 鞘内合成：是临床诊断 MS 的一项重要辅助指标。MS 病人的 IgG 指数增高。

（2）诱发电位　包括视觉诱发电位、脑干听觉诱发电位和体感诱发电位以及运动诱发电位，MS 病人大多有一项或多项异常。

（3）影像学检查　CT 显示白质内多发性低密度灶，病灶主要分布在侧脑室周围。MRI 是检测 MS 最有效的辅助诊断方法，阳性率可达 36% ~60%，明显优于 CT，且能发现 CT 难于显示的小脑、脑干、脊髓内的脱髓鞘病灶。

【治疗原则】

尚无特效治疗。治疗原则为控制发作，阻止病情发展，对症支持治疗。

二、主要护理问题

(1) 感知觉改变　主要是指感觉异常或感觉减退，以肢体、躯干、头部较多见，病人易出现感染障碍部位的损伤。

(2) 视觉的改变　主要是球后视神经功能障碍而导致的视神经炎所致，易出现视觉减退或偏盲而导致不安全因素的产生。

(3) 躯体移动障碍　主要与病人出现运动障碍、截瘫、四肢瘫痪、偏瘫、长期卧床肢体活动不能有关。

(4) 皮肤受损的危险　主要与病人脊髓受累后出现的膀胱功能障碍而引起的尿失禁有关。

(5) 营养摄取不足　脑干受累可见构音障碍、假性延髓性麻痹，咬肌力弱吞咽困难等症状，易出现营养不良、消瘦等变化。

(6) 焦虑、抑郁　与脑部脱髓鞘损害、疾病多次复发、家庭和个人应对困难有关。

(7) 语言沟通障碍　脑干受累引起构音障碍、假性延髓性麻痹等症状，使病人与他人沟通受到阻碍，再加上精神异常出现交流障碍。

(8) 自我形象的紊乱　主要是病人形象的突然改变，导致精神上不能承受，一般要经过精神、心理、生理及时间的延长等才能慢慢改变病人对疾病的认识。

(9) 潜在并发症　①吞咽障碍：易出现呛咳、误吸等症状。②感染：由于病人疾病的反复发作，每次发作后易残留部分症状和体征，逐渐累积后会使病情逐渐加重，同时易出现高热、肺炎、压疮等并发症。

(10) 知识缺乏　缺乏疾病知识和自我护理知识。

三、护理措施

1. 常规护理

(1) 生活护理　给予病人功能位，并根据病人感觉缺失的部位和程度，定时给予翻身，并注意肢体的保暖。每日用温水擦洗感觉障碍的身体部位。

注意病人肢体保暖但慎用暖水袋。

（2）安全护理 ①应向病人介绍入院环境并将病人安排在离护士站较近且安静的病房，并把餐具、水、呼叫器、便器放在病人的视力范围内。②如病人有精神症状应给予必要的约束或由家人/护理员 24 小时陪护。③给视力下降、视物模糊的病人提供适当的照明。④床单位使用气垫床和带棉套的床档，防止压疮及病人坠床。保持床单位清洁、平整、干燥，无尘、无渣，防止感觉障碍的部位受损。

（3）皮肤护理 由于病人卧床时间较长，又因膀胱功能障碍，皮肤护理非常重要。保持床单位清洁、平整、干燥，无尘、无渣，防止感觉障碍的部位受损。男性尿失禁病人可使用假性导尿，必要时给予留置导尿。留置导尿病人应每日进行会阴冲洗 1 次，每 4 小时进行尿管开放 1 次，以训练膀胱功能。如出现尿疹或湿疹应立即请皮肤科会诊，随时给予药物针对性治疗。

（4）饮食护理 ①给予高蛋白、低脂、低糖、富含多种维生素、易消化、易吸收的清淡食物，并维持足够的液体摄入（每日大约 2500ml），以保持体内充足的水分，使机体更好地消化和利用营养素。②蛋白质在 3 餐食物中分配比例是：早餐占总热能的 30%，午餐占45% ~50%，晚餐占 20% ~25%。③饮食中应含有足量的纤维素。纤维素有亲水性，能吸收水分，使食物残渣膨胀并形成润滑凝胶，在肠内易推进，并能刺激肠蠕动，有利于激发便意和排便反射，预防便秘的发生或减轻便秘的症状。

（5）情感障碍的护理 有病理性情绪高涨或易激惹、易激动的病人应避免自伤或伤人行为，对其行为适当给予限制，采取隔离或保护，减少环境中的刺激因素，必要时可遵医嘱用药；教育病人家属及其看护者，使其知道病人的行为是一种病理状态，以获得更多的社会支持；护理抑郁病人时需要耐心，应多给予肯定和鼓励，多陪伴病人，鼓励参加活动，多听收音机，创造良好的治疗环境，加强护患之间的交流，达到有效的沟通。

（6）心理护理 应加强与病人的沟通，取得病人信赖，鼓励病人说出自己紧张、焦虑的原因，如疾病反复或迁延不愈等原因。满足病人的合理要求，医护人员主动帮助或协助照顾好病人。给病人讲解疾病知识，让年轻病人逐渐能够承受，并与家属做好沟通，尽可能让家属多做病人的心理工作。积极让病人参与制订护理计划，并鼓励病人自理。

2. 专科护理

（1）视力障碍的护理　指导复视、视力减退和偏盲的病人使用适当的工具弥补视觉损害，向病人详细介绍住院的环境，并指导病人熟悉环境，介绍主管的医师、护士，解释呼叫系统并评估病人运用的能力。将日常用物放于病人易于取放的地方，同时应去除一些危险物品如开水瓶、绳、刀等工具，有条件的医院可将病人安置在可水平升降的床位，夜间保持床在最低水平并支起护栏防护，在实施整体护理过程中，根据病人的受教育情况，建议病人使用放大镜读报，或大字的阅读材料和书，或听收音机。

（2）留置尿管的护理　若确定病人必须留置尿管，说明病人的膀胱功能差，这时应选择大小与形态合适的尿管，按无菌操作原则留置导尿管并更换引流袋。一般使用气囊导尿管，其气囊（滞留球）内注入 10 ~ 20ml（ <30ml）的液体或气体，以防止尿管脱出；每日进行尿道口清洁、消毒，鼓励病人多饮水，2000 ~ 3000ml/d；指导病人及家属排尿和膀胱功能训练的方法；告知病人尿路感染的有关症状和体征，如尿频、尿急、尿痛、尿液混浊且有异味等，避免接头的反复打开，防止尿液向膀胱逆流。

（3）便秘的护理　指导病人多饮开水，告知摄入充足的水分能达到软化粪便、刺激排便的目的；指导摄取足量的食物纤维，以促进肠蠕动；指导下腹部的轻柔按摩、穴位按压以及确定一个规律的排便时间，养成定时排便的习惯或帮助病人采用半蹲姿势，借助腹肌的动力作用排便等；严重便秘，粪块成硬结时可行保留灌肠，如注入温矿物油，滞留 20 ~ 30 分钟后戴上润滑的手套，捣碎并弄出粪块。平时还可指导病人应用缓泻剂、使用栓剂等手段协助通便。注意告诉病人排便时间不能太长，勿过分用力。

（4）促皮质素及糖皮质激素的药物护理　这是治疗 MS 的主要药物，它们具有抗炎和免疫调节作用，能控制急性病程和复发。因在急性期大剂量短程冲击疗法时可引起心律失常，应备好心电监护仪、除颤器的器械，必要时在监护下进行；因易出现如钠潴留、低钾、低钙等电解质和体液的平衡失调，应加强对血钾、血钠、血钙的监测及补钾的重要性认识，护士应了解静脉补钾的浓度，指导病人如何观察尿量，学会记录；由于口服 10% 氯化钾口感差，大多数病人拒绝口服或不能坚持，护士应加强与主管医师、病人及其家属的沟通，反复强调补钾的重要性，教会病人快速饮入或稀释后加糖的方法，改善口感，坚持服钾；此外该药还可能出现皮肤、胃肠道及骨骼肌系统的症状，应注意观察并记录。

（5）应用免疫球蛋白病人的药物护理　免疫球蛋白为生物制剂，应于2～8℃或室温（不超过30℃）下存放。滴注速度在开始15分钟内应特别缓慢，后可逐渐加快至2ml/min（约为40滴）。输液过程中可偶见体温上升、呕吐、心率与血压波动等反应，可能与输液速度过快或个体差异有关，应立即停止输注并给予对症处理。

（6）应用干扰素病人的药物护理　干扰素具有较强的抗病毒作用，可增加病人免疫细胞的抑制功能，多用于控制复发和进行型的MS病人。常见不良反应为皮下注射后流感样症状，可持续1～2日；注射局部可出现红肿、触痛，偶尔可引起白细胞计数减少、肝功能损害等。

（7）知觉训练　用砂纸、丝绸刺激触觉；用冷水、温水刺激温度觉；用针尖刺激痛觉。

（8）功能锻炼　经常给病人做肢体按摩和肢体被动活动。为病人讲解活动的重要性，定时更换体位，操作时动作要轻柔。鼓励病人进行自主功能锻炼，帮助病人进行被动肢体活动，并保持关节功能位。恢复期鼓励病人并协助做渐进性活动：协助病人在床上慢慢坐起，坐在床边摆动腿数分钟，下床时有人搀扶或使用助行器。

（9）防止并发症的发生　①防止误吸：管饲前应给予病人吸痰，头抬高15°～30°，并抽吸胃液，防止胃内残留液过多而引起反流导致误吸。②肺炎：给予病人更换体位，定时进行翻身、叩背、排痰。给予雾化吸入，或使用叩背机，促使肺内深部痰液的及时排出。③压疮：因病人出现运动障碍，应使用气垫床和带棉套的床档，保持床单位清洁、平整、干燥，无尘、无渣。身体的骨突出部位应给予保护，温水擦背，每日2次。

3. 病情观察

（1）应密切观察病人的言行，防止意外。无论哪种病理性行为，护理人员都应给予高度重视，发现有加重情况，应及时与医师联系，必要时请精神科会诊处置。

（2）排痰时注意观察病人痰液的性质、量，出现Ⅲ度感染时，应立即通知医师，给予相应的护理。

4. 健康指导

（1）疾病知识指导　①告诉病人及家属MS容易在疲劳、感染、感冒、体温升高及手术创伤后复发，应注意避免。②急性复发期最常见症状为疲劳，应保证足够的卧床休息，避免各种增加疲劳的因素；缓解期注意生活有规律，坚持适当的运动锻炼，劳逸结合，防止过劳。③避免使体温升高的因素，如勿使用热敷，沐浴时水温不宜太高。④一般认为女性分娩后 3 个月左右容易复发，故女性病人在首次发作后 2 年内应避孕。

（2）预防并发症 督促病人落实各项治疗护理措施，如吞咽障碍的病人应给予软食或糊状食物，预防误吸和窒息；视力障碍和平衡障碍的病人防止受伤；尿失禁的病人应注意外阴部清洁、干燥，勤换洗，保持个人卫生；尿潴留或排尿困难的病人指导监测残余尿量，观察尿液的颜色和性质，预防尿路感染。精神障碍和认知障碍的病人应有专人看护，防止意外发生等。

（3）用药指导 指导遵医嘱正确服药和定期门诊检查。详细告知所用药物的名称、剂量、用法，教会病人观察药物疗效与不良反应，如口服激素治疗时应遵医嘱用药，不可随意减量或突然停药。

（4）照顾者指导 MS 为多次缓解、复发病程，且有进行性加重趋势，病人容易丧失治疗信心，产生悲观厌世情绪和焦虑心理，应指导家属和照顾者关心、体贴病人，给予精神支持和生活照顾，细心观察和及时识别病情变化。当病人出现发热、上腹不适、胃痛、黑便、全身倦怠无力以及视力障碍加重时，应考虑可能发生感染、应激性溃疡或合并低钾等，协助病人及时就医。

第二节 急性播散性脑脊髓炎

一、疾病概述

【概念与特点】

急性播散性脑脊髓炎（ADEM）是广泛累及脑和脊髓白质的急性炎症性脱髓鞘疾病，也称为感染后、出疹后或疫苗接种后脑脊髓炎。本病为单相病程，症状和体征数日达高峰，与病毒感染有关，尤其麻疹或水痘病毒。ADEM 的发病机制不清楚，可能是感染时炎症破坏了髓鞘，触发了机体对髓鞘碱性蛋白的反应，由于某些特定的条件或个体的特异性反应因而引发 ADEM。也可能是感染或免疫接种触发了过强的免疫反应而引起。

【临床特点】

（1）多见于儿童，也可见于成人。症状常出现在感染或疫苗接种后 1～3 周（4～30 日），多为散发，无季节性，病情严重。

（2）神经病学症状和体征与病变累及的部位有关。脑炎型首发症状为头痛、发热、意识模糊。脑膜受累出现头痛、呕吐和脑膜刺激征等。脊髓炎型常见受损平面以下部分或完全性截瘫或四肢瘫痪、上升性麻痹、传导束性感觉障碍、不同程度的膀胱及肠麻痹。

（3）急性坏死性出血性脑脊髓炎被认为是 ADEM 的爆发型。病情也更为凶险，死亡率高。表现急起高热、头痛、意识模糊或意识进行性加重，不全偏瘫或四肢瘫痪。

【辅助检查】

（1）脑脊液（CSF）检查　所见是非特异的。CSF 可表现有压力增高，中度淋巴细胞增多，蛋白轻至中度增加（一般 $<1g/L$）。以 IgG 增高为主，寡克隆区带多为阳性。

（2）脑电图（EEG）检查　一般为弥散性慢活动，偶也可正常。

（3）CT 检查　显示白质内弥散性多灶性大片斑片状低密度区。急性期呈明显增强效应。MRI 可见脑和脊髓白质内散在多发的 T_1 低信号、T_2 高信号区。特别是丘脑部位，有助于诊断。

（4）细胞学检查　外周血可见白细胞计数增多，红细胞沉降率增快。

【治疗原则】

急性期应早期应用大剂量糖皮质激素抑制炎性脱髓鞘过程，减轻脑和脊髓的充血和水肿。静脉滴注甲泼尼龙每日 500～1000mg，或地塞米松每日 20mg 冲击治疗，以后逐渐减量至口服。血浆置换或静脉给予免疫球蛋白，0.4g/(kg·d)，连用 3～5 日。对重症病人有益。除上述治疗外，支持治疗非常重要。如体温、抽搐和颅内高压的控制，辅助呼吸，皮肤的保护，注意水、电解质平衡，以及避免合并感染的发生和控制都非常重要，为病人的恢复创造良好的条件。

二、主要护理问题

(1) 低效性呼吸形态 因病人出现急性起病，感觉障碍可在数小时内上升至高颈髓，易出现呼吸肌麻痹，导致分泌物过多、过稠或淤积，并出现低效性咳嗽。

(2) 吞咽障碍 因病人出现吞咽困难、构音障碍，易出现呛咳，致胃内容物反流出现误吸。

(3) 感知的改变 与感觉缺失有关。

(4) 自理能力缺陷 与神经-肌肉损伤出现的肢体瘫痪有关。

(5) 排泄异常 与脊髓病变、感觉、运动功能不全引起的膀胱及肠道功能麻痹有关。

(6) 有皮肤受损的危险 与脊髓神经病变引起的躯体移动障碍有关。

(7) 并发症 压疮、高热、泌尿系统感染、坠积性肺炎等。

三、护理措施

1. 常规护理

(1) 一般护理 每2小时1次监测生命体征，观察并记录病人的呼吸及呼吸形态，包括呼吸频率、深度、节律。监测病人缺氧状态，必要时给予鼻导管吸氧或面罩给氧，病情严重时可给予气管插管或气管切开等措施。

(2) 日常护理 定时翻身、叩背、吸痰；或使用振动排痰机叩背，促使病人易于咳嗽、咳痰，同时有利于气道的吸引和痰液的排出。

(3) 安全护理 ①应向病人介绍入院环境，并将病人安排在离护士站较近且安静的病房，并把餐具、水、呼叫器、便器放在病人的视力范围内。②如果病人有精神症状应给予必要的约束或由家人/护理员24小时进行陪护。③床单位使用气垫床和带棉套的床档，防止压疮及病人坠床；保持床单位清洁、平整、干燥，无尘、渣，防止感觉障碍的部位受损。

(4) 体位护理 协助病人采用舒适的体位，可给予头部抬高。保证病人有效的呼吸形态。

（5）心理护理　鼓励病人及时、主动向护理人员表达自己的感受，如胸闷、气短、肢体的不适等，同时做好病人的心理护理。

（6）饮食护理　①保证病人足够热量的供给，给予高蛋白、富含维生素、低纤维素、易消化饮食。尤其鼻饲停止改为普食前，应给予少食多餐，蛋羹、肉末面片、稠粥等半流质软食，防止误吸。必要时给予肠外营养。②病人进食时给予舒适卧位，并保证心情愉快，嘱病人进食时不要讲话，防止呛咳引起误吸。③病人有吞咽困难、构音障碍，易出现进食呛咳、误吸等症状，疾病的危险期可给予鼻饲。病人进食情况改变后应立即停止鼻饲。进行鼻饲时应注意先予病人排痰，再给予病人头高位并偏向一侧，抽吸胃内残留液，大于每次 150ml 时应推延或停止进食 1 次，防止大量胃内容物的反流，引起误吸。④定期评估病人的吞咽情况，尽早让病人减轻鼻饲的痛苦同时减少胃肠道并发症的发生。

2. 专科护理

（1）眼及视觉障碍的护理　①对病情发展凶猛，出现眼球胀痛、前额疼痛、失明等症状的病人，应让其卧床闭目休息，戴眼罩，并涂眼膏以保护暴露的角膜。②对视力减退、限盲、偏盲病人，指导其使用适当的工具弥补视觉损伤。③视物不清或复视时，尽量闭眼休息或双眼交替休息，使用字体较大的阅读材料和书籍等。④给病人创造方便的活动环境，日常生活用品放在视觉较好的一侧，呼叫器置于病人手边等。

（2）提高病人的自理能力　①提供病人肢体活动的机会，进食、翻身、排尿便等简单床上活动在病人恢复期时尽量自理，对于颈髓受损的病人，应适当给予协助。②对于高位截瘫病人应注意给予肢体功能位，尽量给予双下肢的内旋，首先防止压疮的发生，其次预防病人肢体的失用综合征的发生。并给予肢体的被动功能锻炼，防止肌肉萎缩。

（3）排泄功能的护理　①程度严重的膀胱功能障碍出现尿潴留时应及时给予留置导尿，4 小时开放 1 次，以训练膀胱功能。注意定时消毒尿道口，更换引流袋，防止泌尿系统感染。②病人出现肠麻痹会导致便秘，甚至 10 天无排便，由于病人感觉缺失，并无异常，易出现肠梗阻，因此病人应长期小量服用缓泻剂，保证排便的正常。

（4）肢体及皮肤护理　①因病人出现运动障碍，应使用气垫床和带棉套的床档，保持床单位清洁、平整、干燥，无尘、渣，防止感觉障碍的部位受损。身体的骨突部位应使用水球保护，并给予温水擦背每日 2 次，防止压疮的发生。②给予病人功能位，防止病人的肢体功能缺失。并根据病人感觉缺失的部位和程度，定时给予翻身，并注意肢体的保暖。③每日用温水擦洗感觉障碍的身体部位，以促进血液循环和感觉恢复。④使用机械通气病人，做好呼吸机管路的护理，防止长时间管路置于病人胸前导致皮肤的擦伤。⑤合并低蛋白血症、腹泻、水肿、贫血、糖尿病等并发症时，应密切监测病人的皮肤状况，保证皮肤的完整性。

（5）防止并发症发生　做好针对皮肤、下呼吸道、泌尿系统等部位的感染控制措施，防止出现感染后的高热等并发症。

3. 病情观察

（1）定期进行膀胱触诊，随时观察是否能正常排尿，尤其在更换导尿管时，首先让病人多饮水，导尿管撤除后应鼓励病人自行排尿，必要时再给予留置。

（2）密切监测体温变化。

4. 健康指导

（1）为病人讲解有关疾病的知识，同时做好心理护理，让其接受现实，并积极配合治疗。

（2）向家属和病人进行激素药物的讲解，使其了解药物的不良反应及突然停药后的危险，合理使用药物。

（3）让病人与家属了解饮食的护理，尤其针对排便情况，一定保障病人排泄的正常。

（4）讲解病人肢体活动的重要性，必要时做被动训练。定时翻身，教会家属翻身的手法和技巧，并训练和鼓励病人进行自主活动，增强自理能力。

（5）鼓励病人主动向医护人员表达自己的感受，如出现胸闷、气短、呼吸困难等异常情况。

第三节　视神经脊髓炎

一、疾病概述

【概念与特点】

视神经脊髓炎（NMO）又称 Devic 病或 Devic 综合征，是视神经和脊髓同时或相继受累的急性或亚急性脱髓鞘病变。其临床特征为急性或亚急性起病，单眼或双眼失明，其前或其后数周伴发横贯性或上升性脊髓炎。本病病因及发病机制还不清楚，可能与遗传因素及种族差异有关。

【临床特点】

（1）视神经受损症状　急性起病，患儿可在数小时或数日内，单眼视力部分或全部丧失，一些患儿在视力丧失前1～2天感觉眼眶疼痛，眼球运动或按压时疼痛明显，眼底改变为视神经乳头炎或球后视神经炎。亚急性起病患儿，1～2个月症状达到高峰，少数呈慢性起病，视力丧失在数月内逐步进展，进行性加重。

（2）脊髓受损症状　脊髓受累以胸段和颈段多见，表现为急性或亚急性起病的横贯性脊髓损害或上升样脊髓炎样表现。病损以下出现相应的感觉、运动和自主神经功能障碍。此外，有的患儿可伴有痛性痉挛和 Lhermitte 征。（屈颈时，自颈部出现一种异常针刺感沿脊柱向下扩散至股部或至足部）。

【辅助检查】

（1）血液检查　急性发作时白细胞计数可增多，以多形核白细胞为主；红细胞沉降率可加快；外周血 TH/TS（辅助性 T 细胞/抑制性 T 细胞）比值升高，总补体水平升高，免疫球蛋白升高。随病情缓解而呈下降趋势。

（2）脑脊液检查　脊髓病变发作时，约50%患儿可有脑脊液细胞数增多，以淋巴细胞为主，通常不超过 $100 \times 10^6/L$。蛋白质含量正常或轻度增高，大多在1g/L以下。γ－球蛋白轻度增高。糖含量正常或偏低。当脊髓肿胀明显或伴发蛛网膜炎时，可能出现髓腔不完全梗阻，蛋白质含量可明显升高。

（3）影像学检查　脊髓 MRI 检查可见脊髓肿胀，髓内散在长 T_1 长 T_2 异常信号。

【治疗原则】

甲泼尼龙大剂量冲击疗法，继以泼尼松口服等对终止或缩短病程有一定的效果。另外，也可适当选用硫唑嘌呤、环磷酰胺等免疫抑制药。恢复期应加强功能锻炼及理疗。

二、主要护理问题

(1) 视力障碍　与视神经受损有关。

(2) 有发生压疮的危险　与脊髓损害造成的肢体活动、感觉障碍有关。

(3) 躯体活动障碍　与脊髓病变造成的运动功能障碍有关。

(4) 尿潴留、尿失禁、便秘　与脊髓病变造成的自主神经功能障碍有关。

(5) 低效性呼吸形态　与脊髓高位病变造成的呼吸肌麻痹有关。

(6) 感知觉紊乱　脊髓病变以下感觉缺失，与脊髓损害有关。

(7) 潜在并发症　感染。

三、护理措施

1. 常规护理

(1) 加强心理护理　鼓励患儿保持良好的心态，树立战胜疾病的信心。

(2) 保持正常排泄　做好便秘、尿失禁、尿潴留的护理。

2. 专科护理

(1) 视力障碍护理　帮助患儿熟悉住院环境和生活环境。指导患儿眼睛疲劳或有复视时尽量闭眼休息。给患儿创造方便日常生活的环境，如使用大字的阅读材料和书籍，呼叫器置于患儿手边等，必要时给予帮助。

(2) 预防并发症　注意保暖，避免受寒，取卧位并经常拍背，协助排痰。

3. 病情观察　使用气垫床，每次翻身、皮肤护理时，均查看患儿皮肤有无硬结和颜色改变，预防压疮。

4. 健康指导

(1) 指导家长给予患儿加强营养，增强体质。

(2) 指导家长协助患儿加强肢体锻炼，促进肌力恢复。锻炼时要加以保护，以防跌伤等意外。

(3) 指导患儿及家长制定预防压疮、肺部感染及泌尿系统感染的计划。

第四章
脊髓疾病

第一节　急性脊髓炎

一、疾病概述

【概念与特点】

急性脊髓炎又称急性非特异性脊髓炎，是指一组原因不明的脊髓急性横贯性损害的炎症性脊髓疾病。临床表现为病损水平以下的肢体瘫痪，传导束性感觉障碍和膀胱、直肠功能障碍为主的自主神经功能障碍。一年四季均可发病，但以冬末春初或秋末冬初较为常见。

病因至今不明。目前多数学者认为本病可能是病毒感染后所诱发的一种自身免疫性疾病，外伤和过度疲劳可能为其诱因。

【临床特点】

（1）急性横贯性脊髓炎　各年龄组均可发病，以青壮年为多；散在发病，无性别差异。部分病人在脊髓症状出现之前 1～4 周有发热、全身不适等上呼吸道感染或腹泻病史，或有负重、扭伤等诱因。急性起病，常在数小时至数日内发展为完全性瘫痪，部分病人在出现瘫痪前、后有背部疼痛、腰痛和束带感，肢体麻木、乏力、步履沉重等先兆症状。

（2）运动障碍　脊髓炎以胸段最常见，约占全部脊髓炎病人的 74.5%。常表现为双下肢截瘫，早期呈迟缓性瘫痪，肢体肌张力降低，腱反射减弱或消失，病理反射阴性，腹壁及提睾反射均消失，此期为脊髓休克期。脊髓休克期持续时间差异很大，数日至数周不等，以 1～2 周最多见，休克期越长说明脊髓损害越严重。完全性损害，休克期长。

（3）感觉障碍 为传导束型，急性期病变节段以下所有深、浅感觉缺失，有些病人在感觉缺失区上缘可有1～2个节段的感觉过敏区。在病变节段可有束带感觉异常。局灶性脊髓炎可表现为脊髓半切综合征型的感觉障碍，即病变的同侧深感觉缺失和对侧浅感觉缺失。

（4）自主神经功能障碍 脊髓炎的自主神经功能障碍主要为括约肌功能障碍。早期主要表现为大、小便潴留。个别少数脊髓横贯性损害和骶段脊髓损害的病人，长期呈现迟缓性瘫痪，膀胱功能长期不能恢复，肛门括约肌长期松弛，结肠蠕动减弱而无排便反射和排便能力。其他还有病变节段以下的皮肤干燥、不出汗、热天可因出汗不良而致体温升高等。颈段脊髓炎病者，常因颈交感神经节和颈髓损害出现Horner综合征。

（5）急性上升性脊髓炎 起病急骤，瘫痪和感觉障碍从足部开始，在1日至数日内迅速向上蔓延，出现呼吸困难、吞咽困难和不能言语，甚至影响到脑干致呼吸中枢麻痹而死亡。临床少见，预后不良。

（6）弥漫性脑脊髓炎 当上升性脊髓炎的病变进一步上升累及脑干时，出现多组脑神经麻痹，累及大脑出现精神异常或意识障碍者，病变弥漫已超出脊髓的范围，故称为弥漫性脑脊髓炎。

（7）脊膜脊髓与脊膜脊神经根脊髓炎 为病变影响到脊膜和脊神经根时，病人可出现脑膜和神经根刺激症状，体格检查时可有项强、Kernig征、Lasegue征阳性等，分别被称为脊膜脊髓炎和脊膜脊神经根脊髓炎。

【辅助检查】

（1）周围血象检查 病程早期可有轻度白细胞计数增高，当并发感染时可明显增高。

（2）脑脊液检查 压力正常。脑脊液外观无色、透明，常有轻至中度白细胞计数增高。蛋白质和白细胞计数增高的程度与脊髓的炎症程度和血－脑屏障破坏程度相一致。

（3）X线检查 脊柱摄片检查无异常改变，或可见与脊髓病变无关的轻度骨质增生。可排除骨转移瘤、骨结核等引起的脊髓病。

（4）CT检查 可排除继发性脊髓病，如脊柱病变性脊髓病等，对脊髓炎本身诊断意义不大。

（5）磁共振检查 对于早期明确脊髓病变的性质、范围、程度和确诊急性非特异性脊髓炎是最可靠的措施。急性横贯性脊髓炎 MRI 表现为急性期可见病变脊髓节段水肿、增粗；受累脊髓内显示斑片状长 T_1、长 T_2 异常信号，在 T_1 加权像上呈 T_1 低信号、T_2 高信号。对鉴别多发性硬化更可靠。

（6）脑干诱发电位检查　可排除脑干和视神经病变，对早期鉴别视神经脊髓炎有帮助。

【治疗原则】

无特效治疗。治疗原则为减轻脊髓损害，防止并发症，促进脊髓功能恢复。

二、主要护理问题

（1）躯体活动障碍　脊髓横贯损害的急性期常出现脊髓休克，损伤平面以下呈弛缓性瘫痪所致。

（2）尿便潴留或失禁　自主神经功能障碍引起的症状早期为尿潴留，无膀胱充盈感，呈无张力性神经源性膀胱，膀胱可因充盈过度而出现充盈性尿失禁；随着脊髓功能的恢复，膀胱容量缩小所致。

（3）低效性呼吸形态　与高位脊髓病变所致呼吸肌麻痹有关。

（4）感知觉改变　各节段脊髓损伤都会出现损伤平面以下的感觉障碍，与脊髓损害有关。易出现烫伤、冻伤或输液肿胀。

（5）潜在并发症　压疮、肺炎、尿路感染。

三、护理措施

1. 常规护理

（1）饮食指导　给予高蛋白、富含维生素且易消化的饮食，多吃瘦肉、豆制品、新鲜蔬菜、水果和含纤维素多的食物，供给足够的热量与水分，以刺激肠蠕动，减轻便秘和肠胀气。

（2）心理护理　①由于突然截瘫，生活不能自理，病人易发生悲观、绝望、情绪急躁和忧虑等不良心理反应，加强与病人沟通，及时了解病人的心理状况，介绍疾病的过程、转归和预后，积极配合治疗。②指导家属在生活上给予体贴和关怀，帮助其树立战胜疾病的信心。

2. 专科护理

（1）保持呼吸道通畅　①脊髓高位损伤或出现呼吸困难时，给予低流量吸氧（鼻导管、吸氧面罩）。②呼吸道痰鸣音明显时，鼓励、指导病人有效咳痰。如咳痰无力，予以吸痰管吸痰，清除痰液。每日按时给予雾化吸入以稀释痰液，减轻或消除肺部感染，利于排痰，同时雾化后及时有效吸痰，减少痰液坠积、结痂。③对于舌后坠者，给予口咽通气道固定后，予以吸痰管吸痰，同时注意口腔清洁。④病人出现呼吸困难且呼吸无效时准备好气管插管、呼吸机，并及时通知医师。

（2）促进膀胱功能恢复　对于排尿困难或尿潴留的病人可给予膀胱区按摩、热敷或进行针灸、穴位封闭等治疗，促使膀胱肌收缩、排尿；当膀胱残余尿量少于100ml 时一般不再导尿，以防膀胱挛缩。排放尿液同时可采用一些方法刺激诱导膀胱收缩，如轻敲病人下腹部和听流水声。

（3）留置尿管的护理　①严格无菌操作，定期更换尿管和无菌接尿袋，每天进行尿道口的清洗、消毒，防止逆行感染。②观察尿的颜色、性质与量，注意有无血尿、脓尿或结晶尿。③每 4 小时开放尿管 1 次，以训练膀胱充盈与收缩功能。④鼓励病人多喝水，每日 2500 ~ 3000ml，以稀释尿液，促进代谢产物的排泄。

（4）便秘的护理　便秘病人保证适当的高纤维饮食与水分的摄取，依照病人的排便习惯，选择一天中的一餐前给缓泻剂，饭后因有胃结肠反射，当病人有便意时，指导并协助病人增加腹压引发排便，必要时肛入开塞露 1 ~ 2 支，无效时，可予不保留灌肠，每天固定时间进行，养成排便规律。同样，开塞露、不保留灌肠适用于便秘者。

（5）排便失禁的护理　排便失禁病人选择易消化、吸收的高营养低排泄的要素饮食，同时指导病人练习腹肌加压与肛门括约肌的收缩，掌握进食后的排便时间规律，协助放置排便用品（便盆、尿垫）；随时清洁排便后肛周皮肤。

（6）做好皮肤护理，预防压疮、烫伤、冻伤　①换班时认真床头交接、检查皮肤，观察有无发红等情况；每日清洁皮肤，随时保持床单位的平整、干净、干燥。②对排便异常病人，及时清理排泄物，温水擦洗，维持会阴、肛周皮肤的清洁、干燥，观察皮肤有无红肿、破溃。出现臀红、肛周皮肤浸渍者，可予赛肤润喷涂后轻轻按摩 1 分钟。③翻身每 1 ~ 2 小时 1 次，对骨凸或受压部位，如脚踝、足跟、膝部、股关节处、肘部等最易受压的部位常检查，予以按摩，促进皮肤的血液循环。④使用一些护理用具，如给予气垫床，通过电动气泵自动交替充气，改变全身受压点，减少压力集中于局部而造成的皮肤受损（注意气垫床并不能替代定时翻身）；将骨隆突部位置入半开放小垫圈，使骨凸处半悬不受压（半封闭形小垫圈）；安普贴平敷于骨凸处或因受压发红部位或皮肤表浅破溃处，7 ~ 10 天更换 1 次，可防止局部摩擦，减少受压，保护外周皮肤。⑤了解病人是一侧痛、温度觉障碍，还是病变节段以下感觉障碍或自主神经功能障碍。根据感觉障碍情况正确护理：依据输液选择健侧、上肢的原则，输液前认真观察准备输液肢体一侧的皮肤情况，输液后随时观察输液肢体局部及皮肤情况，以免输液外渗而感觉减退造成严重损伤、自主神经功能障碍而皮肤红肿；给予洗漱、浸泡时，水温勿过热造成烫伤（比正常人感觉适度的温度要低），冰袋降温时间勿过长以免引起冻伤。自主神经功能障碍可致无外因肢体局部水肿，注意对皮肤的观察、保护。

（7）肢体康复　①每次翻身后将肢体位置摆放正确，做被动或主动的关节运动。②做物理治疗，指导训练仰卧时抬高臀部以便在床上取放便器。给予日常生活活动训练，使病人能自行穿脱衣服、进食、盥洗、排尿便、淋浴及开关门窗、电灯、水龙头等，增进病人自我照顾的能力。③当病人第一次坐起时，尤其半身瘫痪者，应在起身之前，穿着弹性袜，以增加静脉血回流，逐渐增加坐位的角度，以防产生低血压。④鼓励病人持之以恒，循序渐进。

（8）用药护理　①了解病人使用激素治疗的时间，并观察应用激素治疗后原症状是否好转或加重，及时反馈给医师。用激素期间注意补钾。大剂量使用激素时，注意有无消化道出血倾向，观察粪便颜色，必要时做粪便隐血试验。②病人临床症状的变化与脊髓损伤所致症状进行比较、区分，激素大剂量、长时间治疗会出现相应的不良反应，如面色潮红、情绪激动、入睡困难甚至心率增快等，病人对此不能正确认识，而且不能耐受，因此需要对用药进行详细的指导以及通知医师给予必要对症处理。向病人讲明原因，是药物所致，而且随着药物的减量，症状也会减轻，停药后症状也会消失。药物必须按时使用，严禁骤然停药，否则会引发病情加重。

3. 病情观察 观察呼吸的频率、深度，判断呼吸无效的原因，如是否有呼吸困难，咳嗽是否有力，听诊气管、肺部有无痰鸣音，血氧饱和度的指标等，X 线胸片示肺部感染情况。

4. 健康指导

（1）疾病知识指导 本病恢复时间长，指导病人及家属掌握疾病康复知识和自我护理方法，帮助分析和去除对疾病治疗与康复不利的因素。合理饮食、加强营养，多食瘦肉、鱼、豆制品、新鲜蔬菜、水果等高蛋白、高纤维素的食物，保持排便通畅；避免受凉、感染等诱因；鼓励病人树立信心，保持健康心态。

（2）康复指导 卧床期间应定时翻身，帮助病人掌握尿便的管理方法，养成良好的卫生习惯，保持清洁舒适，预防压疮；肌力开始恢复后应加强肢体的被动与主动运动，鼓励进行日常生活动作训练，尽量利用残存功能代偿，独立完成各种生活活动和做力所能及的家务。指导家庭环境改造，完善必要的设施，创造有利于病人康复与生活的家庭氛围与条件。

（3）预防尿路感染 带尿管出院者应向病人及照顾者讲授留置导尿的相关知识和操作注意事项，避免集尿袋接头的反复打开，防止逆行感染。保持外阴部清洁，定时开放尿管，鼓励多喝水，以达到促进代谢产物排泄、自动冲洗膀胱的目的。告知膀胱充盈的指征与尿路感染的相关表现；如发现病人尿液引流量明显减少或无尿、下腹部膨隆，小便呈红色或混浊时应协助及时就诊。

第二节 脊髓压迫症

一、疾病概述

【概念与特点】

脊髓压迫症是指由各种性质的病变引起脊髓、脊神经根及其供应血管受压的一组病症。脊髓压迫症是由脊髓内、外的占位性结构压迫脊、脊神经根及其血供所引起的半切或横贯性脊髓病变。临床表现为病变节段以下的运动、感觉和自主神经功能障碍。按发病急慢可分为急性脊髓压迫症和慢性脊髓压迫症；按发病部位可分为椎管内脊髓外的硬膜外、硬膜下以及椎管内脊髓内压迫症，以椎管内肿瘤最为多见。

【临床特点】

临床表现因病变性质的不同和病灶所在部位、发展速度、波及范围的不同而异。如脊髓肿瘤通常发病缓慢，逐渐进展；脊椎转移癌及硬脊膜外脓肿常引起急性压迫症状；脊椎结核所致的脊髓压迫症状可缓可急。一般而言，其临床症状的发展过程为：

1. 脊神经根受压症状　常因一条或多条脊神经后根受压而产生烧灼痛、撕裂痛或钻痛，并可放射到相应的皮肤节段，当活动脊柱、咳嗽、喷嚏时可引起疼痛加剧，适当改变体位可获减轻，这种首发的根性疼痛症状常有重要定位诊断意义。硬脊膜炎、髓外肿瘤尤其是神经纤维瘤和各种原因引起的椎管塌陷，根痛常较突出。在根痛部位常可查到感觉过敏或异常区，倘功能受损，则可引起节段性感觉迟钝。如病灶位于脊髓腹侧时，可刺激和损害脊神经前根，引起节段性肌痉挛和肌萎缩。

2. 脊髓受压症状

（1）运动障碍　脊髓前角受压时可出现节段性下运动神经元性瘫痪症状，表现为由受损前角支配范围内的肢体或躯干肌肉萎缩、无力、肌肉纤颤。当皮质脊髓束受损时，引起受压平面以下肢体的痉挛性瘫痪－瘫肢肌张力增高、腱反射亢进、病理反射阳性。慢性病变，先从一侧开始，后再波及另一侧；急性病变，常同时波及双侧，且在早期有脊髓休克（病变以下肢体呈弛缓性瘫痪），一般约 2 周后才逐渐过渡到痉挛性瘫痪。倘病灶在腰骶段，上运动神经元性损害症状则不会出现。

（2）感觉障碍　当病变损害脊髓丘脑束和后束时，引起损害平面以下的躯体的束性感觉障碍。如先损害一侧的上升性感觉传导束路，则表现为损害平面以下同侧躯体的深感觉障碍和对侧的浅感觉障碍；病灶发展至脊髓横贯性损害时则损害平面以下的深浅感觉均有障碍。髓外压迫病变，痛温觉障碍常从下肢开始，延展至受压平面；髓内压迫病变，痛温觉障碍多从受压平面向下延伸。感觉障碍的平面对病灶定位常有较大参考价值。

（3）反射异常 病灶部位的反射弧受损，则该节段内的正常生理反射减弱或消失，有助于定位诊断。一侧锥体束受损时，病灶部位以下同侧的腱反射亢进，腹壁反射和提睾反射迟钝或消失，病理征阳性；当双侧锥体不受波及时，病灶以下双侧均同时出现反射异常和病理征。

（4）自主神经功能障碍 病变水平以下皮肤干燥、汗液少、趾（指）甲粗糙、肢体水肿。腰骶髓以上的慢性压迫病变，早期排尿急迫不易控制；如为急剧受损的休克期，则自动排尿和排便功能丧失，以后过渡至大、小便失禁。腰骶髓病变则表现为尿、便潴留。髓内病变出现膀胱障碍较髓外病变早。下颈髓病变可产生 Horner 征。

3. 脊椎症状 病灶所在部位可有压痛、叩痛、畸形、活动受限等体征。

4. 椎管梗阻 压迫性脊髓病可使脊髓的蛛网膜下隙发生不全或完全性梗阻，表现为腰椎穿刺时的脑脊液压力降低，缺乏正常时随呼吸和脉搏出现的脑脊液压力上的波动，奎肯试验显示不全或完全梗阻。脑脊液外观可呈淡黄或黄色，蛋白量增高。腰穿后常可出现神经症状的加重，对疑为高颈髓段病变者腰穿时应格外小心，以免症状加重，引起呼吸肌麻痹。

【辅助检查】

1. 脑脊液检查 脑脊液动力改变、常规生化检查对判定脊髓受压程度很有价值。椎管严重梗阻时脑脊液蛋白 - 细胞分离，细胞数正常，蛋白含量超过 10g/L 时，黄色的脑脊液流出后自动凝结称为 Froin 征。通常梗阻愈完全，时间愈长，梗阻平面愈低，蛋白含量愈高。

2. 放射性检查

（1）脊柱 X 线平片 脊柱损伤重点观察有无骨折、脱位、错位等。肿瘤压迫可使椎弓根变形或间距增宽、椎间孔扩大、椎体后缘凹陷等。

（2）脊髓造影 髓外硬膜内肿瘤显示蛛网膜下隙内充盈缺损，出现杯口征或帽样征，脊髓受压移位；髓外硬膜外占位显示脊髓旁、蛛网膜下隙随占位的推移而受压变形，出现尖角征；髓内占位显示脊髓明显增宽增大，蛛网膜下隙明显变窄，呈梭形充盈缺损，完全阻塞时呈柱形充盈缺损。

（3）CT 及 MRI 检查 可显示脊髓受压，MRI 能清晰显示椎管内病变的性质和周围结构变化。

【治疗原则】

脊髓压迫综合征最主要的是病因治疗，尽快去除脊髓受压的原因，减轻脊髓的压迫和水肿。手术通常是最有效的治疗手段。预后与病因的性质、脊髓功能障碍程度和手术时机关系密切，多数病例经早期手术，预后良好，但是炎症性压迫症、脊髓内肿瘤、晚期病人或转移性肿瘤的预后差。

二、主要护理问题

（1）疼痛　肿瘤是脊髓压迫症最常见的原因，根性神经痛常为髓外压迫的最早症状，表现为刺痛、烧灼或刀割样疼痛，病人受疼痛困扰。

（2）尿便潴留或失禁　自主神经功能障碍引起的症状早期为尿、便潴留，无膀胱充盈感，呈无张力性神经源性膀胱，膀胱可因充盈过度而出现充盈性尿失禁；随着脊髓功能的恢复，膀胱容量缩小。

（3）呼吸肌瘫痪　上升性脊髓炎的脊髓受累节段上升至延髓，瘫痪由下肢迅速波及上肢或延髓支配肌群，出现吞咽困难、构音不清、交流困难、呼吸困难，甚至可致死亡。

（4）感知觉改变　各节段脊髓损伤都会出现损伤平面以下的感觉障碍，与脊髓损害有关。易出现烫伤、冻伤或输液肿胀。

三、护理措施

1. 常规护理

（1）减轻疼痛的护理　减轻引起疼痛的因素，因咳嗽、喷嚏、用力时脑脊液一过性增高，神经根被牵拉，可加剧疼痛，所以，指导病人减少突然用力动作，不可避免时，做好心理准备；同时处理诱发原因，如咳嗽频繁者遵医嘱应用镇咳药；用力后观察、记录疼痛变化。疼痛明显加重时通知医师，遵医嘱给予镇痛药或进行相应检查。

（2）心理护理　向病人解释疼痛原因，使病人心理放松，才能准确评价疼痛级别，向护理人员提供有效信息并配合治疗。同情、鼓励病人，但注意适当分散病人注意力。

2. 专科护理

（1）术前护理　①向病人讲明手术时间、术前准备（备皮、禁食），备好颈托，并告之术后体位及轴位翻身，消除病人紧张的情绪。②术前日予以颈背部备皮，饮番泻叶水，晚餐流质饮食，20：00后禁食、水，保证病人夜间安睡。③术前手术室接病人时，测量血压是否稳定，遵医嘱予以术前针，鼓励病人。由手术室护士给予留置胃管、尿管（手术室实施麻醉后予以插管的方法，可大大减少病人不适及并发症的发生，对病人也非常人性化）。

（2）术后护理　①术后回病房，轴位搬动病人，去枕平卧，颈部固定。②术后观察病人麻醉恢复情况，清醒后呼吸指标良好通知医师配合拔除气管插管：拔管前气管插管、口腔内充分吸痰，拔管后经口、鼻充分吸痰，并予以外观清洁。③术后每1～2小时进行轴位翻身。翻身时脊柱一定要平直成一直线（头颈，胸腰，骶、尾、腿三部分同时相向、同速移动），特别是高颈位手术者还需带颈托固定。④根据病人意识恢复情况留置胃管，自主吞咽功能，胃肠蠕动情况，遵医嘱给予鼻饲饮食或拔除胃管。手术创伤大，胃肠功能较差，可通过鼻胃管给予持续、慢速的鼻饲流质饮食。

3. 病情观察

（1）术后给予心电、血压、呼吸、血氧饱和度及意识、瞳孔的严密观察。

（2）术后固定好手术引流袋的高度，观察引流液的量、色及性状，每日医师更换引流袋后记录引流量。如果引流袋漏，及时通知医师更换，以免引起颅内负压及与外界相通引起感染。

4. 健康指导

（1）疾病知识指导　指导病人和家属掌握疾病康复知识和护理方法，鼓励病人树立信心。

（2）生活与康复指导　肢体锻炼，加强营养，适当体育锻炼增强体质。

（3）药物指导　按时按量服药，定时复诊。

（4）安全和预防指导　注意安全，防止受凉感冒、疲劳等。

第三节　脊髓空洞症

一、疾病概述

【概念与特点】

脊髓空洞症是一缓慢进行性的脊髓变性疾病，病变多位于颈、胸髓，也可累及延髓。脊髓与延髓空洞症可单独发生或并发。临床主要表现是受损节段的分离性感觉障碍，下运动神经元瘫痪、传导束功能障碍以及营养障碍。

【临床特点】

本病多数于20～30岁发病，偶尔发生于儿童期或成年以后，男性多于女性。起病隐匿，进展缓慢。常因部分痛觉消失，在无痛性烫伤时才被发现。临床症状取决于空洞所在部位及其范围的大小。多为散发病例。

1. 感觉障碍　本病可见两种类型的感觉障碍，即由空洞部位脊髓支配的节段性浅感觉分离性感觉障碍和病变以下的束性感觉障碍。

（1）节段性浅感觉分离性感觉障碍为本病最突出的临床体征。由于空洞常起自颈膨大一侧的后角底部并向周围扩张，故早期症状常常是同侧上肢的相应支配区痛觉、温度觉丧失，而触觉及深感觉相对保留的节段性后角型分离性感觉障碍，近似半短上衣形。

（2）束性感觉障碍，后期病变可累及脊髓丘脑束和后索，而出现对侧病变平面以下的痛觉、温度觉缺失的传导束型感觉障碍及同侧病变平面以下的深感觉障碍，步态不稳和深感觉共济失调，但很少见，延髓空洞症如影响到三叉丘脑束交叉处，可以造成面部痛、温觉减退或消失，包括角膜反射消失。

2. 运动及反射障碍　空洞侵及颈髓前角细胞，引起手部小肌肉及前臂尺侧肌肉软弱和萎缩，肌束震颤可不明显，逐渐波及上肢其他肌肉，肩胛带肌及一部分肋间肌。腱反射减弱及肌张力减退。当空洞累及锥体束时，则受累脊髓节段以下出现肌无力，肌张力增高，腱反射亢进，病理征阳性，多数双侧不对称，当空洞内发生出血时，可以发生病情突然变化。空洞如果在腰骶部，则在下肢部位出现上述的运动及感觉障碍。

3. 营养障碍及其他症状 营养障碍也是本病的主要症状之一，其中最常见的是由于关节的痛觉缺失引起关节磨损，骨皮质萎缩，骨质脱钙和畸形，关节肿大，活动度增加，运动时有摩擦音而无痛觉。这种神经性关节病变称为夏科（Charcot）关节。皮肤营养障碍，包括皮肤青紫，过度角化，皮肤增厚。在痛觉缺失区域，表皮的烫伤及其他损伤可以造成难治性溃疡及瘢痕形成，甚至指（趾）节末端发生无痛性坏死、脱失，称为莫旺（Morvan）病。颈胸段病损害交感神经通路时，可产生霍纳（Horner）综合征（瞳孔缩小，眼裂变窄，眼窝凹陷，面部出汗减少）。如侧角细胞受刺激时，可出现同侧不完全性反霍纳综合征（瞳孔散大，睑裂增宽，眼球微突，面颈多汗）。疾病晚期可有膀胱、直肠功能障碍。其他如脊柱侧突、后突畸形、脊柱裂、弓形足等亦属常见。

4. 延髓空洞症 很少单独发生，常为脊髓空洞症的延伸。由于空洞常不对称，故症状和体征常为单侧型。如累及疑核，则有吞咽困难，软腭与咽喉肌无力，悬雍垂偏斜，声带麻痹，构音困难。舌下神经核受累则同侧舌肌萎缩和肌束震颤，伸舌偏向患侧。三叉神经下行根受累则出现同侧面部感觉呈中枢型痛温觉障碍，侵及内侧弓状纤维则出现半身触觉、深感觉缺失。前庭小脑通路受损出现眩晕、眼球震颤、步态不稳。累及面神经核可出现同侧周围性面瘫。

【辅助检查】

（1）实验室检查 脑脊液（CSF）常规及动力学检查无特征性改变，空洞较大可引起椎管轻度梗阻和CSF蛋白增高。

（2）影像学检查 MRI矢状位图像可清晰显示空洞位置、大小和范围，是否合并Arnold－Chiari畸形等，是确诊本病的首选方法，有助于选择手术适应证和设计手术方案；应用延迟脊髓CT扫描（DMCT），将水溶性造影剂注入蛛网膜下隙，在注射后6小时、12小时、18小时和24小时行脊髓CT检查，可显示高密度空洞影像；X线平片检查可发现脊柱侧弯或后突畸形、隐性脊柱裂、颈枕区畸形和Charcot关节。

【治疗原则】

本病进展缓慢，有时可迁延数十年。目前尚无特效疗法。

（1）支持疗法　有疼痛者给予镇痛剂、B族维生素、ATP、辅酶A、肌酐等药物治疗。加强护理，防止关节挛缩，对痛觉消失者，要防止烫伤和冻伤。

（2）放射疗法　可使用放射性核素^{131}I治疗，但疗效不肯定。

（3）手术治疗　对于Chiari髓空洞症，惟一有效的治疗方法是枕大孔和上颈髓段椎管减压术。张力性脊髓空洞行空洞与蛛网膜下隙分流术、脊髓积水行第四脑室出口矫治术等。

二、主要护理问题

（1）生活处理缺陷。

（2）肢体活动障碍。

（3）舒适的改变　与肢体疼痛有关。

（4）焦虑　对疾病预后的焦虑及发病的恐惧。

（5）潜在并发症　肺炎、压疮、泌尿系统感染，肢体挛缩等。

（6）有发生失用综合征的危险。

（7）知识缺乏　缺乏疾病、用药及防护的相关知识。

三、护理措施

1. 常规护理

（1）日常护理　应用热水袋或洗浴时水温要适当，防止皮肤烫伤。翻身时，适当叩击背部，鼓励咳痰，以防坠积性肺炎。

（2）饮食护理　保持合理的膳食。脊髓空洞症病人需要补充高蛋白、高能量的饮食，提供神经细胞和骨骼所必需的营养物质，以增强病人的肌力、增长肌肉，病人可以多吃些高蛋白、富含维生素、磷脂和微量元素的食物，最好是采用少食多餐的饮食方法。

（3）心理护理　因瘫痪给病人带来沉重的思想负担，需鼓励病人树立乐观主义精神，积极克服困难，艰苦锻炼，要有战胜疾病的信心，与医护人员和家庭成员配合，尽早进行瘫痪肢体功能锻炼，防止关节畸形和肌肉萎缩。

2. 专科护理

(1) 活动瘫痪肢体 可防止肢体挛缩、畸形，包括肢体按摩、被动活动及坐起、站立、步行锻炼。

(2) 保持肢体功能位置 瘫痪肢体的手指关节应伸展、稍屈曲，手中可放一卷海绵，肘关节微屈，肩关节稍外展，避免关节内收，伸髋、伸膝关节，为了防止足下垂，使踝关节稍背屈，为防止下肢外旋，在外侧部可放沙袋或其他自制支撑物。

(3) 预防脊髓空洞症并发症 因瘫痪肢体的运动和感觉障碍，局部血管神经营养差，若压迫时间较长，容易发生压迫性溃疡——压疮（褥疮）。故应注意变换体位，通常每 2 小时翻 1 次身，对被压红的部位轻轻按摩，也可用红花酒精按摩，以改善局部血液循环。床铺要干燥平整，并保持好个人卫生，可以擦浴，但应注意保暖，防止受寒。

(4) 生活自理 瘫痪有好转时，应逐步锻炼日常生活技能，医护人员和家属要共同给予正确指导和热情帮助，鼓励病人凡是个人力所能及的生活自理方面的事情，尽可能自己完成，如脱穿衣服、洗脸、吃饭等。

3. 病情观察

(1) 高颈位手术注意观察四肢活动及呼吸情况。

(2) 胸椎手术上肢不受影响。观察下肢活动、肌力腹胀排泄情况。

(3) 马尾部手术观察下肢活动，肌力情况及大、小便情况有无改善。

4. 健康指导

(1) 合理饮食 合理进食可提高机体抵抗力，保持尿便通畅，促进疾病康复。限制烟酒、浓茶、咖啡、辛辣等刺激性食物。

(2) 劳逸结合 应注意劳逸结合。功能锻炼过度会使骨骼肌疲劳，而不利于骨骼肌功能的恢复、肌细胞的再生和修复。

(3) 预防感冒、胃肠炎 病人由于自身免疫功能低下，一旦感冒，会使病情加重，病程延长，易并发肺部感染，如不及时防治，预后不良，甚至危及病人生命。病毒性胃肠炎对脊髓前角细胞有不同程度的损害，从而使肌萎缩病人肌跳加重、肌力下降、病情反复或加重。

(4) 生活指导 指导病人如何防止烫伤、灼伤，教会病人正确使用热水袋。

第四节　脊髓亚急性联合变性

一、疾病概述

【概念与特点】

脊髓亚急性联合变性是由于胃黏膜内在因子的缺乏，胃肠道内维生素 B_{12} 吸收不良所引起的神经系统变性疾病，故又称维生素 B_{12} 缺乏症。因其临床表现主要以脊髓侧后索症状为主，表现为痉挛性瘫痪，感觉性共济失调及周围神经障碍，故又称为亚急性脊髓后侧索联合变性。

【临床特点】

（1）发病为渐进性，发病症状最早为足趾以及手指末端异常，异常逐渐明显，不久出现双下肢软弱无力，行动不稳。手的动作变得笨拙，扣衣感到困难。也有病人主诉足与腿部有抽痛，或在胸部或腹部有束带感，病人在屈曲颈部时可能感到一阵阵针刺感觉沿背脊向肢体放射（Lhermitte 征），但此症状也见于其他脊髓疾病中。多数病人在出现神经症状前有恶性贫血的肤色苍白、倦怠、消化不良以及舌炎等病史。

（2）如果以周围神经变性为主，则出现肢体无力，肌张力减退，轻度肌肉萎缩以及腱反射的障碍。早期 Babinski 征是阴性的，但迟早会出现阳性反应。早期出现震动觉、关节位置觉障碍，震动觉丧失的范围及其广泛程度难以单独用周围神经病变来解释。腿部肌肉的压痛是一个重要体征，提示有周围神经病变存在；当以后索与侧索变性占主要地位时，双下肢出现强直、无力以及共济失调，腱反射亢进，腹壁反射消失，Babinski 征阳性。还可以看到多发性周围神经病变的证据，例如腿部肌肉压痛以及周围型分布的轻度表皮感觉障碍。共济失调主要是由于后索变性、深感觉障碍所致。括约肌症状出现得比较晚，未经治疗的病人最后都出现屈曲性截瘫，双上肢明显无力及大、小便失禁。

（3）脑神经除了视神经以外都不受影响。少数病人可有精神症状，如易激惹、淡漠、嗜睡、多疑、反应迟钝、情绪不稳、幻觉、轻躁狂、定向力丧失、记忆力减退乃至痴呆、视神经萎缩及中央暗点。提示大脑白质与视神经广泛受累。

【辅助检查】

（1）周围血象及骨髓涂片检查　显示巨细胞低色素性贫血，血液网织红细胞数减少，注射维生素 B_{12}，每日 100μg，10 日后网织红细胞增多有助于诊断。

（2）脑脊液多正常，少数蛋白含量轻度增高，椎管无梗阻。

（3）注射组胺做胃液分析检查时，通常可以发现有抗组胺性的胃酸缺乏现象，但胃酸缺乏不是必要的，少数病人胃液中仍有游离胃酸。

（4）血清维生素 B_{12}浓度低于 100pg/ml（正常为 200pg/ml），即可诊断为维生素 B_{12}缺乏症。Schilling 试验（口服放射性核素^{57}Co 标记的维生素 B_{12}，测定尿、粪中排泄量），可发现维生素 B_{12}吸收障碍。维生素 B_{12}浓度低于 100pg/ml 时，注射 1 次维生素 B_{12}，如在 10 日后看到有显著的网织细胞增多现象，有助于证实临床诊断。

【治疗原则】

（1）药物治疗　及早给予大剂量维生素 B_{12}治疗，否则可导致不可逆性神经损害。①维生素 B_{12}，每日 500 ~ 1000μg，连续 2 周肌内注射；然后用相同剂量肌内注射，每周 2 ~ 3 次；2 ~ 3 个月后改维生素 B_{12}，500μg，口服，每日 2 次，总疗程 6 个月；吸收障碍者需终生用药，合用维生素 B_1、维生素 B_6疗效更佳；加大维生素 B_{12}剂量，并不能加快神经功能恢复；也有采用椎管内注射维生素 B_{12}，其剂量推荐用 15 ~ 30μg，5 ~ 7 日 1 次。常可避免发生严重不良反应，又可取得好效果。②有恶性贫血的病人，可以将维生素 B_{12}与叶酸同时服用。但在有明显神经系统症状者，不主张两者并用，亦不单独用叶酸治疗。维生素 C 与维生素 B_{12}合用常可提高疗效。亦可用铁剂如硫酸亚铁 0. 3 ~ 0. 6g，口服，每日 3 次；或 10% 枸橼酸铁铵溶液 10ml 口服，每日 3 次。

（2）病因治疗　萎缩性胃炎胃液中缺乏游离胃酸者，可服用胃蛋白酶合剂或饭前服稀盐酸合剂 10ml，每日 3 次，可减少因胃酸缺乏引起的消化道症状。戒酒和纠正营养不良，改善膳食结构，给予富含 B 族维生素的食物，多食粗粮、蔬菜和新鲜动物肝脏也有助于治疗。

（3）其他治疗　加强瘫痪肢体的功能锻炼，辅以理疗、针灸、体疗均有助于改善症状。

二、主要护理问题

（1）营养失调，低于机体需要量。

（2）皮肤完整性受损，造成压疮。

（3）便秘　与活动不利有关。

（4）生活自理缺陷。

（5）潜在并发症　贫血、瘫痪。

三、护理措施

1. 常规护理

（1）呼吸道护理　截瘫病人长期卧床易发生肺不张、坠积性肺炎，所以应锻炼肺功能，增加肺活量。协助病人叩背，鼓励病人排痰。如痰黏稠不易咳出可服祛痰药或雾化吸入。一旦发生肺部感染或肺炎应到医院积极治疗。

（2）饮食护理　饮食要清淡，忌食辛辣刺激性食物，适当吃些水果、蔬菜和粗纤维食物，促进神经功能的恢复。

（3）皮肤护理　因病人长期卧床，局部皮肤长期受压，血液循环和神经感觉障碍，加之抵抗力下降，极易发生压疮。因此，要保持床铺清洁、平整、干燥，病人衣裤要常换、多晒，经常用温水给病人擦洗身体，及时清洁尿便，保持皮肤清洁、干燥。

（4）心理护理　由于该病病人病程相对较长，对该病认识不足，伴有肢体无力、感觉障碍、共济失调，存在焦虑、抑郁、恐惧等心理障碍，因此对该病病人需要进行药物治疗、食物治疗及康复训练。同时应了解病人心理状态，用焦虑抑郁量表对病人进行评定，了解病人是否存在情感障碍及存在何种类型的情感障碍，然后采取相应的措施。给病人讲解该病的相关知识，树立病人战胜疾病的信心。

2. 专科护理

（1）药物治疗的护理　本病的发生与维生素 B_{12} 缺乏密切相关，大剂量维生素 B_{12} 是治疗该病的最有效措施。给予甲钴胺注射液 500μg，每日 1 次，肌内注射，注射时给予“两快一慢”、双侧臀部交替注射，以缓解病人的痛苦。同时给予注射部位每日按摩热敷，以免形成硬结影响药物吸收。注意观察维生素 B_{12} 的不良反应，如食欲缺乏、恶心、腹泻、皮疹。一旦出现不良反应立即向主管医师汇报，并遵医嘱采取相应措施，如抑酸、止泻、抗过敏、补充铁剂。补充铁剂时应注意消化道溃疡、溃疡性结肠炎，严重肝病病人禁用，及时提醒主管医师，并观察其不良反应。

（2）泌尿系统的护理　因截瘫病人均有不同程度的尿潴留和尿失禁，所以泌尿系统感染是最常见的并发症。一旦发生尿潴留可用手轻轻按摩下腹部以帮助排尿。同时，还应当经常观察尿色有无混浊，并定期做尿常规检查。一旦发生感染征象除使用抗生素外，还应鼓励病人大量饮水，增加排尿次数。同时应每天进行会阴冲洗，必要时留置导尿管，并定时开放。

（3）肢体痉挛的护理　严重的痉挛会给病人带来很大的痛苦，妨碍自主运动的恢复，成为功能恢复的主要障碍。所以，对病人从急性期开始采用抗痉挛的良肢位，下肢伸肌张力增高，将下肢摆放为屈曲位。对肢体进行主动运动、被动运动和按摩、冷疗或热疗，使肌痉挛放松。

（4）安全护理　截瘫病人皮肤感觉丧失、行动不便，平时不但要防止烫伤、跌伤、碰伤等意外伤害，还要预防自伤、自杀等发生。在无人护理时各种用物要方便病人拿取，物品放置要牢靠。病人自己也要有自我保护意识，并自觉调节心理情绪。

（5）康复训练　针对病人肢体无力、感觉障碍、共济失调等情况制订不同的康复计划。对肢体无力、痉挛性截瘫者早期采取被动训练方式，给予针灸、按摩及仰卧起坐等训练。2 周后下肢可练习蹲起、抬腿、侧压腿，指导病人经常做双腿的屈伸、外展运动。对存在共济失调者采用平衡功能训练，使其平衡功能得到恢复。

3. 健康指导

（1）生活指导　注意休息，放松心情，保持良好的精神状态，生活要有规律，这样有利于身体恢复。

（2）康复指导　对瘫痪肢体早期应加强功能锻炼，辅以针灸、理疗与康复疗法。

（3）预防护理　加强瘫痪病人的护理，避免压疮、坠积性肺炎等。

第五节　脊髓损伤

一、疾病概述

【概念与特点】

脊髓损伤是指由于外界直接或间接因素导致的脊髓损伤，在损害的相应节段出现各种运动、感觉和括约肌功能障碍，肌张力以及病理反射等的相应改变。脊髓损伤的程度和临床表现取决于原发性损伤的部位和性质。

【临床特点】

1. 脊髓休克　见于急性脊髓横贯性损害，脊髓损伤后，在受损的平面以下，立即出现肢体的迟缓性瘫痪，肌张力低下或消失，各种反射均减退或消失，病变水平以下深浅感觉完全丧失，膀胱无张力，尿潴留，呈无张力性（充盈性）尿失禁，大便失禁。

2. 完全性脊髓损害　脊髓休克过后，损伤平面以下的肌张力增高，腱反射亢进，病理反射阳性，但各种感觉无恢复，并可早期出现总体反射，即当损伤以下的皮肤或黏膜受到刺激时，髋膝关节屈曲、踝关节跖屈、两下肢内收、腹肌收缩、反射性排尿和阴茎勃起等，但运动和各种感觉及括约肌功能无恢复。这种屈曲性截瘫通常是脊髓完全性横贯损害的指征。而伸直性截瘫显示为脊髓非完全性横贯损害。

3. 不完全性脊髓损害　脊髓病变呈完全性横贯损害者比较少见，更多见者是脊髓不完全性横贯损害，其发生可以是急性的，也可以是慢性的。如为急性病变，其损害虽然是不完全性的，但在早期其生理功能却处于完全抑制状态，即脊髓休克，故在早期与脊髓完全性横贯损害很难区别，必须经过一段时间待脊髓休克逐渐消除后，真正的病灶与体征方可显示出来，其脊髓休克时间通常较完全性损害要短。如为慢性病变，则无脊髓休克表现，随着病变的发展，脊髓损害的表现逐渐出现并加重。

（1）运动障碍　运动障碍的范围与程度决定于病变的性质和部位，肢体瘫痪的程度通常比完全性横贯损伤要轻，肌张力增高的程度和病理反射的出现亦不如完全性横贯损害显著，腱反射亢进亦较轻，早期可出现回缩反射。

（2）感觉障碍　脊髓不完全性横贯损害时多数在病灶以下出现感觉障碍，感觉障碍的类别、程度则根据感觉传导束受损的情况而定，肛门周围感觉常为完好，并可出现疼痛症状。

（3）膀胱与直肠功能障碍　其出现与脊髓病变程度有关，通常与肢体瘫痪的轻重相平行。轻者可无膀胱直肠功能障碍，但常有排尿困难，重者则常有尿频、尿急甚至尿失禁，膀胱不能排空，大便常秘结，失禁者较少。

【辅助检查】

（1）脑脊液检查　做腰椎穿刺及压迫颈静脉试验判断椎管腔有无梗阻和梗阻的程度，如临床表现进行性恶化，椎管腔有梗阻，可肯定脊髓受压，脑脊液蛋白含量增高，白细胞计数正常。但有的脊髓损伤、脊髓受压和椎管梗阻须在颈椎屈曲或过伸位时才能显示。如脊髓损伤伴发蛛网膜下隙和硬脊膜下腔出血时，脑脊液则成血性。椎管腔出血往往与脊髓出血合并发生。

（2）体感诱发电位检查　通过检测脊髓功能对判断脊髓损伤的程度和估计预后方面均有较大的帮助。如在伤后数日或数周内反复检查均不能描出叠加波形，可判断为完全性脊髓损伤。如出现异常波形即为不完全性脊髓损伤。经多次连续检查显示异常波形渐趋正常者，提示脊髓功能有恢复的可能，预后良好。另外用节段性体感诱发电位可判断脊髓损伤的程度、节段性感觉损伤的定位和神经根的损伤。诱发电位波幅下降为脊髓损伤早期，潜伏期延长为损伤后期，出现完全性传导阻滞而诱发不出任何电位图形时，提示脊髓严重损害，预后较差。

（3）肌电图检查　脊髓损伤后，肌电图可出现异常改变。去神经电位，脊髓损伤节段以下所支配的肌肉因失去神经支配，肌肉松弛时，不出现静息电位，而出现诸如纤颤电位、正相尖波及束颤电位等去神经电位波。异常运动单位电位，脊髓损伤后可出现神经元，神经纤维传导速度不等，肌纤维收缩有先有后，因此复合成为多相运动单位电位。当前角细胞损伤后，细胞膜的渗透性发生变化，易发生同步兴奋，而出现巨大的多相运动单位电位，可能因为残存的前角细胞代偿扩大其所支配的肌纤维，受到刺激后多个运动单位同时兴奋所致，正常人多相单位低于5%，如高于20%即视为异常。神经传导速度，运动神经传导速度可降低或变化不大，可作为评估脊髓神经功能的参考。

（4）脊柱X线检查　此检查是诊断脊髓损伤的重要依据，除拍摄损伤节段的脊柱正侧位像外，还应拍摄两侧斜位像，如疑有环枢损伤时需拍摄张口正位片。

（5）脊髓造影检查　了解椎管内有无脊髓压迫现象。脊髓损伤时可见损伤部位椎管腔有梗阻、脊髓移位和椎间隙处充盈缺损等现象。如脊髓造影中见脊髓有移位或造影剂中断，呈水平截面状偏一边、呈刀削状或梳齿状者极大可能为硬脊膜血肿。

（6）CT检查　CT能显示损伤节段椎管骨质结构的全面情况。尤其对椎弓骨折及碎骨片的位置、大小，脊椎关节突交锁等皆能清晰显示。脊髓出血可见高密度出血区在椎管中心，CT值为40～100HU，边缘不清且不规则。脊髓蛛网膜下隙血肿多位于胸腰段，平扫为高密度。

（7）MRI检查　MRI检查对脊髓损伤的诊断明显优于CT。脊髓挫裂伤在T_1加权像上可见脊髓膨大，而无信号强弱改变。在T_2加权像上呈长T_2信号的水肿影像。在伴有出血的脊髓挫裂伤，无论在T_1或T_2加权像上均显示脊髓膨大、信号不均及局限性长T_1长T_2水肿区。MRI在显示椎间盘损伤及椎管内出血等方面优于CT，但在骨性结构的显示上不如CT清晰。

【治疗原则】

治疗原则为早期治疗；整复脊柱骨折脱位；采用综合治疗；预防及治疗并发症；功能重建与康复。

二、主要护理问题

(1) 肢体麻痹及下半身瘫痪 因脊髓完全受损的部位不同，故肢体麻痹的范围也不同。第4颈椎以上损伤：会引起完全麻痹，即躯干和四肢麻痹；第1胸椎以上损伤：会引起不完全麻痹，上肢神经支配完全，但躯干稳定力较差，下肢完全麻痹；第6胸椎以下受伤：会造成下半身瘫痪。

(2) 营养摄入困难 胃肠系统的功能可能会减低；脊髓损伤后，病人可能会出现消化功能障碍，以致病人对食物的摄取缺乏耐力，易引起恶心、呕吐，且摄入的食物也不易消化吸收。

(3) 排尿功能障碍 在脊髓休克期膀胱括约肌功能消失，膀胱无收缩功能，造成尿潴留；脊髓休克过后，损伤平面以下肌张力增高，膀胱中枢受损不能建立反射性膀胱，造成尿失禁。

(4) 排便功能障碍 由于脊髓受损，直肠失去反射，以致粪便排出失去控制，造成排便失禁。

三、护理措施

1. 现场急救护理 对病人迅速及较准确地作出判断，有无合并伤及重要脏器损伤，并根据其疼痛、畸形部位和功能障碍情况，判断有无脊髓损伤及其性质、部位。对颈段脊髓损伤者，首要是稳定生命体征。高位脊髓损伤病人，多有呼吸浅，呼吸困难，应配合医师立即气管切开，气管内插管。插管时特别注意，有颈椎骨折时，头部制动，绝对不能使头颈部多动；气管插管时，宜采用鼻咽插管，借助纤维喉镜插管。

2. 正确运送病人，保持脊柱平直 现场搬运病人时至少要三人蹲在病人一侧，协调一致平起，防止脊柱扭转屈曲，平放在硬板担架上。对有颈椎骨折者，有一人在头顶部，双手托下颌及枕部，保持轻度向头顶牵引，颈部中立位，旁置沙袋以防扭转。胸腰段骨折者在胸腰部垫一软垫，切忌一人抱腋下，另一人抱腿屈曲搬动而致脊髓损伤加重。

3. 定时翻身，给予适当的卧位

（1）脊髓损伤病人给其提供硬板床，加用预防压疮的气垫床。

（2）翻身时应采用轴线翻身，保持脊柱呈直线，两人动作一致，防止再次脊髓损伤。每隔 2 小时翻身 1 次。

（3）仰卧位　病人仰卧位时髋关节伸展并轻度外展。膝伸展，但不能过伸。踝关节背屈，趾伸展。在两腿之间可放一枕头，可保持髋关节轻度外展。肩应内收，中立位或前伸，勿后缩。肘关节伸展，腕背屈约 45°。指轻度屈曲，拇指对掌。病人双上肢放在身体两侧的枕头上，肩下垫枕头要足够高，确保两肩部后缩，亦可将两枕头垫在前臂或手下，使手的位置高于肩部，可以预防重力性肿胀。

（4）侧卧位　髋膝关节屈曲，两腿之间垫上软枕，使上面的腿轻轻压在下面的枕头上。踝背屈，趾伸展。下面的肩呈屈曲位，上肢放于垫在头下和胸背部的两个枕头之间，以减少肩部受压。肘伸展，前臂旋后。上面的上肢也是旋后位，胸壁和上肢之间垫一枕头。

4. 饮食护理　少食或不食产气过多的食物，如甜食、豆类食品等。指导病人食用含纤维素多的食物。鼓励病人多饮用热果汁。

5. 供给营养

（1）在脊髓损伤初期，先给病人静脉输液，并插入鼻胃管以防腹胀。

（2）观察病人肠蠕动情况，当肠蠕动恢复后，可经口摄入饮食。

（3）给予高蛋白、富含维生素、高纤维素的食物以及足够的水分。

（4）若病人长期卧床不动，应限制含钙食物的摄取，以防泌尿道结石。

（5）若病人有恶心、呕吐，应注意防止病人发生吸入性肺炎。

6. 尿便护理

（1）急性尿潴留　脊髓损伤后最初几天即脊髓休克期，膀胱呈弛缓性麻痹，病人出现急性尿潴留，应立即留置导尿引流膀胱的尿液，导尿采用密闭式引流，使用抗反流尿袋。随时保持会阴部的清洁，每天消毒尿道口，定期更换尿管，以防细菌感染。

（2）便失禁及麻痹性肠梗阻或腹胀　病人出现便失禁及时处理，并保持肛周皮肤清洁、干燥无破损，在肛周涂皮肤保护剂。病人出现麻痹性肠梗阻或腹胀时，给予病人脐周顺时针按摩。可遵医嘱给予肛管排气或胃肠减压，必要时给予缓泻剂，使用热水袋热敷脐部。

7. 训练病人排便、排尿功能恢复

（1）对痉挛性神经源性膀胱病人，应嘱病人定时喝一定量的水，使膀胱充盈，定时开放尿管，引流膀胱内尿液。也可定期刺激膀胱收缩排出尿液，如轻敲病人的下腹部（耻骨上方）、用手刺激股内侧，以刺激膀胱收缩。间歇性导尿，即4小时导尿1次，这种方法可以使膀胱有一定的充盈，形成对排尿反应的生理刺激，这种冲动传到脊髓的膀胱中枢，可促进逼尿肌的恢复。

（2）训练病人排便，应先确定病人患病前的排便习惯，并维持适当的高纤维素饮食与水分的摄取，以病人的习惯，选择一天中的一餐后，进行排便训练，因病人饭后有胃结肠反射，可在病人臀下垫便盆，教导病人有效地以腹部压力来引发排便，如无效，则可戴手套，伸入病人肛门口刺激排便，或再加甘油灌肠，每天固定时间训练。

8. 呼吸道管理

（1）颈1至颈4受损者，膈神经、横膈及肋间肌的活动均丧失，并且无法深呼吸及咳嗽，为了维持生命而行气管切开，并使用呼吸机辅助呼吸。及时吸痰保持呼吸道通畅。

（2）在损伤后48小时应密切观察病人呼吸形态的变化，呼吸的频率和节律。

（3）监测血氧饱和度及动脉血气分析的变化，以了解其缺氧的情况是否加重。

（4）在病情允许的范围内协助病人翻身，并指导病人深呼吸与咳嗽，以预防肺不张及坠积性肺炎等并发症。

9. 基础护理 病人脊髓受损后可出现四肢瘫痪或截瘫，生活自理能力缺陷，其一切生活料理均由护理人员完成。每天定时翻身，变换体位，观察皮肤，保护皮肤完整性。保持床单位的平整。

10. 观察神经功能的变化

（1）观察脊髓受压的征象，在受伤的24～36小时内，每隔2～4小时检查病人四肢的肌力、肌张力，痛、触觉等，以后每班至少检查1次。及时记录病人感觉平面、肌张力，痛、温、触觉恢复的情况。

（2）检查发现病人有任何变化时，应立即通知医师，以便及时进行手术减压。

11. 脊髓手术前护理

（1）观察脊髓受压的情况，特别注意维持病人的呼吸。

（2）观察病人脊柱的功能，以及活动与感觉功能的丧失或恢复情况。

（3）做好病人心理护理，解除病人的恐惧、忧虑和不安的心理。

（4）遵医嘱进行术前准备，灌肠排除肠内粪便，可减少手术后的肿胀和压迫。

12. 脊髓手术后护理

（1）手术后搬运病人时，应保持病人背部平直，避免不必要的振动、旋转、摩擦和任意暴露病人；如为颈椎手术，则应注意颈部的固定，戴颈托。

（2）颈部手术后，应去枕平卧。必要时使用沙袋固定头部，保持颈椎平直。

（3）观察病人的一般情况，如皮肤的颜色、意识状况、定向力、生命体征以及监测四肢运动、肌力和感觉。

（4）颈椎手术时，由于颈部被固定，不能弯曲，常使口腔的分泌物不易咳出，应及时吸痰保持呼吸道的通畅。

（5）观察伤口敷料是否干燥，有无出血、有无液体自伤口处渗出，观察术后应用止痛泵的效果。

13. 颅骨牵引病人护理

（1）随时观察病人有无局部肿胀或出血的情况。

（2）由于颅骨牵引，时间过长枕部及肩胛骨易发生压疮，可根据情况应用减压贴。

（3）定期检查牵引的位置、功效是否正确，如有松动，及时报告医师。

（4）牵引时使用便器要小心，不可由于使用便器不当造成牵引位置、角度及功效发生改变。

14. 康复护理

（1）在康复医师的指导下，给予病人日常生活活动训练，使病人能自行穿脱衣服、进食、盥洗、排便、沐浴及开关门窗、电灯、水龙头等，增进病人自我照顾的能力。

（2）按照运动计划做肢体运动。颈椎以下受伤的病人，运用各种支具下床行走。

（3）指导病人及家属如何把身体自床上移到轮椅或床边的便器上。

（4）教导病人使用辅助的运动器材，例如轮椅、助行器、手杖来加强自我照顾能力。

15. 预防并发症护理 脊髓损伤后常发生的并发症是压疮、泌尿系统感染和结石、肺部感染、深静脉血栓形成及肢体挛缩。

（1）压疮 定时评估病人皮肤情况，采用诺顿评分，护士按照评分表中五项内容分别打分并相加。总分小于 14 分，可认为病人是发生压疮的高危人群，必须进行严格的压疮预防。可应用气垫床，定时翻身缓解病人的持续受压，对于危险区域的皮肤应用减压贴、透明贴、皮肤保护剂，保持床单位平整、清洁，每班加强检查。

（2）肺部护理 鼓励病人咳嗽，压住胸壁或腹壁辅助咳嗽。不能自行咳痰者进行气管内吸痰。变换体位、进行体位引流，雾化吸入。颈段脊髓损伤者，必要时行气管切开，辅助呼吸。

（3）预防深静脉血栓形成 深静脉血栓形成常发生在伤后 10 ~ 40 天，主要原因是血流缓慢。临床表现为下肢肿胀、胀痛、皮肤发红，亦可肢体温度降低。防治的方法有患肢被动活动，穿预防深静脉血栓的弹力袜。定期测下肢周径，发现肿胀，立即制动。静脉应用抗凝剂，亦可行彩色多普勒检查，证实为血栓者可行溶栓治疗，可用尿激酶或巴曲酶等。

（4）预防痉挛护理 痉挛是中枢神经系统损害后出现的以肌张力异常增高为表现的综合征，痉挛可出现在肢体整体或局部，亦可出现在胸、背、腹部肌肉。有些痉挛对病人是有利的，如股四头肌痉挛有助于病人的站立和行走，下肢肌痉挛有助于防止直立性低血压，四肢痉挛有助于防止深静脉血栓形成。但严重的肌痉挛会给病人带来很大的痛苦，妨碍自主运动的恢复，成为功能恢复的主要障碍。痉挛在截瘫病人常表现为以伸肌张力异常增高的痉挛模式，持续的髋、膝、踝的伸展，最后出现跟腱缩短，踝关节旋前畸形及内收肌紧张。病人从急性期开始采用抗痉挛的肢体位摆放，下肢伸肌张力增高将下肢摆放为屈曲位。对肢体进行主动运动和被动运动，主动运动：做痉挛肌的拮抗肌适度的主动运动，对肌痉挛有交替性抑制作用。被动运动与按摩：进行肌肉按摩，或温和地被动牵张痉挛肌，可降低肌张力，有利于系统康复训练。冷疗或热疗可使肌痉挛一过性放松。水疗温水浸浴有利于缓解肌痉挛。

16. 健康指导 病人和家属对突然遭受到脊髓损伤所带来的四肢瘫痪或截瘫事实不能接受，病人和家属都比较紧张，因此对病人和家属的健康教育非常重要。

（1）教导病人需保持情绪稳定，向病人简单的解释所有治疗的过程。

（2）鼓励家属参加康复治疗活动。

（3）告知病人注意安全，以防发生意外。

（4）教导运动计划的重要性，并能切实执行。

（5）教导家属能适时给予病人协助及心理支持，并时常给予鼓励。

（6）教导病人及家属重视日常生活的照顾，预防并发症。

（7）定期返院检查。

第六节　脊髓血管病

一、疾病概述

【概念与特点】

脊髓血管病是一组因供应脊髓的血管阻塞或破裂出血，而导致脊髓所支配的运动、感觉和括约肌功能障碍的疾病，分缺血性、出血性及血管畸形三大类。发病率远低于脑血管疾病，但因脊髓内结构紧密，较小的血管损害就可造成严重的后果。脊髓血管的供应主要来自椎动脉的脊前动脉和脊后动脉，它们行径于脊髓的全长，发出的根动脉供应着邻近相应的脊髓节段。虽然有 31 对根动脉，但是根动脉供应是不对称的，因此通常仅有 7 ~ 8 对根动脉供应脊髓，脊髓各段尚有发自主动脉的肋间动脉提供血液供应。颈段脊髓主要由椎动脉供血，胸段脊髓由肋间动脉供应，下胸段脊髓和腰脊髓系主动脉降支和髂内动脉分支供血。脊髓前动脉主要供应脊髓腹侧 2/3，而脊髓后动脉供应脊髓背侧 1/3 区域，侧面由脊髓环动脉供应。整个脊髓的供血是比较丰富的，但是胸脊髓 2 ~ 4 节段是颈脊髓和胸脊髓动脉供应的交界处，血供相较差，易发生脊髓的血管性损害。

【临床特点】

1. 缺血性疾病

（1）脊髓短暂性缺血性发作　类似短暂性脑缺血发作，发作突然，持续时间短暂，不超过24小时，恢复完全，不遗留任何后遗症。间歇性跛行和下肢远端发作性无力是本病的典型临床表现。行走一段距离后，单侧或双下肢沉重、无力甚至瘫痪，休息或使用血管扩张剂后缓解；或仅有自发性下肢远端发作性无力，反复发作，可自行缓解，间歇期症状消失。短暂性缺血发作反复发作，可导致脊髓永久性损害。

（2）脊髓梗死　呈卒中样起病，脊髓症状常在数分钟或数小时达到高峰。因发生闭塞的供血动脉不同而出现以下综合征：①脊髓前动脉综合征：以中胸段或下胸段多见。首发症状常为突然出现病变水平相应部位的根性疼痛或弥漫性疼痛，短时间内发生弛缓性瘫痪，脊髓休克期过后转变为病变水平以下痉挛性瘫痪；感觉障碍为传导束型，痛温觉缺失而深感觉保留，尿便障碍较明显。②脊髓后动脉综合征：脊髓后动脉极少闭塞，即使发生，也因有良好的侧支循环而症状较轻且恢复较快；表现为急性根痛，病变水平以下深感觉缺失和感觉性共济失调，痛温觉和肌力保存，括约肌功能常不受影响。③中央动脉综合征：病变水平相应阶段的下运动源性瘫痪、肌张力减低、肌萎缩，多无感觉障碍和锥体束损害。

2. 出血性疾病　硬膜外、硬膜下和脊髓内出血均可骤然出现剧烈的背痛、截瘫、括约肌功能障碍、病变水平以下感觉缺损等急性横贯性脊髓损害表现。硬膜下血肿比硬膜外血肿少见得多。脊髓蛛网膜下隙出血表现急骤的颈背痛、脑膜刺激征、截瘫、括约肌功能障碍等；如出血部位近颅内则可有意识障碍或其他脑部表现；如为脊髓表面血管破裂所致，则可能只有背痛而无血管受压表现。

3. 血管畸形　多在45岁前发病，约半数在14岁前发病，男女之比为3∶1。纯动脉性与静脉性罕见，绝大多数为动静脉畸形。多见于胸腰段，其次为中胸段，颈段少见。缓慢起病者多见，亦可为间歇性病程，有症状缓解期；突然发病者，系由畸形血管破裂所致，多以急性疼痛为首发症状，表现为不同程度的截瘫，根性或传导束性分布的感觉障碍，如脊髓半侧受累可表现为脊髓半切综合征；括约肌功能障碍早期为尿便困难，晚期则失禁；也有少数病人表现为单纯性脊髓蛛网膜下隙出血。

【辅助检查】

（1）脑脊液检查　在脊髓蛛网膜下隙出血时，呈血性；椎管梗阻时，脑脊液蛋白量增高，压力低。

（2）计算机断层扫描和磁共振检查　可显示脊髓局部增粗、出血、梗死，增强后可以发现血管畸形。

（3）脊髓造影检查　可确定血肿部位，显示脊髓表面血管畸形的位置和范围，但不能区别病变类型。选择性脊髓动脉造影对确诊脊髓血管畸形最有价值，可明确显示畸形血管的大小、范围、类型及与脊髓的关系，有助于治疗方法的选择。

【治疗原则】

缺血性脊髓血管病的治疗原则与缺血性脑血管病相似，可以应用血管扩张剂及促进神经功能恢复的药物；低血压者应予纠正血压，疼痛明显者可给予镇静止痛剂，硬膜外或硬膜下血肿应紧急手术以清除血肿，解除对脊髓压迫症状；其他类型椎管内出血应针对病因治疗，使用脱水药、止血药；脊髓血管畸形可根据情况行血管结扎、切除或介入栓塞，截瘫病人应加强护理，防止压疮及尿路感染的发生，急性期过后或病情稳定后应尽早开始进行肢体的功能训练及康复治疗。

二、主要护理问题

（1）尿、便失禁或尿潴留、便秘　与脊髓损害有关。

（2）脊髓间歇性跛行　当运动时病变节段脊髓神经元需要供血量增加，如不能满足时即出现疼痛，休息后缓解。

（3）瘫痪　瘫痪的初期可为痉挛性瘫痪，持续一段时间后则变为痉挛性瘫痪和弛缓性瘫痪共存的混杂性瘫痪。

（4）压疮　脊髓功能受损所致躯体移动障碍或肢体瘫痪不能自行活动。

三、护理措施

1. 预防性安全护理

（1）正确及时评估病人的肌力、肌张力及感觉平面。

（2）床上备有床栏杆，保护病人以防意外。

（3）介入治疗术后，穿刺部位加压包扎，嘱病人卧床24小时，患肢制动8小时，躁动病人必要时加用约束带保护病人。

（4）对于意识不清的病人应防外界热源、致冷物质的伤害（如电毯、热水袋、冰袋、冰毯）。

（5）压疮病人每1~2小时翻身一次，避免身体局部受压太久，骨突处给予减压贴、按摩。

2. 脊髓术后护理

（1）定时翻身，给予适当的卧位。

（2）脊髓术后病人给其提供硬板床，加用防止压疮的气垫床。

（3）翻身时应采用轴线翻身，保持脊柱呈直线，两人动作一致，每2小时翻身1次。

3. 尿、便的护理

（1）对于尿潴留者，应立即留置导尿引流膀胱的尿液，导尿采用密闭式引流，使用抗反流尿袋。随时保持会阴部的清洁，每天消毒尿道口，定期更换尿管，以防细菌感染。

（2）病人出现便失禁及时处理，并保持肛周皮肤清洁、干燥无破损，在肛周涂皮肤保护剂。病人出现便秘或腹胀时，给予病人脐周顺时针按摩。嘱病人多吃含纤维素多的食物，必要时给予缓泻剂，使用热水袋热敷脐部。

4. 腰背部护理 观察背部伤口敷料是否干燥，有无渗出。观察腰背部引流的颜色、性质及量的多少。保持引流管的通畅，管勿折受压，敷料渗出后通知医师及时更换，以免造成逆行感染。

5. 介入治疗后护理 观察足背动脉的搏动、皮肤的温度色泽、肢体血液循环、肢体的运动和感觉及肌张力的情况等。

6. 供给营养

（1）给予高蛋白、富含维生素、高纤维素的食物，以及足够的水分。

（2）若病人长期卧床不动，应限制含钙的食物的摄取，以防泌尿道结石。

（3）应用神经营养剂协助脊髓功能的恢复。

7. 药物护理 应用抗生素防止感染。遵医嘱应用钙拮抗剂，如尼莫地平防止血管痉挛。

8. 预防并发症护理

（1）压疮 定时评估病人皮肤情况，采用诺顿评分，护士按照评分表中五项内容分别打分并相加。总分小于 14 分，可认为病人是发生压疮的高危人群，必须进行严格的压疮预防。可应用气垫床，定时翻身缓解病人的持续受压，对于危险区域的皮肤应用减压贴、透明贴、皮肤保护剂赛肤润，保持床单位平整、清洁，每班加强检查。

（2）肺部护理 鼓励病人咳嗽，压住胸壁或腹壁辅助咳嗽。不能自行咳痰者进行气管内吸痰。变换体位、进行体位引流，雾化吸入。颈段脊髓损伤者必要时行气管切开辅助呼吸。

（3）预防深静脉血栓形成 深静脉血栓形成常发生在伤后 10～40 天，主要原因是血流缓慢。临床表现为下肢肿胀、胀痛、皮肤发红，亦可肢体温度降低。防治的方法有患肢被动活动，穿预防深静脉血栓的弹力袜。定期测下肢周径，发现肿胀，立即制动。静脉应用抗凝剂，亦可行彩色多普勒检查，证实为血栓者可行溶栓治疗，可用尿激酶或巴曲酶等。

（4）预防痉挛护理 痉挛是中枢神经系统损害后出现的以肌张力异常增高为表现的综合征，痉挛可出现在肢体整体或局部，亦可出现在胸、背、腹部肌肉。有些痉挛对病人是有利的，比如：股四头肌痉挛有助于病人的站立和行走，下肢肌痉挛有助于防止直立性低血压，四肢痉挛有助于防止深静脉血栓形成。但严重的肌痉挛会给病人带来很大的痛苦，妨碍自主运动的恢复，成为功能恢复的主要障碍。痉挛在截瘫病人常表现为伸肌张力异常增高的痉挛模式，持续的髋膝踝的伸展，最后出现跟腱缩短，踝关节旋前畸形及内收肌紧张。病人从急性期开始采用抗痉挛的肢体位摆放，下肢伸肌张力增高将下肢摆放为屈曲位。对肢体进行主动运动和被动运动，主动运动：做痉挛肌的拮抗肌适度的主动运动，对肌痉挛有交替性抑制作用。被动运动与按摩：进行肌肉按摩或温和地被动牵张痉挛肌，可降低肌张力，有利于系统康复训练。冷疗或热疗可使肌痉挛一过性放松。水疗温水浸浴有利于缓解肌痉挛。

9. 健康指导

（1）鼓励家属参加康复治疗活动。

（2）告知病人注意安全，以防发生意外。

（3）教导运动计划的重要性，并能切实执行。

（4）教导家属能适时给予病人协助及心理支持，并时常给予鼓励。

（5）教导病人及家属重视日常生活的照顾，预防并发症。

（6）定期返院检查。

第五章

脑血管疾病

第一节　短暂性脑缺血发作

一、疾病概述

【概念与特点】

短暂性脑缺血发作（TIA）是颈动脉或椎基底动脉系统的短暂性血液供应不足，临床表现为突然发病的、几分钟至几小时的局灶性神经功能缺失，多在24小时以内完全恢复，但可有反复地发作。

【临床特点】

短暂性脑缺血发作的特点是起病突然，历时短暂。大多无意识障碍而能主诉其症状，常为某种神经功能的突然缺失，历时数分钟或数小时，无后遗症。常呈反复发作，并在24小时以内完全恢复，而发作次数多则1日多次，少则数周、数月甚至数年才发作1次。每个病人的局灶性神经功能缺失症状常按一定的血管支配区而反复刻板地出现。

【辅助检查】

（1）CT、MRI或EEG检查　大多正常，部分可见小的梗死灶或缺血灶。CT为10%～20%，MRI可达20%可见腔隙性梗死。

（2）弥散加权MRI检查　可见片状缺血区。

（3）单光子发射计算机体层扫描（SPECT）　可有局部血流下降。

（4）PET检查　可见局限性氧与糖代谢障碍。

（5）DSA/MRA或彩色经颅多普勒检查　显示血管狭窄、动脉粥样硬化症、微栓子（TCD）。

（6）心脏B超、心电图及超声心动图　可以发现动脉硬化，心脏瓣膜病变及心肌病变。

（7）血常规检查。

（8）颈椎X线检查　可发现颈椎病变对椎动脉的影响。

【治疗原则】

根据全面检查所见的可能病因和诱发因素进行针对性的病因治疗；治疗过程中发作并未减少或终止，而考虑以微栓塞为主要诱发因素时，可慎重地选择抗凝治疗。当病因主要是位于颅外的主动脉－颈部动脉系统之中，可结合病人的具体情况，考虑外科手术治疗。

二、主要护理问题

（1）肢体麻木、无力　神经功能缺失所致。

（2）有受伤的危险　与TIA不定时发作有关。

（3）潜在并发症　脑梗死。

三、护理措施

1. 常规护理

（1）一般护理　发作时卧床休息，注意枕头不宜太高，以枕高15～25cm为宜，以免影响头部的血液供应；转动头部时动作宜轻柔、缓慢，防止颈部活动过度诱发TIA；平时应适当运动或体育锻炼，注意劳逸结合，保证充足睡眠。

（2）饮食护理　指导病人进食低盐低脂、清淡、易消化、富含蛋白质和维生素的饮食，多吃蔬菜、水果，戒烟酒，忌辛辣油炸食物和暴饮暴食，避免过分饥饿。合并糖尿病的病人还应限制糖的摄入，严格执行糖尿病饮食。

（3）心理护理　帮助病人了解本病治疗与预后的关系，消除病人的紧张、恐惧心理，保持乐观心态，积极配合治疗，并自觉改变不良生活方式，建立良好的生活习惯。

2. 专科护理

（1）症状护理　①对肢体乏力或轻偏瘫等步态不稳的病人，应注意保持周围环境的安全，移开障碍物，以防跌倒；教会病人使用扶手等辅助设施；对有一过性失明或跌倒发作的病人，如厕、沐浴或外出活动时应有防护措施。②对有吞咽障碍的病人，进食时宜取坐位或半坐位，喂食速度宜缓慢，药物宜压碎，以利吞咽，并积极做好吞咽功能的康复训练。③对有构音不清或失语症的病人，护士在实施治疗和护理活动过程中，注意言行不要有损病人自尊，鼓励病人用有效的表达方式进行沟通，表达自己的需要，并指导病人积极进行语言康复训练。

（2）用药护理　详细告知药物的作用机制、不良反应及用药注意事项，并注意观察药物疗效情况。血液病有出血倾向、严重的高血压和肝、肾疾病、消化性溃疡等均为抗凝治疗禁忌证。肝素 50mg 加入生理盐水 500ml 静脉滴注时，速度宜缓慢，10～20 滴/分，维持 24～48 小时。

（3）安全护理　①使用警示牌提示病人，贴于床头呼吸带处，如小心跌倒、防止坠床。②楼道内行走、如厕、沐浴有人陪伴，穿防滑鞋，卫生员清洁地面后及时提示病人。③呼叫器置于床头，告知病人出现头晕、肢体无力等表现及时通知医护人员。

3. 病情观察

（1）抗凝治疗前需检查病人的凝血机制是否正常，抗凝治疗过程中应注意观察有无出血倾向，发现皮疹、皮下瘀斑、牙龈出血等立即报告医师处理。

（2）注意观察病人肢体无力或偏瘫程度是否减轻，肌力是否增加，吞咽障碍、构音不清、失语等症状是否恢复正常，如果上述症状呈加重趋势，应警惕缺血性脑卒中的发生；若为频繁发作的 TIA 病人，应注意观察每次发作的持续时间、间隔时间以及伴随症状，并做好记录，配合医师积极处理。

4. 健康指导

（1）保持心情愉快、情绪稳定，避免精神紧张和过度疲劳。

（2）指导病人了解肥胖、吸烟酗酒及饮食因素与脑血管病的关系，改变不合理饮食习惯，选择低盐、低脂、充足蛋白质和丰富维生素饮食。少食甜食、限制钠盐，戒烟酒。

（3）生活起居有规律，养成良好的生活习惯，坚持适度运动和锻炼，注意劳逸结合，对经常发作的病人应避免重体力劳动，尽量不要单独外出。

（4）按医嘱正确服药，积极治疗高血压、动脉硬化、心脏病、糖尿病、高脂血症和肥胖症，定期监测凝血功能。

（5）定期门诊复查，尤其出现肢体麻木乏力、眩晕、复视或突然跌倒时应随时就医。

第二节　动脉粥样硬化性血栓形成性脑梗死

一、疾病概述

【概念与特点】

动脉粥样硬化性血栓形成性脑梗死简称动脉硬化性脑梗死，是脑梗死中最常见的类型。供应脑部的动脉系统中的粥样硬化和血栓形成使动脉管腔狭窄、闭塞，导致急性脑供血不足所引起的局部脑组织坏死，临床上常表现为偏瘫、失语等突然发生的局灶性神经功能缺失，旧称脑血栓形成。

【临床特点】

本病中老年病人多见，病前有脑梗死的危险因素，如高血压、糖尿病、冠心病及高脂血症等。常在安静状态下或睡眠中起病，约 1/3 病人的前驱症状表现为反复出现。根据脑动脉血栓形成部位的不同，相应地出现神经系统局灶性症状和体征。病人一般意识清楚，在发生基底动脉血栓或大面积脑梗死时，病情严重，可出现意识障碍，甚至有脑疝形成，最终导致死亡。

1. 脑梗死的时间分型

（1）完全性卒中　症状在 6 小时内达到高峰。

（2）进展性卒中　发病 6 小时以后症状仍在加重。

（3）可逆性缺血性卒中神经功能缺失（RIND）　症状持续 24 小时以上，3 周内完全恢复。

2. 脑梗死的空间分型　由于闭塞血管和梗死面积的大小、部位不同，神经功能障碍各异。按解剖部位，临床上将脑梗死分为颈内动脉系统（前循环）脑梗死和椎基底动脉系统（后循环）脑梗死两大类。

颈内动脉系统（前循环）脑梗死

（1）颈内动脉血栓形成　颈内动脉闭塞后，如果侧支循环代偿良好，可不产生任何症状或体征；但若侧支循环不良，则可引起 TIA 或大片脑梗死，临床表现严重程度不等，从对侧轻偏瘫、同向偏盲，到完全性偏瘫、偏身感觉障碍、失语、失认等。可有一过性单眼盲，但持续性失明罕见。如先有 TIA，后有大脑中动脉供血区梗死的临床表现，并出现同侧 Horner 综合征，同时可在颈部听到高调血管杂音者，极可能为颈内动脉闭塞引起的脑梗死。

（2）大脑中动脉血栓形成　皮质支闭塞可出现中枢性偏瘫、偏身感觉障碍，以头面部和上肢为重，向对侧凝视麻痹或空间忽视；优势半球受损可有运动性或感觉性失语。中央支闭塞出现对侧偏瘫、偏身感觉障碍，而无皮质功能缺损症状。大脑中动脉起始段（主干）闭塞时，由于阻塞位于 Willis 环远侧，不能由前交通动脉和后交通动脉获取对侧的血流，仅脑表面可从同侧大脑前和大脑后动脉皮质支获得部分侧支循环，因此，临床上同时有中央支和皮质支闭塞的表现，且因广泛脑水肿常有昏迷，严重颅内高压可致脑疝而死亡。如果从皮质吻合支来的侧支循环代偿良好，也可仅有中央支闭塞的表现。

（3）大脑前动脉血栓形成　单侧大脑前动脉近端闭塞，由于前交通动脉侧支循环代偿良好，临床表现常不完全或无症状。分出前交通动脉后的远端闭塞，可引起对侧偏瘫和偏身觉障碍，下肢重于上肢，一般无面瘫，因旁中央小叶受损，可有大、小便失禁；偶有双侧大脑前动脉由一条主干发出，当其近端闭塞时，可引起两侧大脑半球内侧面梗死，表现为精神症状、双下肢瘫、尿失禁，并有强握等原始反射。

椎基底动脉系统（后循环）脑梗死

（1）椎基底动脉血栓形成　可导致脑干、小脑、丘脑、枕叶及颞顶枕交界处不同部位的梗死灶，临床表现极为复杂。

椎动脉闭塞：双侧椎动脉闭塞，梗死灶分布于供血区的不同部位，可表现为基底动脉主干闭塞的症状或各种综合征。一侧椎动脉闭塞，如对侧有足够代偿供血时，可以完全无症状；但由于双侧椎动脉粗细常差异很大，当基底动脉主要由较粗的椎动脉供血时，该侧椎动脉闭塞的表现与双侧椎动脉闭塞相同。

基底动脉主干闭塞：常引起广泛的脑桥梗死，可突发眩晕、呕吐、共济失调，迅速出现昏迷、面部与四肢瘫痪、去脑强直、眼球固定、瞳孔缩小、高热，甚至呼吸及循环衰竭而死亡。

椎基底动脉不同部位的旁中央支和长旋支闭塞：可导致脑干或小脑不同水平的梗死，表现为各种临床综合征。体征的共同特点有下列之一：①交叉性瘫痪或感觉障碍。②双侧运动或感觉功能缺失。③小脑功能障碍。④眼球协同运动障碍。⑤偏盲或皮层盲。此外，还可出现 Horner 综合征、眼球震颤、构音障碍、听觉障碍等。较常见综合征有：①大脑脚综合征：多为供应中脑的基底动脉穿通支闭塞引起，表现为患侧动眼神经麻痹，对侧锥体束受损。②中脑顶盖综合征：由四叠体动脉闭塞所致，主要表现为眼球垂直运动麻痹。③中脑被盖综合征：由基底动脉脚间支闭塞引起，主要表现为患侧动眼神经麻痹，对侧肢体不自主运动。④脑桥外侧综合征：多为供应脑桥的旁中央支闭塞所致，表现为患侧外展神经和面神经周围性麻痹，对侧锥体束受损。⑤脑桥内侧综合征：多由脑桥旁中央动脉闭塞引起，患侧凝视麻痹、周围性面瘫，对侧锥体束受损。⑥闭锁综合征：多由基底动脉脑桥旁中央支闭塞引起脑桥腹侧梗死所致。病人意识清楚，但四肢及面部瘫痪，不能张口说话和吞咽，仅保存睁闭眼和眼球垂直运动功能，并能以此表达自己的意愿。⑦延髓背外侧综合征：现已证实小脑下后动脉闭塞仅占 10%，约 75% 由一侧椎动脉闭塞引起，其余由基底动脉闭塞所致。表现为突发眩晕、恶心、呕吐、眼球震颤、吞咽困难、声音嘶哑、软腭提升不能和咽反射消失，同侧面部和对侧偏身痛温觉障碍，同侧小脑性共济失调和同侧 Horner 综合征。⑧基底动脉尖综合征：由基底动脉顶端、双侧大脑后动脉、小脑上动脉、后交通动脉闭塞引起，临床表现为视觉障碍、动眼神经麻痹、意识障碍、行为异常、意向性震颤、小脑性共济失调、偏侧投掷及异常运动，肢体不同程度的瘫痪或锥体束征。

（2）大脑后动脉血栓形成　皮质支闭塞时引起枕叶视皮质梗死，表现为对侧偏盲，但中心视野保存（黄斑回避）；也可无视野缺损，但有其他视觉障碍，如识别物体、图片、颜色或图形符号的能力丧失。中央支闭塞可导致丘脑梗死，表现为丘脑综合征：对侧偏身感觉减退、感觉异常、丘脑性疼痛和锥体外系症状。

（3）小脑梗死　由小脑上动脉、下前或下后动脉闭塞引起。由于这些动脉常有分支至脑干，因此可伴脑干损害。小脑梗死常有急性小脑损害的表现：偏侧肢体共济失调，肌张力降低，平衡障碍和站立不稳，眼球震颤、眩晕、呕吐，但在最初数小时内一般无头痛和意识障碍，随后因继发性脑水肿、颅内高压，出现头痛、意识障碍，类似小脑出血的临床表现，应注意鉴别。

【辅助检查】

（1）血液常规和生化检查　血液化验包括血常规、血糖及血脂等，可发现红细胞、血小板增多等血液病变，不少病人血糖、血脂高于正常。这些检查有利于发现脑梗死的危险因素。

（2）头颅 CT 检查　发病后应尽快进行 CT 检查。脑梗死发病后 24 小时内，一般无影像学改变。在 24 小时后，梗死区逐渐出现低密度病灶，发病后 2～15 日可见均匀片状或楔形的明显低密度灶。大面积脑梗死有脑水肿和占位效应，出血性梗死呈混杂密度影；2～3 周为梗死吸收期，由于水肿消退及吞噬细胞浸润可与周围正常脑组织等密度，CT 上难以辨认，称为“模糊效应”，增强扫描有诊断意义；5 周后梗死灶为边缘清楚的持久性低密度灶。对于急性卒中病人，头颅 CT 是最常用的影像学检查手段，对于发病早期脑梗死与脑出血的识别很重要。缺点是小脑和脑干病变及小灶梗死显示不佳。

（3）头颅 MRI 检查　脑梗死发病 6～12 小时后，即可显示 T_1 低信号，T_2 高信号的病变区域，与 CT 相比，MRI 可以发现脑干、小脑梗死及小灶梗死、静脉窦血栓形成，功能性 MRI，如弥散加权成像（DWI）和灌注加权成像（PWI），可以在发病后的数分钟内检测到缺血性改变，DWI 与 PWI 显示的病变范围相同区域，为不可逆性损伤部位；DWI 与 PWI 的不一致区，为缺血性半暗带。功能性 MRI 为超早期溶栓治疗提供了科学依据。

（4）血管造影　数字减影血管造影（DSA）、CT 血管造影（CTA）和磁共振动脉成像（MRA）可以显示脑部大动脉的狭窄、闭塞和其他病变，如血管炎、纤维性发育不良、颈动脉和椎动脉壁分离及 Moyamoya 病等。作为无创性检查，MRA 的应用较为广泛，但对小血管显影不清，因此尚不能代替 DSA 及 CTA。

（5）彩色多普勒超声检查（TCD） TCD 可发现脑动脉的狭窄、闭塞、痉挛和进行微栓子监测，可评估血管侧支循环建立情况。在溶栓后，TCD 可检测脑动脉的再通、再闭塞和栓子转移等。缺点是由于受血管周围软组织或颅骨干扰及操作人员技术水平影响，目前不能完全代替 DSA，只能用于高危病人筛查和定期血管病变监测，为进一步更加积极治疗提供依据。

（6）单光子发射计算机体层扫描和正电子发射计算机体层扫描 能在发病后数分钟显示脑梗死的部位和局部脑血流（CBF）的变化。通过对 CBF 的测定，可以识别缺血性半暗带，指导溶栓治疗，并判定预后。

（7）脑脊液（CSF）检查 CSF 一般正常，当有出血性脑梗死时，CSF 中可见红细胞。在大面积脑梗死时，CSF 压力可升高，细胞数和蛋白质含量可增加。

【治疗原则】

患动脉粥样硬化者应采取低脂饮食，多吃蔬菜和植物油，少吃胆固醇含量丰富的食物如动物内脏、蛋黄和动物油等。如伴发高血压、糖尿病等，应重视对该病的治疗。注意防止可能引起血压骤降的情况，如降压药物过量、严重腹泻、大出血等。生活要有规律。注意劳逸结合、避免身心过度疲劳。经常进行适当的保健体操，加强心血管的应激能力。对已有短暂性脑缺血发作者，应积极治疗，这是防止发生动脉硬化性脑梗死的重要环节。

二、主要护理问题

（1）躯体活动障碍 与运动中枢损害致肢体瘫痪有关。

（2）语言沟通障碍 与语言中枢损害有关。

（3）吞咽障碍 与意识障碍或延髓麻痹有关。

（4）有失用综合征的危险 与意识障碍、偏瘫所致长期卧床有关。

（5）焦虑、抑郁 与瘫痪、失语、缺少社会支持及担心疾病预后有关。

（6）知识缺乏 缺乏疾病治疗、护理、康复和预防复发的相关知识。

三、护理措施

1. 常规护理

（1）一般护理　急性期不宜抬高病人床头，宜取头低位或放平床头，以改善头部的血液供应；恢复期枕头也不宜太高，病人可自由采取舒适的主动体位；应注意病人肢体位置的正确摆放，指导和协助家属被动运动和按摩患侧肢体，鼓励和指导病人主动进行有计划的肢体功能锻炼，如指导和督促病人进行 Bobath 握手和桥式运动，做到运动适度，方法得当，防止运动过度而造成肌腱牵拉伤。

（2）生活护理　卧床病人应保持床单位整洁和皮肤清洁，预防压疮的发生。尿便失禁的病人，应用温水擦洗臀部、肛周和会阴部皮肤，更换干净衣服和被褥，必要时洒肤疾散类粉剂或涂油膏以保护局部皮肤黏膜，防止出现湿疹和破损；对尿失禁的男病人可考虑使用体外导尿，如用接尿套连接引流袋等；留置导尿管的病人，应每日更换引流袋，接头处要避免反复打开，以免造成逆行感染，每 4 小时松开开关定时排尿，促进膀胱功能恢复。

（3）饮食护理　饮食以低脂、低胆固醇、低盐（高血压者）、适量糖类、丰富维生素为原则。少食肥肉、猪油、奶油、蛋黄、带鱼、动物内脏及糖果甜食等；多吃瘦肉、鱼虾、豆制品、新鲜蔬菜、水果和含碘食物，提倡食用植物油，戒烟酒。有吞咽困难的病人，药物和食物宜压碎，以利吞咽；教会病人用吸水管饮水，以减轻或避免饮水呛咳；进食时宜取坐位或半坐位，予以糊状食物从健侧缓慢喂入；必要时鼻饲流质饮食，并按鼻饲要求做好相关护理。

（4）安全护理　对有意识障碍和躁动不安的病人，床铺应加护栏，以防坠床，必要时使用约束带加以约束。对步行困难、步态不稳等运动障碍的病人，应注意其活动时的安全保护，地面保持干燥平整，防湿防滑，并注意清除周围环境中的障碍物，以防跌倒；通道和卫生间等病人活动的场所均应设置扶手；病人如厕、沐浴、外出时需有人陪护。

2. 用药护理　告知病人药物的作用与用法，注意观察药物的疗效与不良反应，发现异常情况，及时报告医师处理。

（1）使用溶栓药物进行早期溶栓治疗需经 CT 证实无出血灶，病人无出血。溶栓治疗的时间窗为症状发生后 3 小时或 3 ~ 6 小时以内。使用低分子量肝素、巴曲酶、降纤酶、尿激酶等药物治疗时可发生变态反应及出血倾向，用药前应按药物要求做好皮肤过敏试验，检查病人凝血机制，使用过程中应定期查血常规和注意观察有无出血倾向，发现皮疹、皮下瘀斑、牙龈出血或女病人经期延长等立即报告医师处理。

（2）应用血管药物时需缓慢静脉滴注，6～8 滴/分，100ml 液体通常需 4～6 小时滴完。如输液速度过快，极易引起面部潮红、头晕、头痛及血压下降等不良反应。前列腺素 E 滴速为 10～20 滴/分，必要时加利多卡因 0.1g 同时静脉滴注，可以减轻前列腺素 E 对血管的刺激，如滴注速度过快，则可导致病人头痛、穿刺局部疼痛、皮肤发红，甚至发生条索状静脉炎。葛根素连续使用时间不宜过长，以 7～10 天为宜。

（3）使用甘露醇脱水降颅内压时，需快速静脉滴注，常在 15～20 分钟内滴完，必要时还需加压快速滴注。滴注前需确定针头在血管内，因为该药漏在皮下，可引起局部组织坏死。甘露醇的连续使用时间不宜过长，因为长期使用可致肾功能损害和低血钾，故应定期检查肾功能和电解质。

（4）右旋糖酐 40 可出现超敏反应，使用过程中应注意观察病人有无恶心、肤色苍白、血压下降和意识障碍等不良反应，发现异常及时通知医师并积极配合抢救。必要时，于使用前取本药 0.1ml 做过敏试验。

3. 病情观察

（1）注意观察尿量、颜色、性质是否有改变，发现异常及时报告医师处理。

（2）有报道葛根素连续使用时间过长时，易出现发热、寒战、皮疹等超敏反应，故使用过程中应注意观察病人有无上述不适。

4. 健康指导

（1）保持正常心态和有规律的生活，克服不良嗜好，合理饮食。

（2）康复训练要循序渐进，持之以恒，要尽可能做些力所能及的家务劳动，日常生活活动不要依赖他人。

（3）积极防治原发性高血压、糖尿病、高脂血症、心脏病。原发性高血压病人服用降压药时，要定时服药，不可擅自服用多种降压药或自行停药、换药，防止血压骤降骤升；使用降糖、降脂药物时，也需按医嘱定时服药。

（4）定期门诊复查，检查血压、血糖、血脂、心脏功能以及智力、瘫痪肢体、语言的恢复情况，并在医师的指导下继续用药和进行康复训练。

（5）如果出现头晕、头痛、视物模糊、言语不利、肢体麻木、乏力、步态不稳等症状时，请随时就医。

第三节 腔隙性脑梗死

一、疾病概述

【概念与特点】

腔隙性脑梗死是指大脑半球或脑干深部的小穿通动脉，在长期高血压的基础上，血管壁发生病变和闭塞，导致缺血性微梗死、缺血、坏死和液化，脑组织由吞噬细胞移走而形成腔隙。腔隙性梗死约占脑梗死的20%。常见的发病部位有壳核、尾状核、内囊、丘脑及脑桥等。本病多见于40岁以上的中老年人，男性多于女性。常伴高血压，高血压病人患腔隙性梗死风险较非高血压病人增加8倍，吸烟者增加5.6倍，糖尿病病人增加1.3倍，经常适度锻炼者患病风险减少60%～70%。

【临床特点】

急性或逐渐起病，症状较轻，一般无头痛、颅内压增高和意识障碍。由于腔隙性梗死的病灶较小，许多病人并不出现临床症状，大约有3/4的病人是由尸检证实诊断的。

【辅助检查】

（1）头部CT检查　可发现深穿支供血区病变部位出现低密度改变，边界清晰，无占位效应增强时可见轻度斑片状强化，基底节区、皮质下白质和内囊多见，其次是丘脑和脑干。CT可发现直径大于2mm、体积0.1ml以上的腔隙性病灶，但由于伪影干扰，脑干腔隙性病灶即使超过2mm也不易检出。CT最好在发病7日内进行，以除外小量出血。

（2）MRI检查　对于小病灶或当病变位于脑干时，应进行头部MRI检查。MRI对于区分陈旧性腔隙为梗死或小出血灶所致是最有效的检查手段。

（3）DWI、PWI和SPECT检查　对于诊断更有帮助，但这些检查的普及率较低。

【治疗原则】

腔隙性梗死灶是由于血管的微小终末支阻塞而形成，一旦梗死灶形成缺乏侧支循环，在临床上预防其发生或新的腔隙性梗死灶的形成是治疗的关键。临床以抗血小板聚集和改善微循环为主要方法，卒中单元治疗是有效措施。

二、主要护理问题

（1）头痛　与脑梗死后继发脑水肿致颅内压升高有关。

（2）自理缺陷　与肢体运动功能丧失有关。

（3）恐惧、焦虑　与肢体突然瘫痪、担心疾病预后有关。

（4）有皮肤完整性受损的危险　与长期卧床有关。

（5）有肢体废用综合征的危险　与肢体瘫痪有关。

（6）有下肢静脉血栓形成的危险　与长期卧床有关。

（7）有便秘的危险　与饮食形态改变、卧床活动少、肠蠕动减慢有关。

（8）有泌尿系统感染的危险　与长期卧床有关。

三、护理措施

1. 常规护理

（1）一般护理　轻症病人注意生活起居有规律，坚持适当运动，劳逸结合；晚期出现智力障碍时，要引导病人在室内或固定场所进行活动，外出时一定要有人陪伴，防止受伤和走失。

（2）饮食护理　予以富含蛋白质和维生素的低脂饮食，多吃蔬菜和水果，戒烟酒。

（3）心理护理　关心体贴病人，鼓励病人保持情绪稳定和良好的心态，避免焦躁、抑郁等不良心理，积极配合治疗。

2. 专科护理

（1）症状护理　①对有肢体功能障碍和感觉障碍的病人，应鼓励和指导病人进行肢体功能锻炼，尽量坚持生活自理，并注意用温水擦洗患侧皮肤，促进感觉功能恢复。②对有延髓性麻痹致进食困难的病人，应给予制作精细的糊状食物，进食时取坐位或半坐位，进食速度不宜过快，应给病人充分的进餐时间，避免进食时看电视或与病人谈笑，以免分散病人注意力，引起窒息。③对有精神症状的病人，床应加护栏，必要时加约束带固定四肢，以防坠床、伤人或自伤。④对有智力障碍的病人，外出时需有人陪护，并在其衣服口袋中放置填写病人姓名、联系电话等个人简单资料的卡片，以防走失。⑤对缺乏生活自理能力的病人，应加强生活护理，协助其沐浴、进食、修饰等，保持皮肤和外阴清洁。对有延髓性麻痹致进食呛咳的病人，如果体温增高，应注意是否有吸入性肺炎发生；同时还应注意观察病人是否有尿频、尿急、尿痛等现象，防止发生尿路感染。

（2）用药护理　告知病人药物的作用与用法，注意观察药物的疗效与不良反应，发现异常情况及时报告医师处理。①对有痴呆、记忆力减退或精神症状的病人应注意督促按时服药并看到服下，同时注意观察药物疗效与不良反应。②静脉注射尼莫地平等扩血管药物时，尽量使用微量输液泵缓慢注射（8～10ml/h），并注意观察病人有无面色潮红、头晕、血压下降等不适，如有异常应报告医师及时处理。③服用盐酸多奈哌齐的病人应注意观察有无肝、肾功能受损的表现，定时检查肝、肾功能。

3. 病情观察

（1）注意观察病人的细微变化，及时做好疏导解释工作。

（2）要密切注意中老年人的心理特点。多数老年病人情绪低落、性格孤僻、睡眠浅表、饮食减少、不愿活动、人际交往缺乏。特别是对日常生活不能自理的病人的护理，更要认真仔细和耐心。

4. 健康指导

（1）避免进食过多动物油、黄油、奶油、动物内脏、蛋黄等高胆固醇饮食，多吃豆制品、鱼等优质蛋白食品，少吃糖。

（2）做力所能及的家务，以防自理能力快速下降；坚持适度的体育锻炼和体力劳动，以改善血液循环，增强体质，防止肥胖。

（3）注意安全，防止跌倒、受伤或走失。

（4）遵医嘱正确服药。

（5）定期复查血压、血脂、血糖等，如有症状加重须及时就医。

第四节 脑栓塞

一、疾病概述

【概念与特点】

脑栓塞是指血液中的各种栓子（如心脏或动脉内血栓、脂肪、肿瘤细胞、纤维软骨或空气等）随血流进入脑动脉而阻塞血管，当侧支循环不能代偿时，引起该动脉供血区脑组织缺血性坏死，出现局灶性神经功能缺损。脑栓塞占脑卒中 15% ~20%。从近代有关脑栓塞的概念来看这显然是远远低于实际发生的情况。只要产生栓子的病原不消除，脑栓塞就有反复发病的可能。2/3 的复发均发生在第 1 次发病后的 1 年之内。

【临床特点】

脑栓塞的起病年龄不一。因多数与心脏病尤其是风湿性心脏病有关，所以发病年龄以中青年居多。起病极急骤，大多数并无任何前驱症状。起病后常于数秒钟或很短时间内症状发展到高峰。个别病人可在数日内呈阶梯式进行性恶化，是由反复栓塞所致。脑栓塞可仅发生在单一动脉，也可广泛多发，因而临床表现不一。除颈内动脉栓塞外病人一般并不昏迷。一部分病人可在起病时有短暂的意识模糊、头痛或抽搐。神经系统局灶症状突然发生，并限于一个动脉支的分布区。因栓塞约 4/5 发生在脑底动脉环前半部的分布区，因而临床表现是面瘫、上肢单瘫、偏瘫、失语、局灶性抽搐等颈内动脉 - 大脑中动脉系统病变的表现。偏瘫也以面和上肢为重，下肢相对较轻。感觉和视觉可能有轻度影响。但一般不明显。抽搐大多数为局限性，如为全身性大发作，则提示栓塞范围广泛，病情较重。1/5 的栓塞发生在脑底动脉环的后半部的分布区，可出现眩晕、复视、共济失调、交叉性瘫痪等椎基底动脉系统病变的表现。

【辅助检查】

（1）头部 CT 及 MRI 检查　可显示脑栓塞的部位和范围，在发病后的 24 ~48 小时内病变部位出现低密度的改变。发生出血性梗死时，在低密度的梗死区出现 1 个或多个高密度影。

（2）脑脊液检查　压力正常或升高，在出血性梗死时红细胞增多。亚急性细菌性心内膜炎产生含细菌的栓子，故脑脊液中的白细胞计数增加。蛋白升高，糖含量正常。

（3）TCD、MRA 和 DSA 检查　TCD 可检测颅内血流的情况，显示血管狭窄和阻塞的部位及动脉粥样硬化的斑块；MRA 和 DSA 可显示闭塞的脑动脉及动脉粥样硬化斑块、栓子等。出血性脑梗死时，显示闭塞血管再通。

（4）其他　应常规进行心电图、胸部 X 线片和超声心动图检查。怀疑亚急性感染性心内膜炎时，要查血常规、红细胞沉降率及做血培养等。特殊检查还包括 24 小时 Holter 监护、经食管超声心动图等。

【治疗原则】

脑栓塞的基本治疗同动脉粥样硬化性血栓性脑梗死，以抗血栓、降低颅内压、改善脑微循环和脑保护为主，及早进行康复治疗，并积极治疗心脏病等原发病，急性期避免活动，减少栓子再次脱落而复发。有条件的可在卒中单元病房治疗。

二、主要护理问题

（1）躯体活动障碍　与运动中枢损害致肢体瘫痪有关。

（2）语言沟通障碍　与语言中枢损害有关。

（3）吞咽障碍　与意识障碍或延髓麻痹有关。

（4）有失用综合征的危险　与意识障碍、偏瘫所致长期卧床有关。

（5）焦虑、抑郁　与瘫痪、失语、缺少社会支持及担心疾病预后有关。

（6）知识缺乏　缺乏疾病治疗、护理、康复和预防复发的相关知识。

三、护理措施

1. 常规护理

（1）个人卫生的护理　个人卫生是脑栓塞病人自身护理的关键，定时擦身，更换衣裤，晒被褥等。并且注意病人的口腔卫生也是非常重要的。

（2）营养护理 病人需要多补充蛋白质、维生素、纤维素和电解质等营养。如果有吞咽障碍尚未完全恢复的病人，可以吃软的固体食物。多吃新鲜的蔬菜和水果，少吃油腻不消化、辛辣刺激的食物。

（3）心理护理 老年脑栓塞病人生活处理能力较弱，容易出现情绪躁动的情况，甚至会有失去治疗信心的情况，此时病人应保持良好的心理素质，提升治疗病患的信心，以利于疾病的治愈、身体的康复。

2. 专科护理 护士应了解各类药物的作用、不良反应及注意事项。使用右旋糖酐时注意有无过敏反应；使用血管扩张剂注意血压变化，血压偏低时及时告知医师；用溶栓剂、抗凝剂时注意观察有无出血征象。

3. 病情观察 严密观察神志及生命体征的变化。发现意识障碍、肢体瘫痪加重、呼吸循环障碍等应立即通知医师。

4. 健康指导

（1）疾病预防指导 对有发病危险因素或病史者，指导进食高蛋白、高维生素、低盐、低脂、低热量清淡饮食，多食新鲜蔬菜、水果、谷类、鱼类和豆类，保持能量供需平衡，戒烟、限酒；应遵医嘱规则用药，控制血压、血糖、血脂和抗血小板聚集；告知改变不良生活方式，坚持每天进行30分钟以上的慢跑、散步等运动，合理休息和娱乐；对有TIA发作史的病人，指导其在改变体位时应缓慢，避免突然转动颈部，洗澡时间不宜过长，水温不宜过高，外出时有人陪伴，气候变化时注意保暖，防止感冒。

（2）疾病知识指导 告知病人和家属本病的常见病因和控制原发病的重要性；指导病人遵医嘱长期抗凝治疗，预防复发；在抗凝治疗中定期门诊复诊，监测凝血功能，及时在医护人员指导下调整药物剂量。

（3）康复指导 告知病人和家属康复治疗的知识和功能锻炼的方法，帮助分析和消除不利于疾病康复的因素，落实康复计划，并与康复治疗师保持联系，以便根据康复情况及时调整康复训练方案。如吞咽障碍的康复方法包括：唇、舌、颜面肌和颈部屈肌的主动运动和肌力训练；先进食糊状或胶胨状食物，少量多餐，逐步过渡到普通食物；进食时取坐位，颈部稍前屈（易引起咽反射）；软腭冰刺激；咽下食物练习呼气或咳嗽（预防误咽）；构音器官的运动训练（有助于改善吞咽功能）。

（4）鼓励生活自理　鼓励病人从事力所能及的家务劳动，日常生活不过度依赖他人；告知病人和家属功能恢复需经历的过程，使病人和家属克服急于求成的心理，做到坚持锻炼，循序渐进。嘱家属在物质和精神上对病人提供帮助和支持，使病人体会到来自多方面的温暖，树立战胜疾病的信心。同时，也要避免病人产生依赖心理，增强自我照顾能力。

第五节　脑出血

一、疾病概述

【概念与特点】

脑实质内的出血称为脑出血。虽然脑出血可来源于脑内动脉、静脉或毛细血管的坏死、破裂，但以动脉出血最为多见而重要。在所有脑卒中病人中，脑出血占10%～20%，脑出血病人中80%发生于大脑半球，其余20%发生于脑干和小脑。

【临床特点】

脑出血常发生于50岁以上的病人，多有高血压病史。在活动中或情绪激动时突然起病，少数在安静状态下发病。病人一般无前驱症状，少数可有头晕、头痛及肢体无力等。发病后症状在数分钟至数小时内达到高峰。病人常突感头痛、头胀，随之呕吐，可很快出现意识和神经功能障碍，并进行性加重。发病时血压常明显升高，常超过22.6/13.3kPa（200/100mmHg）。临床表现的轻重主要取决于出血量和出血部位。不同出血部位的临床表现如下。

1. 基底节区出血　约占全部脑出血的70%，其中以壳核出血最为常见，其次为丘脑出血。由于此区出血常累及内囊，并以内囊损害体征为突出表现，故又称内囊区出血；壳核又称内囊外侧型，丘脑又称内囊内侧型出血。

（1）壳核出血　是豆纹动脉尤其是其外侧支破裂所致。表现为对侧肢体轻偏瘫，偏身感觉障碍和同向性偏盲（“三偏”），优势半球出血常出现失语。凝视麻痹，呈双眼持续性向出血侧凝视。也可出现失用、体像障碍、记忆力和计算力障碍、意识障碍等。大量出血病人可迅速昏迷，反复呕吐，尿便失禁，在数小时内恶化，出现上部脑干受压征象，双侧病理征，呼吸深快不规则，瞳孔扩大固定，可出现去脑强直发作以至死亡。

（2）丘脑出血　是丘脑膝状动脉和丘脑穿通动脉破裂所致。临床表现与壳核出血相似，亦有突发对侧偏瘫、偏身感觉障碍、偏盲等。但与壳核出血不同处为偏瘫多为均等或基本均等，对侧半身深浅感觉减退，感觉过敏或自发性疼痛；特征性眼征表现为眼球向上注视麻痹，常向内下方凝视、眼球会聚障碍和无反应性小瞳孔等；可有言语缓慢而不清、重复言语、发音困难、复述差，朗读正常等丘脑性失语及记忆力减退、计算力下降、情感障碍、人格改变等丘脑性痴呆；意识障碍多见且较重，出血波及丘脑下部或破入第三脑室可出现昏迷加深、瞳孔缩小、去皮质强直等中线症状。本型病死率较高。

（3）尾状核头出血　较少见，临床表现与蛛网膜下隙出血相似，常表现为头痛、呕吐，有脑膜刺激征，无明显瘫痪，可有对侧中枢性面、舌瘫。有时可因头痛在 CT 检查时偶然发现。

2. 脑干出血　约占 10%，绝大多数为脑桥出血，偶见中脑出血，延髓出血极为罕见。由于脑干为生命中枢，本部位出血病死率极高。

（1）脑桥出血　多由基底动脉脑桥支破裂所致，出血灶位于脑桥基底部和被盖部间，小量出血者出血常先自一侧脑桥开始，表现突然头痛、呕吐，轻度意识障碍，出血侧面瘫和对侧肢体迟缓性偏瘫（交叉性瘫痪）。头和双眼转向非出血侧，呈“凝视瘫肢”状。如为大量出血（血肿 >5ml），波及两侧脑桥，则出现双侧面瘫和四肢瘫痪，发病后病人很快进入昏迷状态。双下肢出现病理反射；少数为痉挛性或呈去脑强直，眼球正中位固定或双眼偏向一侧，为针尖样瞳孔，对光反射迟钝或消失，此征为脑桥出血特征症状。持续高热（≥39℃），伴全身多汗，因出血阻断丘脑下部对体温的调节。由于脑干呼吸中枢受影响，常出现呼吸节律障碍和呼吸困难。多于发病 48 小时内死亡。

（2）中脑出血　极少见。如单侧出血表现为病灶同侧动眼神经瘫痪，病灶对侧偏瘫（Weber 综合征）。出血量大者很快出现意识障碍、四肢迟缓性瘫痪，可迅速死亡。中脑导水管闭塞可引起颅内压增高和脑积水。

（3）延髓出血　罕见，多由动静脉畸形或海绵状血管瘤引起。轻者可表现为不典型的 Wallenberg 综合征。重症可突然意识障碍，血压下降，呼吸节律不规则，心律失常，继而死亡。

3. 小脑出血 约占脑出血的10%。多由小脑齿状核动脉破裂所致。首发症状为急剧眩晕，伴有剧烈后头部疼痛及频繁呕吐，而无肢体瘫痪。早期意识清楚或有轻度意识障碍，有眼震、站立和步态不稳，向患侧倾倒，肢体共济失调，吞咽及发音困难，四肢锥体束征。如出血量较大则出现瞳孔散大，中枢性呼吸困难，乃至枕骨大孔疝死亡。少数暴发性大量出血者病人发病迅速，短期内昏迷，出现脑干受压、眼肌麻痹和小脑扁桃体下疝或急性脑积水表现，预后极为不良。

4. 脑叶出血 占脑出血的5%～10%，常由脑动静脉畸形、Moyamoya病、血管淀粉样病变、肿瘤等所致，高血压性脑出血少见。多为活动状态下突然发病，出现头痛、呕吐、不同程度意识障碍，昏迷少见。脑叶出血者常表现癫痫，可在发病时或病程中发生。不同部位出血表现有较大差别。

（1）额叶出血 前额疼痛、呕吐、痫性发作较多见；对侧偏瘫、共同偏视、精神异常、智力减退等；优势半球出血时可出现Broca失语。

（2）顶叶出血 偏瘫较轻，而对侧偏身感觉障碍显著；对侧下象限盲；优势半球出血时可出现混合性失语，左右辨别障碍，失算、失认、失写（Gerstmann综合征）。

（3）颞叶出血 表现为对侧中枢性面舌瘫及上肢为主的瘫痪；对侧上象限盲；有时有同侧耳前部疼痛；优势半球出血时可出现Wernicke失语；可有颞叶癫痫、幻嗅、幻视。

（4）枕叶出血 主要症状为对侧同向性偏盲，并有黄斑回避现象，可有一过性黑矇和视物变形；有时有同侧偏瘫及病理征。

5. 脑室出血 占脑出血的3%～5%，由脑室内脉络丛动脉或室管膜下动脉破裂出血，血液流入脑室内所致，又称原发性脑室出血；或由上述脑实质出血破溃入脑室，称继发性脑室出血。表现为突然头痛、呕吐，如出血量较大可迅速进入昏迷或昏迷逐渐加深；双侧瞳孔缩小，四肢肌阵发性痉挛，病理反射阳性，早期即出现去大脑强直，脑膜刺激征阳性；常出现丘脑下部受损的症状及体征，如上消化道出血、中枢性高热、大汗、应激性溃疡、急性肺水肿、血糖增高、尿崩症等。如出血量小可仅表现为头痛、呕吐、脑膜刺激征阳性，无局限性神经体征，临床上易误诊为蛛网膜下隙出血，需通过头颅CT检查来确定诊断，一般预后良好，甚至可完全恢复。

【辅助检查】

（1）血液检查 脑出血病人血常规检查常可见白细胞计数增高，超过 10×10^9 以上者占 61% ~86.3%；尿素氮、肌酐均可较正常为高。

（2）尿液检查 急性脑血管病时常可发生轻度糖尿与蛋白尿。

（3）脑脊液检查 脑出血由于脑水肿而颅内压力一般较高。如临床诊断明确，则不做腰椎穿刺以防脑疝。疑有小脑出血者更不可做腰椎穿刺。如出血与缺血鉴别上存在困难时应审慎地做腰椎穿刺。脑出血病人的脑脊液，在发病 6 小时后 80% 以上由于血自脑实质内破入到脑室、蛛网膜下隙系统而呈血性；蛋白增高，脑脊液压力一般高于 $200mmH_2O$。由于脑实质内出血不一定均流入脑脊液或需数小时才破入脑室蛛网膜下隙系统，故脑出血起病初期，腰椎穿刺时脑脊液中可无红细胞，但数小时后复查脑脊液仍不含血者仅占 10% 左右。

（4）CT 检查 是确认脑出血的首选检查。早期血肿在 CT 上表现为圆形或椭圆形的高密度影，边界清楚。MRI 对幕上出血的诊断价值不如 CT，对幕下出血的检出率优于 CT。MRI 的表现主要取决于血肿所含血红蛋白量的变化。发病 1 日内，血肿呈 T_1 等或低信号，T_2 呈高或混合信号；第 2 日 ~1 周内，T_1 为等或稍低信号，T_2 为低信号；第 2 ~4 周，T_1 和 T_2 均为高信号；4 周后，T_1 呈低信号，T_2 为高信号。CT 和 MRI 不仅能早期显示颅内、脑内出血的部位、范围、数量，明确鉴别脑水肿、梗死，了解血肿溃破进向脑室和（或）蛛网膜下隙，有助于处理的决策和诊断预后，有时也能提示病因，如血管畸形、动脉瘤、肿瘤等。

【治疗原则】

如果病情和检查所见均难以鉴别时，则暂按脑出血处理较为安全，同时严密观察随访，进一步明确诊断。对已发生脑出血的病人，首先应加强卒中急性期的一般处理。同时，根据病情采取以下治疗。

（1）保持安静，防止继续出血。

（2）积极抗水肿，降低颅内压，保存个体，维持生命。

（3）及早康复治疗，降低致残率。

（4）调整血压，改善循环，加强护理，防止并发症。

二、主要护理问题

（1）并发症　压疮、吸入性肺炎、泌尿系统感染、深静脉血栓。

（2）生活自理能力缺陷　与脑出血卧床有关。

（3）潜在并发症　脑疝、上消化道出血。

（4）其他　吞咽障碍、语言沟通障碍。

三、护理措施

1. 常规护理

（1）一般护理　病人绝对卧床休息4周，抬高床头15°～30°，以促进脑部静脉回流，减轻脑水肿；取侧卧位或平卧头侧位，防止呕吐物反流引起误吸。脑出血急性期病人应尽量就地治疗，避免不必要的搬动，并注意保持病房安静，严格限制探视。翻身时，注意保护头部，动作宜轻柔缓慢，以免加重出血，避免咳嗽和用力排便。神经系统症状稳定48～72小时后，病人即可开始早期康复锻炼，但应注意不可过度用力或憋气。恢复期的康复训练不可急于求成，应循序渐进、持之以恒。

（2）饮食护理　急性期病人给予高蛋白、富含维生素、高热量饮食，并限制钠盐摄入（<3g/d）。有意识障碍、消化道出血的病人宜禁食24～48小时，然后酌情给予鼻饲流质饮食，如牛奶、豆浆、藕粉、蒸蛋或混合匀浆等，每日4～5次，每次约200ml。恢复期病人应给予清淡、低盐、低脂、适量蛋白质、富含维生素食物，戒烟酒，忌暴饮暴食。

（3）心理护理　主动关心病人与家属，耐心介绍病情及预后，消除其紧张焦虑、悲观抑郁等不良情绪，保持病人及家属情绪稳定，积极配合抢救与治疗。

2. 专科护理

（1）症状护理　①对神志不清、躁动或有精神症状的病人，床应加护栏，并适当约束，防止跌伤。②注意保持呼吸道通畅。及时清除口鼻分泌物，协助病人轻拍背部，以促进痰痂的脱落排出，但急性期应避免刺激咳嗽，必要时可给予负压吸痰、吸氧及定时雾化吸入。③协助病人完成生活护理。按时翻身，保持床单干燥整洁，保持皮肤清洁卫生，预防压疮的发生；如有闭眼障碍的病人，应涂四环素眼膏，并用湿纱布盖眼，保护角膜；昏迷和鼻饲病人应做好口腔护理，每日 2 次。有尿便失禁的病人，注意及时用温水擦洗外阴及臀部，保持皮肤清洁、干燥。④有吞咽障碍的病人，喂饭喂水时不宜过急，遇呕吐或反呛时应暂停喂食喂水，防止食物呛入气管引起窒息或吸入性肺炎，对昏迷等不能进食的病人可酌情予以鼻饲流质饮食。⑤注意保持瘫痪肢体功能位置，防止足下垂，被动运动关节和按摩患肢，防止手足挛缩、变形及神经麻痹，病情稳定后应尽早开始肢体功能锻炼和语言康复训练，以促进神经功能的早日康复。⑥中枢性高热的病人先行物理降温，如温水擦浴、酒精擦浴、冰敷等，效果不佳时可给予退热药，并注意监测和记录体温的情况。

（2）用药护理 ①颅内高压使用20%甘露醇静脉滴注脱水时，要保证绝对快速输入，20%的甘露醇100～500ml要在15～30分钟内滴完，注意防止药液外漏，并注意尿量与血电解质的变化，尤其应注意有无低血钾发生。病人每日补液量可按尿量加500ml计算，在1500～2000ml以内，如有高热、多汗、呕吐或腹泻者，可适当增加入液量。每日补钠 50～70mmol/L，补钾 40～50mmol/L。防止低钠血症，以免加重脑水肿。②严格遵医嘱服用降压药，不可骤停和自行更换，亦不宜同时服用多种降压药，避免血压骤降或过低致脑供血不足。应根据病人的年龄、基础血压、病后血压等情况判定最适血压水平，缓慢降压，不宜使用强降压药（如利舍平）。③用地塞米松消除脑水肿时，因其易诱发上消化道应激性溃疡，应观察有无呃逆、上腹部饱胀不适、胃痛、呕血、便血等，注意胃内容物或呕吐物的性状以及有无黑便；鼻饲流质饮食的病人，注意观察胃液的颜色是否为咖啡色或血性，必要时可做隐血试验检查，如发现异常及时通知医师处理。④躁动不安的病人可根据病情给予小量镇静、镇痛药；病人有抽搐发作时，可用地西泮静脉缓慢注射，或苯妥英钠口服。

3. 病情观察

（1）密切观察病情，尤其是生命体征、神志、瞳孔的变化，及早发现脑疝的先兆表现，一旦出现，应立即报告医师及时抢救。

（2）告知药物的作用与用法，注意观察药物的疗效与不良反应，发现异常情况，及时报告医师处理。

4. 健康指导

（1）避免情绪激动，去除不安、恐惧、愤怒、抑郁等不良情绪，保持正常心态。

（2）给予低盐低脂、适量蛋白质、富含维生素与纤维素的清淡饮食，多吃蔬菜、水果，少食辛辣刺激性强的食物，戒烟酒。

（3）生活有规律，保持排便通畅，避免排便时用力过度和憋气。

（4）坚持适度锻炼，避免重体力劳动。如坚持做保健体操、散步、打太极拳等。

（5）尽量做到日常生活自理，康复训练时注意克服急于求成的心理，做到循序渐进、持之以恒。

（6）定期复查血压、血糖、血脂、血常规等项目，积极治疗原发性高血压、糖尿病、心脏病等原发疾病。如出现头痛、呕吐、肢体麻木无力、进食困难、饮水呛咳等症状时需及时就医。

第六节　蛛网膜下隙出血

一、疾病概述

【概念与特点】

蛛网膜下隙出血（SAH）一般分为原发性蛛网膜下隙出血和继发性蛛网膜下隙出血，其中原发性蛛网膜下隙出血是指由多种病因引起脑底部或脑表面的软脑膜血管非外伤性破裂出血，血液直接流入蛛网膜下隙的急性出血性脑血管病；继发性蛛网膜下隙出血是指脑实质内出血、脑室出血或硬膜下血管破裂，血液穿破脑组织和蛛网膜，流入蛛网膜下隙。本节主要讨论原发性蛛网膜下隙出血的情况。

【临床特点】

本病各年龄组均可发病，由于先天性动脉瘤为主要病因，故以青壮年病人居多。性别差异不大。起病突然，部分病人可有激动、活动、咳嗽、排便等诱因。最常见的症状为突发剧烈难忍的头痛，呈胀痛或炸裂样痛，位于前额、枕部或全头痛，可向项背部放射，常伴有恶心、呕吐。半数病人有短暂意识障碍，少数有局限性或全身性抽搐。也有以头晕或眩晕、呕吐起病。个别病人有烦躁不安、谵妄、定向障碍、幻觉、近事遗忘等精神症状。大多数病人在患病数小时后即可查见脑膜刺激征（颈项强直、Kernig 征阳性），如出血量少，病情较轻可不出现脑膜刺激征，病情极轻者可能仅出现颈枕部疼痛、腰部疼痛或眩晕等。少数可伴有一侧动眼神经麻痹，提示该侧后交通动脉瘤破裂。眼底检查可发现玻璃体膜下片状出血，虽然仅见于少数病人，但对 SAH 诊断价值极大，10% 病人可见视盘水肿。60 岁以上老年人及儿童 SAH 病人症状不典型，头痛不明显，意识障碍及脑实质损害症状多见且较重。

若出血停止，通常 2～3 周后头痛和脑膜刺激征也逐渐减轻或消失。但在 SAH 后的不同时期，又可因下列常见的颅内外并发症，而使病情复杂并影响预后。①再出血：绝大部分发生在 1 个月内，以 5～11 日为高峰。颅内动脉瘤初次出血后的 24 小时内再出血率最高，至第 14 日时累计为 20%，使病死率明显增加。主要临床表现：在经治疗病情稳定好转的情况下，突然再次发生剧烈头痛、呕吐，癫痫发作，可有意识障碍加重，神经定位体征、原有局灶症状和体征重新出现，再次出现血性脑脊液等。②血管痉挛（CVS）：因脑血管痉挛所致缺血性脑梗死所引起，通常发生在出血后第 10～14 日，一般以迟发性单根动脉痉挛导致的局灶性脑缺血梗死最为多见，是致死、致残主要原因。常见症状为病情稳定后再出现意识障碍、局灶神经体征，如行腰穿或头颅 CT 检查无再出血表现。③脑积水：指 SAH 后 1 周内发生的急性或亚急性脑室扩大所致的脑积水，是由于脑室流出道阻塞，蛛网膜下隙脑脊液吸收障碍，引起颅内压增高、脑室扩张导致。主要表现为嗜睡、上视受限、意识障碍、外展神经麻痹等。发生率约为 20%，发生率与出血量呈正相关，多次出血者更易发生，头颅 CT 可以诊断。④心脏疾患：SAH 发生后，脑和自主神经对心脏的控制和调节发生障碍，同时应激状态的存在，导致儿茶酚胺分泌大量增加，造成冠状动脉收缩，引起心肌缺血和心肌细胞损害，心功能紊乱。最多见于老年或出血量较大病人，此类病人一般均有明显意识障碍，主诉不清，急诊检查心电图时可发现心肌缺血或心肌梗死表现。⑤消化道出血：见于大量出血病人，表现为呕血、黑粪，严重者呈休克状态，表现为烦躁不安或神志不清、面色苍白、四肢湿冷、口唇发绀、呼吸急促等，血压下降、脉压差变窄、心率加快。

【辅助检查】

（1）CT 检查　是目前诊断 SAH 的首选方法，安全、敏感，可早期诊断。CT 显示脑沟、脑裂及脑池内具有高密度出血征，有时脑室内亦可见积血可以确诊 SAH。

（2）脑脊液（CSF）检查　不作为临床常规检查，如果出血量少或者距起病时间较长，CT 检查无阳性发现，而临床可疑 SAH 者需要行腰穿检查 CSF。

（3）数字减影血管造影（DSA）　对确定 SAH 的病因，如动脉瘤、脑血管畸形、Moyamoya 病等诊断，有极为重要的价值；也可提供血管痉挛、供血动脉与引流静脉、侧支循环状况等资料以指导手术治疗。DSA 是诊断颅内动脉瘤最有价值的方法，阳性率达 95%，条件具备、病情许可时应争取尽早行全脑 DSA 检查以免遗漏多发动脉瘤或伴发的动静脉畸形，绝大多数脑血管异常可被 DSA 发现，而且可同时明确病变部位、形态、大小、与正常血管关系等。但由于血管造影可能加重神经功能损害，如脑缺血、动脉瘤再次破裂出血等，因此造影时机宜避开脑血管痉挛和再出血的高峰期（SAH 后 7 ~ 10 日），即出血 3 日内或 3 周后进行为宜。为避免因血管瘤蒂部痉挛或动脉瘤破裂后发生腔内血栓，造成病变血管不显影而漏诊，首次脑血管造影阴性者，2 周后（血管痉挛消退）应重复脑血管造影。

（4）经颅多普勒超声（TCD）检查　可动态地观察脑血管痉挛的状况，以指导临床治疗。经颅超声多普勒动态检测颅内主要动脉流速的优点在于无创、可随时在床旁进行，是能够及时发现脑血管痉挛（CVS）倾向和痉挛程度的方法，可以作为监测 SAH 后血管痉挛的常规手段，但此方法不能直接测定末梢血管血流速度，一般需根据大脑中动脉流速判断，因此此法特异度高，敏感度较低，仍具有一定局限性；局部脑血流测定用以检测局部脑组织血流量的变化，可用于继发脑缺血的检测。

（5）脑 MRI 和 MRA 检查　由于脑磁共振可能诱发再出血，而且 SAH 病人急性期多有烦躁，不能配合 MRI 检查，MRI 一般不用于 SAH 的急性诊断，但有学者认为 SAH 发病经过急性期后，MRI 可比 CT 更明确检测到外渗血液，因此可用于判断确定 CT 阴性而腰穿阳性病人的出血部位。MRA 可用于对 SAH 恢复期后仍怀疑有颅内血管异常病人的筛查，但一旦发现，还需行 DSA 确诊。随着 DSA 的逐渐广泛应用，临床考虑 SAH 病人基本不采用 MRI 和 MRA 检查。

【治疗原则】

防治继续出血、迟发性脑血管痉挛，去除病因和防止复发。

二、主要护理问题

（1）头痛　与脑水肿、颅内高压、血液刺激脑膜或继发性脑血管痉挛有关。

（2）恐惧　与起病急骤、对病情和预后的不了解以及剧烈头痛、担心再出血有关。

（3）自理缺陷　与长期卧床（医源性限制）有关。

（4）潜在并发症　再出血、脑疝。

三、护理措施

1. 常规护理

（1）一般护理　头部稍抬高（15°~30°），以减轻脑水肿；尽量少搬动病人，避免振动其头部；即使病人神志清楚，无肢体活动障碍，也必须绝对卧床休息 4~6 周，在此期间，禁止病人洗头、如厕、淋浴等一切下床活动；避免用力排便、咳嗽、喷嚏，情绪激动、过度劳累等诱发再出血的因素。

（2）饮食护理　给予清淡易消化、含丰富维生素和蛋白质的饮食，多食蔬菜水果。避免辛辣等刺激性强的食物，戒烟酒。

（3）心理护理　关心病人，耐心告知病情、特别是绝对卧床与预后的关系，详细介绍 DSA 检查的目的、程序与注意事项，鼓励病人消除不安、焦虑、恐惧等不良情绪，保持情绪稳定，安静休养。

2. 专科护理

（1）安全护理　对有精神症状的病人，应注意保持周围环境的安全，对烦躁不安等不合作的病人，床应加护栏，防止坠床，必要时遵医嘱予以镇静。

有记忆力、定向力障碍的老年病人，外出时应有人陪护，注意防止病人走失或其他意外发生。

（2）头痛护理　注意保持病室安静舒适，避免声、光刺激，减少探视，指导病人采用放松术减轻疼痛，如缓慢深呼吸、听轻音乐、全身肌肉放松等。必要时可遵医嘱给予镇痛药。

（3）运动和感觉障碍的护理　应注意保持良好的肢体功能位，防止足下垂、爪形手、髋外翻等后遗症，恢复期指导病人积极进行肢体功能锻炼，用温水擦洗患肢，改善血液循环，促进肢体知觉的恢复。

（4）用药护理　告知药物的作用与用法，注意观察药物的疗效与不良反应，发现异常情况，及时报告医师处理。①使用20%甘露醇脱水治疗时，应快速静脉滴注，并确保针头在血管内。②尼莫地平静脉滴注时常刺激血管引起皮肤发红和剧烈疼痛，应通过三通阀与5%葡萄糖注射液或生理盐水溶液同时缓慢滴注，5～10ml/h，并密切观察血压变化，如果出现不良反应或收缩压<90mmHg，应报告医师适当减量、减速或停药处理；如果无三通阀联合输液，一般将50ml尼莫地平针剂加入5%葡萄糖注射液500ml中静脉滴注、速度为15～20滴/分6～8小时输完。③使用氨基己酸止血时应特别注意有无双下肢肿胀疼痛等临床表现，谨防深静脉血栓形成，有肾功能障碍者应慎用。

3. 病情观察

（1）头痛的观察　严密观察病情变化，关注头痛的程度、性质。

（2）意识障碍的观察　密切观察病人生命体征、意识、瞳孔、头痛、呕吐等变化并记录，10～30分钟记录1次。若病人出现剧烈头痛、频繁呕吐呈喷射状、血压升高、脉搏变慢、呼吸慢且不规则、瞳孔不等大、极度烦躁、意识障碍加重等，提示有脑疝形成的可能，及时通知医师，准备好急救药品和器材，随时做好抢救准备。

4. 健康指导

（1）预防再出血　告知病人情绪稳定对疾病恢复和减少复发的意义，使病人了解，并能遵医嘱绝对卧床并积极配合治疗和护理。指导家属关心、体贴病人，在精神和物质上对病人给予支持，减轻病人的焦虑、恐惧等不良心理反应。告知病人和家属再出血的表现，发现异常，及时就诊。女性病人1～2年内避免妊娠和分娩。

（2）疾病知识指导　向病人和家属介绍疾病的病因、诱因、临床表现、应进行的相关检查、病程和预后、防治原则和自我护理的方法。SAH 病人一般在首次出血后 3 天内或 3 ~4 周后进行 DSA 检查，以避开脑血管痉挛和再出血的高峰期。应告知数字减影血管造影的相关知识，使病人和家属了解进行 DSA 检查以明确和去除病因的重要性，积极配合。

第七节　脑动静脉畸形

一、疾病概述

【概念与特点】

脑动静脉畸形是胎儿期脑血管形成异常的先天性疾患，家族性动静脉畸形极少见，颅内动静脉畸形与颅内动脉瘤的发病率约为 1∶1。脑动静脉畸形是由一团动脉、静脉及动脉化的静脉样血管组成，动脉直接与静脉交通，其间无毛细血管。动静脉畸形的出血与其体积的大小及引流静脉的数目、状态有关。中型、小型（4cm）的容易出血，引流静脉少、狭窄或缺乏正常静脉引流者容易发生出血。

【临床特点】

动静脉畸形常无症状，除非突然出现癫痫、出血或顽固性头痛时才被发现。

1. 出血　可发生在孕、产期妇女，也可发生在正常活动时，出血常为脑实质、脑室内和蛛网膜下隙出血，出血前常可出现头痛、癫痫和某些局灶体征。

2. 癫痫　一般为癫痫大发作和局灶性癫痫。

3. 头痛　常为持续性、反复发作性头痛。

4. 局灶症状

（1）额叶　常出现癫痫大发作，智力、情感障碍，偏瘫。

（2）颞叶　癫痫、幻视、幻嗅、命名性失语、听觉性失语。

（3）顶叶　局灶性癫痫、感觉障碍、失读、失用、计算力障碍、偏盲、幻视、空间定向障碍。

（4）基底节　震颤、不自主运动、肢体笨拙、运动增多综合征等，出血后也可出现偏瘫等症状。

（5）脑桥及延髓动静脉畸形　颈痛、恶心、呕吐、锥体束征、共济失调、脑神经麻痹。

（6）其他症状　精神症状、眼球突出、血管杂音。

【辅助检查】

（1）脑血管造影　显示异常血管团，血管浓染、迂曲及缠结、管径大致相似，有动静脉短路，供血的动脉明显增粗及迂曲，引流静脉的增粗、迂曲更显著。

（2）MRI 检查　显示蜂窝状或葡萄状血管流呈低信号影。

（3）CT 检查　显示多数有脑内及脑室内出血或蛛网膜下隙出血，无血肿者平扫可以看出团状聚集或弥散分布蜿蜒状及点状密度增高影。

（4）经颅多普勒超声检查　供血动脉的血流速度加快。

【治疗原则】

（1）手术　供血动脉结扎术；动静脉畸形摘除术。

（2）栓塞术。

（3）立体定位像、放射治疗。

二、主要护理问题

（1）焦虑、恐惧　与先天性畸形的诊断、担心手术效果有关。

（2）有受伤的危险　由神经系统功能障碍导致的视力障碍、肢体感觉运动障碍、语言功能障碍等引起。

（3）体液不足　与呕吐、高热、应用脱水药等有关。

（4）有感染的危险　由留置各种引流管引起。

（5）潜在并发症　颅内压增高及脑疝形成、颅内出血、感染、脑血管痉挛、胃出血、癫痫发作等。

（6）知识缺乏　缺乏与颅内动静脉畸形相关的治疗、护理及康复知识。

三、护理措施

1. 术前护理

（1）给予适当的心理支持，使病人及其家属能面对现实，接受疾病的挑战，根据病人及其家属的具体情况提供正确的指导，告知疾病类型、可能采用的治疗计划及如何配合，帮助家属学会对病人进行特殊照顾的方法和技巧。

（2）加强生活护理，防止意外发生；指导病人训练床上大、小便。

（3）术前准备 完成一切术前检查，术前 1 天护士抽血配血交叉备血，行抗生素皮肤敏感试验，备好术中、术后用药；剃去头发，洗澡、剪指甲、更衣，术前晚 12 时以后禁食水；注意观察病人晚间睡眠情况，睡眠不良的病人遵医嘱给予镇静药。术日晨再次剃头并洗净，留置尿管，监测手术病人的生命体征，对女病人要询问有无月经来潮，若有发热、月经来潮应及时通知医师；如行介入栓塞术则行下腹部及会阴部备皮，术前 6 ~ 8 小时禁食水，保持大便通畅，避免术后便秘。

2. 术后护理

（1）体位 全身麻醉未醒的病人，取平卧位，头偏向一侧；意识清醒、血压平稳后，宜抬高床头 15° ~ 30°；栓塞术后平卧，穿刺侧下肢制动 24 小时，严密观察足背动脉搏动情况及下肢温度、颜色和末梢血供情况，观察穿刺局部有无渗血及血肿、瘀斑形成。

（2）营养和补液 术后 1 天可进流质饮食，第 2、第 3 日给半流质饮食，以后逐渐过渡到普通饮食。术后病人有恶心、呕吐或消化功能紊乱时，可禁食1 ~ 2 天，给予静脉补液，待病情平稳后逐渐恢复饮食。长期昏迷的病人，经鼻饲提供营养。

（3）呼吸道护理 及时清除呼吸道分泌物并保持通畅。定时协助病人翻身、叩背，必要时雾化吸入。呕吐时头偏向一侧以免误吸，防治肺部感染。

（4）镇痛及镇静 术后 3 ~ 5 天为水肿高峰期，常出现搏动性头痛，严重时伴呕吐，合理使用脱水药和激素；为防止颅内压增高及颅内再出血，必须保持术后病人安静，若发现躁动不安，可遵医嘱使用镇静药。

（5）术后并发症的预防及护理 ①出血：多发生在术后 12 ~ 24 小时，术后应严密观察，避免增高颅内压的因素；一旦发现有颅内出血征象，立即通知医师并做好再次手术的准备，若出血量少，行腰椎穿刺置换脑脊液常可达到满意效果；密切观察血压变化并对血压进行有效控制。②脑血管痉挛：术后持续给予尼莫地平微量泵入，严格控制速度，应用尼莫地平后会出现面色潮红、心率加快、血压下降、胃肠疼痛、恶心等症状，用药过程中一定要严格掌握用量及速度，观察病人的临床表现，注意用药中血压与基础血压的比较；术后观察是否有进行性的头痛加重、脑膜刺激征，观察意识状态及瞳孔变化，如果出现意识障碍或程度加重，出现肢体瘫痪、失语等，及时通知医师处理。③感染：常规使用抗生素，严格无菌操作，加强营养及基础护理。④应激性胃溃疡：可给予雷尼替丁、法莫替丁等药物预防，一旦发现胃溃疡出血，应立即放置胃管，抽净胃内容物后用小量冰水洗胃、经胃管应用止血药，必要时输血。⑤癫痫发作：多发生在术后 3 ~ 5 天脑水肿高峰期。发作时，应立即给予抗癫痫药物，卧床休息，吸氧，保护病人避免意外受伤。

3. 病情观察

（1）常规观察生命体征、意识状态、瞳孔、肢体活动状况等。

（2）观察头痛的性质、部位，给予对症处理。

（3）有癫痫发作的病人，注意观察癫痫发作的先兆、持续时间、类型，发作时应保护病人，防止意外发生，遵医嘱按时服用癫痫药。

4. 健康指导

（1）加强功能锻炼，教会病人及家属自我护理方法。

（2）劝告先天性畸形患儿的家长，在关心和疼爱患儿的同时也适当管束和教育，鼓励患儿像正常儿童一样游戏和学习。

（3）指导病人学会辨别分流术后分流功能异常或发生感染的征象。

（4）脑血管病变，告知病人避免导致再出血的诱发因素，高血压病人规律服药，一旦出现异常及时就诊，控制不良情绪，保持心态平稳，避免情绪波动。

（5）术后病人有肢体活动障碍，给予功能锻炼。

（6）病人行动不便时要及时满足其生活需要，并且保护病人，防止意外发生。

第六章

中枢神经系统感染性疾病

第一节 单纯疱疹病毒性脑炎

一、疾病概述

【概念与特点】

单纯疱疹病毒性脑炎（HSE）是由单纯疱疹病毒（HSV）引起的一种急性中枢神经系统感染。是非流行性脑炎中最常见的类型，国外 HSE 发病率为（4～8）/10 万，患病率为 10/10 万；死亡率为 40%～70%，由于近年来抗疱疹病毒药物的问世，死亡率已降至 19%～28%。国内尚缺乏准确的流行病学资料。HSV 最常累及大脑颞叶、额叶及边缘系统，引起脑组织出血性坏死和（或）变态反应性脑损害，受累的神经细胞核内可见嗜酸性包涵体，故 HSE 又称为急性坏死性脑炎，或出血性脑炎，或包涵体脑炎。

【临床特点】

（1）一般特征　单纯疱疹病毒脑炎发病呈非季节性，四季均可发病。任何年龄均可患病，50% 以上病例发生于 20 岁以上的成人；原发感染的潜伏期为 2～21 日，平均 6 日；前驱期多有上呼吸道卡他症状，可有发热、全身不适、头痛、肌痛、嗜睡、腹痛和腹泻等症状。

（2）脑实质受损表现　多急性起病，约 1/4 病人可有口唇疱疹史；发病后病人体温可高达 38.4～40.0℃，并有头痛、轻微的意识和人格改变，有时以全身性或部分性运动性发作为首发症状。头痛、头晕和恶心呕吐发生率占 50%；精神异常发生率占 75%；意识障碍发生率占 83.3%；随后病情缓慢进展，精神症状表现突出，如注意力涣散、反应迟钝、言语减少、情感淡漠和表情呆滞，病人呆坐或卧床，行动懒散，甚至生活不能自理，或表现木僵、缄默，或有动作增多、行为奇特及冲动行为，智能障碍也较明显，部分病人可因精神行为异常为首发或惟一症状而就诊于精神科。急进型单纯疱疹病毒性脑炎，早期可出现严重意识障碍，短期死于脑水肿所致的脑疝。

（3）神经局灶症状　发生率占85%，可表现偏盲、偏瘫、失语、眼肌麻痹、共济失调、多动（震颤、舞蹈样动作、肌阵挛）、脑膜刺激征等弥散性及局灶性脑损害表现。多数病人有意识障碍，表现意识模糊或谵妄，随病情加重可出现嗜睡、昏睡、昏迷或去皮质状态，部分病人在疾病早期迅即出现明显意识障碍。

（4）癫痫发作　约1/3病人可出现全身性或部分性癫痫发作，典型复杂部分性发作提示颞叶及额叶受损，单纯部分性发作继发全身性发作亦较常见。重症病人因广泛脑实质坏死和脑水肿，引起颅内压增高，出现癫痫大发作，甚至脑疝形成而死亡。病程为数日至1~2个月。预后较差，死亡率高，现因特异性抗HSV药物的早期应用，死亡率有所下降。

（5）皮肤黏膜单纯疱疹　本病20%病人可出现皮肤黏膜单纯疱疹。部分病人发病初可仅有三叉神经分布区的疼痛。病程呈波动性进展，并可与结核性脑膜炎或隐球菌性脑膜炎合并存在。

【辅助检查】

（1）脑脊液（CSF）检查　常规检查脑脊液压力正常或轻度偏高，急性期脑脊液压力可明显增高，90%以上病例白细胞计数在$500\times10^6/L$以内。脑脊液细胞学检查白细胞分类以单核或淋巴细胞为主，同时可见各种免疫活性细胞，如转化性淋巴细胞、浆细胞等。发病早期脑脊液细胞学一个重要的特点是脑脊液内可出现大量红细胞，晚期可有黄变。排除腰椎穿刺损伤则提示出血性坏死性脑炎；蛋白质呈轻、中度增高，糖与氯化物正常。

（2）脑电图　单纯疱疹病毒脑炎脑电图异常率为81%，多在中枢神经受累后1周出现。常出现弥漫性高波幅慢波，以单侧或双侧颞、额区异常更明显，甚至可出现颞区的尖波与棘波。

（3）头颅CT检查　CT阳性率为50%~59%，多在5~10日可见一侧或双侧颞叶、海马及边缘系统局灶性低密度区；若低密度病灶中出现点状高密度影提示颞叶有出血性坏死，更支持HSE的诊断。亦有占位效应，出现中枢神经症状发生后1～3日，CT检查最早所见，单独存在，也可与低密度改变相伴出现。主要表现中线结构移位，脑室受压等。

（4）MRI检查　头颅MRI有助于发现脑实质内长T_1长T_2信号的病灶。

（5）脑脊液病原学检查　脑脊液病毒分离虽然特异性强，但阳性率仅4%；脑组织病毒分离，是目前最可靠诊断手段。检测HSV抗原：用ELISA法，P/N≥2∶1者为阳性，早期检测CSF中HSV抗原阴性可作为排除本病的依据之一。

（6）免疫学检查　检测HSV特异性IgM、IgG采用Western印迹法、间接免疫荧光测定及ELISA法，病程中2次及2次以上抗体滴度呈4倍以上增加，即具有确定诊断的价值。

（7）检测CSF中HSV－DNA　用PCR可早期快速诊断，但需要用Southern印迹法帮助诊断结果。标本最好在发病后2周内送检。CSF中病毒数量与病情轻重、头颅影像学检查异常程度及临床预后无关。

（8）光镜、电镜检查　光镜下显示的脑组织病理学重要特征为出血性坏死；电镜下为核内Cowdry A型包涵体，可见于坏死区或其附近的少突胶质细胞及神经细胞核内，一个细胞核内可有多个包涵体。

【治疗原则】

及早、足量、足程应用抗病毒治疗，抑制炎症、降颅内压、积极对症和全身支持治疗、防止并发症等。

二、主要护理问题

（1）发热　根据感染病原的不同，其热型不一，如细菌性脑膜炎（化脓性脑膜炎）中脑膜球菌脑膜炎的败血症期，病人发热为间歇热并伴有突然寒战、全身乏力、肌肉酸痛；金黄色葡萄球菌脑膜炎时病人呈弛张热，伴畏寒、寒战、关节痛；结核性脑膜炎的发热为弛张热伴盗汗，且以夜间高热为主；新型隐球菌脑膜炎早期可有不规则低热或间歇性头痛，后来变为持续并进行性加重。

(2) 头痛、恶心、呕吐及意识障碍　与高热、颅内压高引起的脑膜刺激征及脑疝形成有关。

(3) 舒适改变　因感染引起的全身感染中毒症状所致，表现为全身乏力、精神萎靡、食欲减退，心率、呼吸加快。

(4) 营养状态改变　与高热、吞咽困难、脑膜刺激征所致的入量不足有关。

(5) 有跌倒、自伤、他伤的危险　与脑部病变引起的肢体力弱、偏瘫、共济失调、偏盲、复视、精神障碍、癫痫发作有关。

(6) 沟通与语言运用紊乱　与脑部病变引起的失语、精神障碍有关。

(7) 误吸　与脑部病变引起的脑膜刺激征及吞咽困难有关。

(8) 思维过程改变　与脑部损伤所致的智力改变、精神障碍有关。

(9) 痫性发作　与脑部皮质损伤引起的癫痫发作有关。

三、护理措施

1. 常规护理

(1) 一般护理　急性期病人应卧床休息，可适当抬高床头 30°～45°，即半卧位，膝关节下垫一软枕使腿屈曲或两腿原样伸直，该种卧位对循环、呼吸的影响介于立位和卧位之间，病人感觉最舒适；在就餐前和餐后 1 小时内抬高床头；昏迷病人应予半俯卧位，即面向的一侧身体稍向上，上肢屈曲，下肢髋、膝关节稍屈曲，对侧上肢在旁侧伸展，下肢伸向前，这种体位可以防止昏迷病人呕吐物导致误吸、窒息，对循环系统的影响最小；有明显颅内高压的病人，应抬高床头 10°～15°，以减轻脑水肿、改善头部血液供应；瘫痪病人每种体位不能超过 2 小时，应及时更换体位。伴有偏瘫的病人应将瘫痪肢体保持良好体位，指导病人做各种关节的主动和被动活动，以防止关节挛缩，一般每日活动 2～3 次，每次 15～20 分钟，在活动时手法要轻柔、活动不能快、不能粗暴、不能引起疼痛，否则拉伤肌肉、韧带和关节。有精神症状的病人起居活动时应随时有人在旁看护，协助完成日常生活的照顾。

（2）饮食护理　给予易消化、高蛋白、富含维生素的饮食。蛋白质分配在3餐中的比例符合要求。若有精神症状的病人，可提供适当安全的进餐用具，协助进餐；若有意识障碍的病人，病人的病情多处于重危状态，此时的静态能量消耗（REE）一般占能量消耗（TEE）的75%～100%，应在住院期间提供胃肠内营养支持（EN）。EN可以改善病人的代谢反应、提高免疫力、减少炎性反应、保证热量的摄入、缩短住院时间。首先与医师及营养师共同建立摄入目标，教育病人的家属EN的重要性，选择适合病人的营养供给途径，如胃管鼻饲。营养液应结合病人的病情、营养状况及对营养液的耐受情况选择，多用匀浆、要素饮食；要素饮食从低浓度小剂量开始，若无胃肠反应，每间隔1～2天调整1次。

（3）心理护理　护士应主动向病人家属介绍疾病的有关知识，特别是对有精神症状的病人家属，以获得更多的社会支持；定时探视病人，态度和蔼，语言亲切；对木僵病人多给予鼓励，避免言语的不良刺激加重木僵状态；不在病人面前谈论病情及其他不利于病人的事情。

（4）高热的护理　病人发病后体温可高达39～41℃，护士应清楚体温过高的危险因素，知道防止体温过高的方法并维持正常体温。采取的措施有监测体温，每4小时1次，必要时监测白细胞计数；摄取足量的液体（至少2000ml/d）；体温超过39℃时给予温水擦浴或冰袋物理降温；遵医嘱药物降温，观察降温效果并记录；做好口腔护理，每天2次以上；严格遵医嘱给予抗病毒的药物，保证药物浓度。

2. 专科护理

（1）颅内高压的护理　护理人员应清楚颅内压增高可能出现的后果，能准确判断并能采取相应的急救措施；密切观察有无颅内压增高的表现及脑疝形成的征象；遵医嘱用药；教会病人调整钠的摄入量，如低盐饮食；通过护理使病人脑组织灌注量保持最佳状态，不发生脑疝。

（2）精神异常的护理　护理人员应清楚精神症状的出现与额叶、颞叶等部位脑组织的损害有关，教育病人家属及其看护者，使他们知道病人的行为是一种病理状态，以获得更多的社会支持；如出现颞叶癫痫发作，应保证抗癫痫药物的正确使用，保证用药浓度，控制发作以减少病人的冲动行为，同时应加强对病人的防护；密切观察病人的语言和各种行为表现，如有无自伤或伤人行为，及时发现异常行为先兆，进行有效的护理干预；如对病人的行为适当给予限制，必要时专人看护，采取隔离或约束性保护；转移环境中的危险物品，减少环境中的各种刺激因素等；帮助病人保持个人卫生、做好饮食等生活护理；加强护患之间的交流，达到有效的沟通。无论哪种病理性行为，护理人员都应给予高度重视，发现有加重情况，应及时与医师联系，必要时请精神科会诊处置。

（3）运动和感觉障碍的护理　要维持病人的皮肤完整性，不出现破损、烧伤或压疮，测定危险因素和皮肤完整性的变化，视病人的具体情况制订翻身计划并具体落实。

（4）失语、眼肌麻痹、共济失调的护理　向病人详细介绍住院的环境，解释呼叫系统并评估病人运用的能力；移去危险物品，将病人安置在可水平升降的床位，夜间保持床在最低水平并支起护栏防护；失语病人应评估病人的失语类型，建立交流方式达到有效沟通。

（5）应用抗病毒药的护理　护士应掌握常用抗病毒药物的作用及不良反应，以便针对性地进行健康教育指导。这类药物中应首选阿昔洛韦，本药为一种鸟嘌呤衍生物，分子量小，容易通过血－脑屏障，对单纯疱疹病毒 1 型、2 型有抑制作用，能抑制细胞内正在复制的 DNA 病毒的合成，达到抗 HSV 的作用。但因本药呈碱性，与其他药物混合容易引起 pH 值改变，加药时应尽量避免其配伍禁忌，注意用前临时配药。不良反应有变态反应、恶心、呕吐、腹痛、下肢抽搐、舌及手足麻木感，血尿素氮、血清肌酐值升高、肝功能异常等；一般在减量或中止给药后缓解。

（6）应用免疫治疗药的护理　干扰素是细胞病毒感染诱生的一组活性糖蛋白，具有广谱抗病毒活性作用，而对宿主细胞损害小；转移因子可使正常淋巴细胞致敏而活化为免疫淋巴细胞；肾上腺糖皮质激素则是常在提示存在病毒引起的变态反应性脑损害时才进行的大剂量冲击疗法。

3. 病情观察　用药过程中应密切观察药物的作用及可能出现的不良反应，发现问题及时与医师联系，采取相应措施。

4. 健康指导

（1）活动指导　如在住院期间出现的症状已基本恢复，在医嘱休息结束后，病人要合理安排好作息时间，生活有规律，保持良好的心理状态。如病人出院时仍有不同程度的活动障碍，教会病人如何更换体位，保持床铺平整、清洁、干燥，在康复师的指导下进行肢体功能锻炼，配合针灸、理疗；有精神症状者，外出活动必须有家人陪同，并佩戴注明姓名、疾病名称、家庭住址及电话号码的卡片。

（2）个人卫生　养成良好的个人卫生习惯，无沐浴的禁忌，教会病人如何保持个人卫生。

（3）语言训练　在康复师指导下进行阅读、认物体名称等训练，从单音节开始，逐渐增加词汇。

（4）用药和就诊　遵医嘱服药，定期随诊以指导维持用药量的调整和观察用药反应。

第二节　新型隐球菌性脑膜炎

一、疾病概述

【概念与特点】

新型隐球菌性脑膜炎是由新型隐球菌感染脑膜和脑实质所致的中枢神经系统的亚急性或慢性炎性疾病，是深部真菌病中较常见的一种类型，该病可见于任何年龄，但以30～60岁成人发病率最高。隐球菌性脑膜炎在我国各省、市、自治区均有散在发病，以往在脑膜和脑实质感染中所占的比例很小，但目前发病率有所增高。

【临床特点】

（1）本病起病隐袭，进展缓慢，病初症状不明显，或早期常有不规则低热或间歇性头痛，后变为持续性并进行性加重；在免疫功能低下病人可急骤起病，发热、头痛、呕吐常为首发症状，伴有乏力、精神萎靡、纳差等。也可无发热。

（2）大部分病人神经系统检查可见明显的颈强直和Kernig征，少数出现精神症状如烦躁瞻望、人格改变、昏睡或昏迷、癫痫发作等，大脑、小脑或脑干较大的肉芽肿可引起局灶性脑神经体征，如偏瘫、失语、共济失调等。大多数病人出现颅内压增高体征，如视盘水肿，脑室系统梗阻出现脑积水。

脑底部蛛网膜下隙渗出等导致蛛网膜粘连，引起多数脑神经受损，如视力丧失、睑下垂、动眼神经麻痹等；如脊髓受压可出现双下肢麻木，行走无力，或双下肢和躯干感觉缺失等。

【辅助检查】

（1）脑脊液检查　脑脊液外观澄清、透明，有大量隐球菌时黏稠，70%病例CSF压力增高。白细胞计数轻度或中度增高，以淋巴细胞增高为主，$(50\sim500)\times10^6/L$，常达$1000\times10^6/L$。蛋白含量增高通常不超过2g/L，含量更高提示蛛网膜下隙梗阻，糖和氯化物降低，CSF离心沉淀后涂片墨汁染色发现带有荚膜的圆形隐球菌可诊断。但有些病例常需多次反复CSF检查才能发现。有学者认为隐球菌抗原检查较墨汁染色敏感，用免疫学技术在脑脊液中查出隐球菌抗原即可诊断。

（2）CT和MRI检查　可发现脑室内或椎管内的囊肿或肉芽肿。邻近眶周或鼻旁窦的感染源和脑积水等。

（3）肺部X线检查　多数病人可有肺部隐球菌病变：肺门淋巴结病、斑片样或粟粒样浸润、空洞或胸膜渗出等，类似结核病灶、肺炎样改变或肺占位病变。

【治疗原则】

（1）两性霉素B的抗真菌药物治疗　是目前药效最强的抗真菌药物，但因其不良反应多且严重，主张与氟胞嘧啶联合治疗，以减少其用量；成人首次用两性霉素B，每日1～2mg，加入5%葡萄糖液500ml内静脉滴注，6小时滴完；以后每日增加剂量2～5mg，直至1mg/(kg·d)，通常维持12周；也可经小脑延髓池、侧脑室或椎管内给药，以增加脑的局部或脑脊液中药物浓度。该药不良反应较大，可引起高热、寒战、血栓性静脉炎、头痛、恶心、呕吐、血压降低、低钾血症、氮质血症等，偶可出现心律失常、癫痫发作、白细胞或血小板计数减少等。

（2）氟康唑的抗真菌药物治疗　为广谱抗真菌药，耐受性好，口服吸收良好，血及脑脊液中药浓度高，对新型隐球菌脑膜炎有特效，每日200～400mg，每日1次口服，5～10天血药浓度可达稳态，疗程一般6～12个月。不良反应为恶心、腹痛、腹泻、胃肠胀气及皮疹等。

（3）氟胞嘧啶的抗真菌药物治疗　可干扰真菌细胞中嘧啶生物合成。单用疗效差，且易产生耐受性，与两性霉素 B 合用可增强疗效，剂量 50～150mg/(kg·d)，分 3～4 次，一疗程为数周至数月。不良反应有恶心、厌食、白细胞及血小板计数减少、皮疹及肝肾功能损害。

（4）对症及全身支持治疗　颅内压增高者可用脱水剂，并注意防治脑疝；有脑积水者可行侧脑室分流减压术，并注意水、电解质的平衡。因本病病程较长，病情重，机体慢性消耗很大，应注意病人的全身营养、全面护理、防治肺部感染及泌尿系统。

二、主要护理问题

（1）脑水肿　与脑组织灌注量改变有关。

（2）头痛、恶心、呕吐及意识障碍　与高热、颅内压高引起的脑膜刺激征及脑疝形成有关。

（3）舒适改变　与感染引起的全身感染中毒症状有关，表现为全身乏力、精神萎靡、食欲减退，心率、呼吸加快。

（4）生活自理缺陷　与脑部病变引起的肢体力弱、偏瘫、共济失调、偏盲、复视、精神障碍、癫痫发作有关。

三、护理措施

1. 常规护理

（1）一般护理　急性期病人应卧床休息，有明显颅内高压时，应抬高床头 10°～15°，以减轻脑水肿、改善头部血液供应；瘫痪病人保持一种体位不能超过 2 小时，应及时翻身、并辅以软枕支持，保持舒适体位。同时应告知病人休息的重要性，尤其是颅内高压的病人应限制活动，所有活动应在医务人员的指导下进行，并随时有人在旁看护。

（2）饮食护理　给予易消化、高蛋白、含丰富维生素的饮食，蛋白质分配在 3 餐中的比例符合要求。有意识障碍的病人，应提供胃肠内营养支持，以改善病人的代谢反应，保证热能的供给，提高治疗效果。

（3）心理护理　护士应主动向病人家属介绍疾病的有关知识，特别是有精神症状的病人，使其获得更多的社会支持；定时探视病人，态度和蔼，语言亲切。

2. 专科护理

（1）运动和感觉障碍的护理　要防止皮肤破损、烧伤或压疮形成，测定危险因素和皮肤完整性的变化，视病人的具体情况制订翻身计划并具体落实。

（2）视力和听力障碍的护理　应引导病人熟悉住院环境，解释呼叫系统，并评估病人运用的能力；移去危险物品，将病人安置在可水平升降的床位并保持床在最低水平。

（3）颅内高压、头痛的护理　护理人员应清楚颅内压增高可能出现的后果，能准确判断并能采取相应的急救措施；遵医嘱使用脱水和镇痛药；教会病人调整钠的摄入量；使病人脑组织灌注量保持最佳状态，头痛逐渐减轻，不发生脑疝。

（4）应用两性霉素 B 抗真菌药物治疗病人的护理　两性霉素 B 的药效最强，但不良反应多且严重，主张与氟康唑或氟胞嘧啶联合使用以减少剂量，减少不良反应；两性霉素 B 的不良反应有高热、寒战、血栓性静脉炎、头痛、恶心、呕吐、血压下降、低钾血症、氮质血症、白细胞或血小板计数减少等。在用药过程中应选用深静脉给药并严格根据医嘱由小剂量递增给药，给药时控制输液速度。

（5）应用氟康唑治疗病人的护理　氟康唑为新型三唑类抗真菌药，能强力而特异地抑制真菌的甾醇合成，口服氟康唑后吸收良好，血药浓度和 CSF 中的药浓度均很高；其不良反应有恶心、腹痛、腹泻、胃肠胀气及皮疹；护士应告诉病人口服吸收不受同时摄入食物的影响，且服药后不影响病人驾驶或操作机械的能力，但合并糖尿病的病人，同时口服氟康唑与磺脲类药物时，可能出现低血糖反应，应注意预防。

3. 病情观察

（1）熟悉头痛与颅内高压的关系，密切观察有无颅内压增高的表现和脑疝形成的先兆征象；注意头痛的性质、部位、持续时间以及是否伴有颅内高压的其他症状。

（2）严格观察生命体征及有无寒战、发热、头痛、恶心、呕吐等症状。

定期检查各重要脏器的功能。

4. 健康指导

（1）合理安排好作息时间，适当运动，生活有规律，保持情绪稳定和良好的心态。

（2）养成良好的个人卫生习惯，无沐浴的禁忌，教会病人如何保持个人皮肤卫生。

（3）遵医嘱服药，定期专科门诊随诊，指导维持用药量的调整并注意观察用药反应。

第三节 化脓性脑膜炎

一、疾病概述

【概念与特点】

化脓性脑膜炎简称化脑，是由各种化脓菌感染引起的脑膜炎症。小儿尤其是婴幼儿常见，是小儿严重感染性疾病之一。其中脑膜炎双球菌引起者最多见，可以发生流行，临床特点有其特殊性，称流行性脑脊髓膜炎。

【临床特点】

（1）儿童时期化脓性脑膜炎　发病急，有高热、头痛、呕吐、食欲不振及精神萎靡等症状。起病时神志一般清醒，病情进展可发生嗜睡、谵妄、惊厥和昏迷。严重者在24小时内即出现惊厥、昏迷，患儿意识障碍、谵妄或昏迷、颈强直、克氏征与布氏征阳性。如未及时治疗，颈强直加重头后仰、背肌僵硬甚至角弓反张。当有呼吸节律不整及异常呼吸等中枢性呼吸衰竭症状，并伴瞳孔改变时，提示脑水肿严重已引起脑疝。疱疹多见于流行性脑脊髓膜炎后期，但肺炎链球菌、流感杆菌脑膜炎亦偶可发生。

（2）婴幼儿期化脓性脑膜炎　起病急缓不一。由于前囟尚未闭合，骨缝可以裂开，而使颅内压增高及脑膜刺激症状出现较晚，临床特点不典型。常先以易激惹、烦躁不安、面色苍白、食欲减低开始，然后出现发热及呼吸系统或消化系统症状，如呕吐、腹泻、轻微咳嗽。继之嗜睡、头向后仰、感觉过敏、哭声尖锐、眼神发呆、双目凝视，有时用手打头、摇头，往往在发生惊厥后才引起家长注意和就诊。前囟饱满、布氏征阳性是重要体征，有时皮肤划痕试验阳性。

（3）新生儿特别是未成熟儿化脓性脑膜炎　起病隐匿，常缺乏典型症状和体征。较少见的宫内感染可表现为出生时即呈不可逆性休克或呼吸暂停，很快死亡。较常见的情况是出生时婴儿正常，数日后出现肌张力低下、少动、哭声微弱、吸吮力差、拒食、呕吐、黄疸、发绀、呼吸不规则等非特异性症状。发热或有或无，甚至体温不升。查体仅见前囟张力增高，而少有其他脑膜刺激征。前囟隆起亦出现较晚，极易误诊。只有腰穿检查脑脊液才能确诊。

【辅助检查】

（1）实验室检查　血常规示白细胞计数明显增多，中性粒细胞明显增高。脑脊液常规可见白细胞计数明显增多，可达 1.0×10^9/L，以中性粒细胞为主。脑脊液蛋白增高，可超过 1.0g/L，糖含量降低。脑脊液涂片或培养可找到细菌。脑脊液免疫学检查有细菌抗原，或分子生物学检查发现细菌核酸。

（2）特殊检查　对有异常定位体征、治疗中持续发热、头围增大、颅内压显著增高而疑有并发症者，可进行颅脑 CT 检查。

【治疗原则】

1. 一般治疗　卧床休息，加强营养，保证热量的供应，维持水、电解质平衡。密切监测呼吸、心率、意识、瞳孔等各生命体征的变化。

2. 用药治疗

（1）抗生素治疗　①尽早采用抗生素静脉注射治疗；②选用可穿透血-脑屏障、脑脊液中浓度高的抗生素；③脑脊液细菌培养阳性时，根据药敏试验选用抗生素；④分次用药，以维持有效的药物浓度；⑤足量、足疗程。

病原菌不明时的治疗：包括初次诊断病原不明的患儿，或院外治疗不规则者。应选用对肺炎链球菌、脑膜炎球菌和流感嗜血杆菌 3 种常见病原体有效的广谱抗生素。

病原菌明确后抗生素治疗：病原菌明确后应根据药物敏感试验结果选用有效的抗生素治疗。

抗生素用药疗程：流感嗜血杆菌脑膜炎、肺炎链球菌脑膜炎静脉用药疗程为10～14天；脑膜炎球菌者为7天，金黄色葡萄球菌、肠道革兰阴性杆菌及耐药的肺炎链球菌脑膜炎疗程宜在21天以上。若有并发症，疗程适当延长。

停药指征：用足疗程后症状消失、热退1周以上，脑脊液细胞数 $<20\times10^6/L$，且细胞分类正常，蛋白及糖量恢复正常。一般达到以上标准，少则8～10天，多则1个月以上，平均2～3周。

（2）糖皮质激素治疗　抗生素开始治疗的同时应用糖皮质激素可抑制炎性因子，减轻脑水肿和降颅内压。常用地塞米松0.4～0.6mg/(kg·d)，连用3～5天。

3. 其他治疗

（1）对症治疗　①控制惊厥：频繁惊厥须控制，以免发生脑缺氧及呼吸衰竭。除用脱水药降低颅内压，常规补钙外，对症治疗常采用地西泮、水合氯醛、副醛、苯巴比妥等药物。考虑有脑实质受损而致癫痫发作者，应按癫痫治疗。同时可给予维生素C、维生素 B_1、维生素 B_6，谷氨酸钠、γ－氨酪酸等药物保护脑细胞促进其功能恢复。②减低颅内压：早期应用脱水剂，20%甘露醇首剂0.5～1.0g/kg，以后每次0.25～0.5g/kg，每6～8小时1次，具体根据颅内压增高程度而定，但每次剂量不应增加。疗程5～7天。③抢救休克及DIC。

（2）并发症治疗　①硬脑膜下积液：少量积液无须处理，大量积液并有相应症状时应穿刺放液，放液量每次每侧不应超过15ml。个别迁延不愈者需外科手术引流。②脑室管膜炎：行侧脑室穿刺引流，以缓解症状。同时选用有效安全的抗生素给予侧脑室内注入。③脑积水：常见阻塞性或混合性脑积水，鞘内注射抗生素或糖皮质激素可能有效，严重时可行正中孔粘连松解、导水管扩张和脑脊液分流等手术。④脑性低钠血症：确诊后可用3%盐水6ml/kg缓慢滴注，可提高血钠5mmol/L，若仍不能纠正，可再给予3～6ml/kg。同时应限制入量，800～900ml/(m^2·d)，给液成分与一般维持液相同。由于大量应用钠盐，必然增加钾和钙离子的丢失，需注意补充。

二、主要护理问题

（1）体温过高　与感染有关。
（2）调节颅内压能力下降　与颅内感染有关。
（3）体液不足的危险　与高热及呕吐有关。
（4）营养失调，低于机体需要量　与高热及呕吐有关。
（5）口腔黏膜改变　与感染及抗生素应用有关。
（6）有皮肤完整性受损的危险　与卧床及意识障碍有关。
（7）有误吸的危险　与呕吐有关。

三、护理措施

1. 常规护理

（1）高热的护理　保持病室安静、空气新鲜。应绝对卧床休息。每 4 小时测体温 1 次，并观察热型及伴随症状。鼓励患儿多饮水。必要时静脉补液。出汗后应及时更衣，注意保暖。体温超过 38.5℃时，及时给予物理降温或药物降温，以减少大脑氧的消耗，防止高热惊厥，并记录降温效果。

（2）饮食护理　保证足够热量摄入，按患儿热量需要制定饮食计划，给予高热量、高蛋白、高维生素、清淡、易消化的流质或半流质饮食。不能进食者给予鼻饲，少量多餐，以减轻胃的饱胀感，防止呕吐发生。注意食物的调配，可增加患儿食欲。频繁呕吐不能进食者，应注意观察呕吐情况并静脉输液，维持水、电解质平衡。监测患儿每日热量摄入量，及时给予适当调整。

（3）日常生活护理　协助患儿洗漱、进食、大小便及个人卫生等生活护理。做好口腔护理，呕吐后帮助患儿漱口，保持口腔清洁，及时清除呕吐物，减少不良刺激。做好皮肤护理，及时清除大小便，保持臀部干燥，必要时使用气垫等抗压力器材，预防压疮的发生。注意患儿安全，患儿躁动不安或惊厥时防止其坠床及舌咬伤。

（4）心理护理　对患儿及家长给予安慰、关心和爱护，使其接受疾病的事实，鼓励战胜疾病的信心。介绍病情、治疗护理的目的与方法，使其主动配合。及时解除患儿不适，取得患儿及家长的信任。

2. 专科护理

（1）做好抢救药品及器械的准备　做好氧气、吸引器、人工呼吸机、呼吸兴奋剂、脱水剂、硬脑膜下穿刺包及侧脑室引流包的准备。

（2）药物治疗的护理　了解各种用药的使用要求及不良反应，如静脉用药的配伍禁忌；青霉素稀释后应在 1 小时内输完，防止破坏，影响疗效；高浓度的青霉素需避免渗出血管外，防止组织坏死；注意观察氯霉素的骨髓抑制作用，定期做血象检查；静脉输液速度不宜太快，以免加重脑水肿；注意保护好血管，保证静脉输液通畅；记录 24 小时的出入量。

（3）康复护理　对恢复期患儿应进行功能训练，指导家长根据不同情况给予相应护理，以减少后遗症的发生。

3. 病情观察

（1）严密监测生命体征　若患儿出现意识障碍、囟门、瞳孔改变、躁动不安、频繁呕吐、四肢肌张力增高等惊厥先兆，提示有脑水肿、颅内压升高的可能。若呼吸节律不规则、瞳孔忽大忽小或两侧不等大、对光反应迟钝、血压升高，应注意脑疝及呼吸衰竭的存在。应经常巡视、密切观察、详细记录，以便及早发现，给予急救处理。

（2）做好并发症的观察　如患儿在治疗中出现发热不退或退而复升，前囟饱满、颅缝裂开、呕吐不止、频繁惊厥，应考虑有并发症存在。可作颅骨透照法、头颅 CT 检查等，以期早确诊，及时处理。

4. 健康指导　主动向患儿家长介绍病情、用药原则及护理方法，使其主动配合治疗。为恢复期患儿制订相应的功能训练计划，指导家长具体康复措施，减少后遗症的发生。

第四节　结核性脑膜炎

一、疾病概述

【概念与特点】

结核性脑膜炎是小儿结核病中最严重的一种类型，多见于 3 岁以内婴幼儿，且多在结核原发感染后 1 年内发病。如诊断不及时或治疗不当，该病的病死率及后遗症发生率较高，故早期诊断和合理治疗是改善本病预后的关键。

【临床特点】

根据其临床特点，病程大致可分三期。

1. 早期（前驱期） 1～2 周，主要症状为小儿性格改变，如少言、喜哭、易怒、易倦等，还可有发热、食欲不佳、轻度头痛（如蹙眉皱额、嗜睡等），呕吐等症状。

2. 中期（脑膜刺激期） 1～2 周，患儿可出现脑膜刺激征，如颈项强直，克氏征、布氏征阳性，婴幼儿可出现前囟膨隆。并可出现脑神经障碍（如面神经瘫痪等）、视神经炎、肢体瘫痪等症状。

3. 晚期（昏迷期） 1～3 周，以上症状逐渐加重，由意识蒙眬、半昏迷而进入昏迷，频繁惊厥，常伴水、电解质紊乱。

小儿结核性脑膜炎也有不典型症状者，如急性发病（病程短，2～5 日），婴儿以惊厥为首发症状，可无前驱期症状，脑膜刺激征不明显，以舞蹈样多动症起病，以突然偏瘫起病等。

【辅助检查】

（1）实验室检查　脑脊液检查压力增高，外观透明、微混或呈毛玻璃样，白细胞计数多为（50～500）$\times 10^6$/L，分类以淋巴细胞为主，蛋白含量增高，糖与氯化物降低。蛛网膜下隙阻塞时，脑脊液中可呈黄色，静置 12～24 小时后有蛛网状薄膜形成。取脑脊液、脑脊液薄膜或脑脊液离心沉淀物涂片做抗酸染色有抗酸杆菌。免疫学方法检测脑脊液结核菌抗原可阳性。脑脊液 PPD－IgM 或 PPD－IgG 可升高。脑脊液结核菌培养可阳性。分子生物学方法可检出脑脊液中结核菌 DNA。脑脊液腺苷脱氨酶（ADA）升高 >9U/L。

（2）特殊检查　结核菌素试验阳性。X 线胸片检查可有结核病灶。脑 CT 或磁共振（MRI）检查在早期可正常，中晚期可见结核瘤，基底节阴影增强，脑池密度增高、模糊、钙化，脑室扩大，脑水肿。急性期脑电图检查异常。

【治疗原则】

给予规范抗结核治疗，降颅内压、防粘连等对症治疗，维持机体内环境平衡，防治并发症。

二、主要护理问题

(1) 潜在的并发症 颅内压增高。

(2) 营养失调，低于机体需要量 与纳差、疾病消耗过多有关。

(3) 意识障碍 与颅内压增高和脑实质受损有关。

(4) 有皮肤完整性受损的危险 与长期卧床使皮肤受压和抵抗力下降有关。

三、护理措施

1. 常规护理

(1) 休息 卧床休息，抬高床头，半卧位，保持头部居中，避免一切不必要的刺激，医、护、技操作集中进行，限制陪伴及探视。

(2) 改善患儿营养状况 维持营养，保持水、电解质平衡，为患儿提供足够的热量、蛋白质及维生素食物，以增强机体的抵抗力。清醒的患儿采取舒适的卧位协助进食，宜少量多餐，耐心喂养。进食速度避免过快，防止呕吐，进餐前后 1 小时抬高床头，昏迷患儿采取鼻饲喂养和静脉高营养支持治疗。

(3) 心理护理 患儿体温上升超过 38.5℃时应积极降温以减少大脑氧耗，防止发生高热惊厥。惊厥发作时将患儿头偏向一侧，给予口腔保护以免舌咬伤，拉好床档，避免躁动及惊厥时受伤或坠床。

2. 专科护理

(1) 保持呼吸道通畅 防止呕吐物误吸，必要时吸痰或给氧，惊厥发作时即时放置牙垫防止牙咬伤，并积极控制惊厥。

(2) 治疗护理 ①做好腰穿前后心理护理，腰穿后去枕平卧 4 ~6 小时。②控制输液速度，遵医嘱给予脱水剂及水、电解质等，合理使用抗结核药物，并注意药物不良反应。

(3) 加强基础护理 ①眼睑不能闭合者，涂以红霉素眼膏并用纱布覆盖。②每日口腔护理 2 ~3 次，呕吐后及时清除颈部、耳部残留物。③大、小便后及时更换尿布，清洗臀部、会阴部，保持清洁、干燥。

3. 病情观察

（1）密切观察患儿生命体征、神志、前囟、肌张力、瞳孔大小及对光反射等病情变化，发现异常及时告知医师。

（2）如患儿在治疗中发热不退或退而复升，前囟饱满、颅缝裂开、呕吐不止、频繁惊厥等，注意发生并发症，做好氧气、吸引器、人工呼吸机、脱水机、呼吸兴奋剂、硬脑膜下穿刺包及侧脑室引流包的准备，给予急救。

4. 健康指导

（1）建立合理有序的生活制度，注意营养和休息。

（2）要做好长期治疗的思想准备，坚持早期、联合、适量、规律、全程治疗原则，避免与开放性结核病病人接触，定期门诊复诊，防止复发。

（3）注意药物不良反应。口服 PAS 对胃黏膜有刺激作用，宜饭后服；服用皮质激素时注意补充钙、磷；肌内注射链霉素可出现耳鸣甚至耳聋等不良反应，应及时观察并调整用药方法。

（4）有后遗症的患儿应加强功能锻炼。

第五节　脑猪囊尾蚴病

一、疾病概述

【概念与特点】

脑猪囊尾蚴病是因食入染有猪绦虫卵的食物而感染，由猪绦虫蚴虫（囊尾蚴）寄生脑组织形成包囊而发病。脑内囊尾蚴的数量由单个至数百个。青壮年占多数，50% ~70% 猪囊尾蚴病病人可有中枢神经系统（CNS）寄生虫感染，也是我国北方症状性癫痫常见的病因之一。囊尾蚴还寄生于肌肉、皮下组织及眼等部位。

【临床特点】

根据包囊存在的位置不同，临床表现可分为四种基本类型：脑实质型、蛛网膜型（或脑膜性）、脑室型和脊髓型。最常见的临床表现是癫痫发作、高颅内压所致头痛和视盘水肿以及脑膜炎症状和体征。

（1）脑实质型　临床发作症状与包囊所寄生的位置有关。位于皮质的包囊引起全身性和部分性发作，30% ~40% 的病人癫痫发作是惟一症状，也可出现偏瘫、感觉缺失、偏盲和失语；位于额叶或颞叶等部位可发生痴呆、精神症状。小脑的包囊引起共济失调，血管受损后可引发卒中。

（2）蛛网膜型　脑膜的包囊破裂或死亡可引起头痛、交通性脑积水和虚性脑膜炎等表现；包囊在基底池内可引起阻塞性脑积水；脊髓蛛网膜受累可出现蛛网膜炎和蛛网膜下隙完全阻塞。上述均可出现颅内压增高的临床表现头痛、呕吐脑膜刺激征阳性。

（3）脑室型　包囊寄生在脑室，在第三和第四脑室内可阻断脑脊液循环，导致阻塞性脑积水。包囊可在脑室腔内移动，至第四脑室正中孔突然阻塞，导致脑压突然增高，引起眩晕、呕吐意识障碍及跌倒发作，或少数病人可在无任何前驱症状的情况下突然死亡。该型病人常发生蛛网膜下隙粘连。

（4）脊髓型　少见，可在颈胸段出现硬膜外的损害。

【辅助检查】

（1）血常规检查　多数病人白细胞计数正常，少数可达 10×10^9/L，嗜酸粒细胞可高达 15% ~50%，大便检查发现绦虫卵可作为间接证据。

（2）脑脊液检查　压力正常或升高，脑膜炎型白细胞计数增高可达 10×10^6/L，以淋巴细胞为主嗜酸粒细胞增高，蛋白定量正常或轻度增高，糖、氯化物正常。

（3）免疫学检查　用囊尾蚴抗原检测脑脊液中的特异性抗体，对本病的诊断有定性意义。

（4）脑电图检查　对癫痫病人有诊断价值，可见弥漫和局灶性异常波形，表现为高幅/低幅慢波、尖慢波或棘－慢复合波。

（5）头部 CT 检查　脑囊尾蚴头部 CT 所见主要为集中或散在的直径 0.5 ~1.0cm 的圆形或卵圆形阴影，有高密度、低密度、高低混杂密度病灶，增强扫描头节可强化。

（6）头部 MRI 检查　对脑囊尾蚴更有诊断价值，阳性发现和可靠性更优于 CT，根据囊尾蚴感染的先后时间不同，可分为 4 期。根据各期的变化不同，可分辨出囊尾蚴的存活和死亡。①活动期：T_1 加权像囊尾蚴呈圆形低信号，头节呈点状或逗点状高信号；T_2 加权像囊尾蚴呈圆形高信号，头节呈点状低信号。②退变死亡期：T_1加权像水肿区低信号内有高信号环或环节，或仅有低信号区；T_2加权像水肿区高信号，内有低信号环或结节。③非活动期：T_1、T_2加权像上多呈圆形低信号。④混杂期：T_1、T_2加权像上均呈混杂密度病灶。

（7）脑组织活检　手术或CT立体定向取病灶脑组织活检可发现囊尾蚴。

【治疗原则】

1. 治囊尾蚴

（1）阿苯达唑（丙硫咪唑）　15～20mg/（kg·d），连用10日。

（2）吡喹酮　1个疗程总量300mg/kg，从小剂量开始渐增加剂量，每日不超过1g。

可选择这两种药中的一种，每日剂量分2～3次服用，间隔1～3个月再行第2个疗程，一般3～4个疗程即可，病灶多者需6～8个疗程。

2. 驱绦虫　疑有绦虫存在，选择下列一种驱虫方法。

（1）槟榔和南瓜子　炒熟120g南瓜子，带皮晨起空腹食入，2小时后服入120g槟榔的生药水煎剂，2.5小时后再服50%硫酸镁50ml。

（2）氯硝柳胺（灭绦灵）　晨起空腹嚼碎口服1g，1小时后再如法服1g。

3. 对症治疗　根据病情选用抗癫痫药，如卡马西平0.1g，每日3次；或丙戊酸钠0.2g，每日3次。若颅内压高，加用甘露醇、甘油果糖、呋塞米等脱水药。

4. 手术　脑室囊尾蚴可手术摘除，脑积水者宜行脑脊液分流术。

二、主要护理问题

（1）头痛　与脑膜的包囊破裂或死亡有关。

（2）恶心、呕吐、意识障碍　与脑囊尾蚴在脑组织占位引起脑组织水肿、颅内压高有关。

（3）意外伤害、跌伤、碰伤、舌咬伤　与包囊侵犯大脑皮质引起发作性癫痫有关。

三、护理措施

1. 常规护理

（1）一般护理　急性期病人应卧床休息，可适当抬高床头30°～45°，即半卧位，膝关节下垫一软枕使腿屈曲或两腿原样伸直，该种卧位对循环、呼吸的影响介于立位和卧位之间，病人感觉最舒适；在就餐前和餐后1小时内抬高头；昏迷病人应予半俯卧位，即面向的一侧身体稍向上，上肢屈曲，下肢髋、膝关节稍屈曲，对侧上肢在旁侧伸展，下肢伸向前，这种体位可以防止昏迷病人呕吐物导致误吸、窒息，对循环系统的影响最小；有明显颅内高压的病人，应抬高床头10°～15°，以减轻脑水肿、改善头部血液供应；瘫痪病人每种体位不能超过2小时，应及时更换体位。伴有偏瘫的病人应将瘫痪肢体保持良好的位置，指导病人做各种关节的主动和被动活动，以防止关节挛缩，一般活动，每日2～3次，每次15～20分钟，在活动时手法要轻柔、活动不能快、不能粗暴、不能引起疼痛，否则拉伤肌肉、韧带和关节。有精神症状的病人起居活动时应随时有人在旁看护，协助完成日常生活的照顾。

（2）饮食护理　给予易消化、高蛋白、含丰富维生素的饮食。蛋白质分配在3餐中比例符合要求。若有精神症状的病人，可提供适当安全的进餐用具，协助进餐；若有意识障碍的病人，病人的病情多处于重危状态，此时的静态能量消耗（REE）一般占能量消耗（TEE）的75%～100%，应在住院期间提供胃肠内营养支持（EN）。EN可以改善病人的代谢反应、提高免疫力、减少炎性反应、保证热量的摄入、缩短住院时间。首先与医师及营养师共同建立摄入目标，教育病人的家属EN的重要性，选择适合病人的营养供给途径，如胃管鼻饲。营养液应结合病人的病情、营养状况及对营养液的耐受情况选择，多用匀浆、要素饮食；要素饮食从低浓度小剂量开始，若无胃肠反应，每间隔1～2天调整1次。

（3）高热的护理　病人发病后体温可高达39～41℃，护士应清楚体温过高的危险因素，指导病人防止体温过高的方法并维持正常体温。采取的措施有监测体温，4小时1次，必要时监测白细胞计数；摄取足量的液体（至少2000ml/d）；体温超过39℃时给予温水擦浴或冰袋物理降温；遵医嘱药物降温，观察降温效果并记录；做好口腔护理，每天2次以上；严格遵医嘱给予抗病毒药物，保证药物浓度。

（4）心理护理　护士应主动向病人及家属介绍疾病及其康复的相关知识，态度和蔼，语言亲切；鼓励家人定时探视病人，营造良好的感情氛围，以增强病人康复的信心。

2. 专科护理

（1）颅内高压的护理　护理人员应清楚颅内压增高可能出现的后果，能准确判断并能采取相应的急救措施；遵医嘱用药；教会病人调整钠的摄入量，如低盐饮食；通过护理使病人脑组织灌注量保持最佳状态，不发生脑疝。

（2）运动和感觉障碍的护理　要维持病人的皮肤完整性，不出现破损、烧伤或压疮，测定危险因素和皮肤完整性的变化，视病人的具体情况制订翻身计划并具体落实。

（3）失语、眼肌麻痹、共济失调的护理　向病人详细介绍住院的环境，解释呼叫系统并评估病人运用的能力；移去危险物品，将病人安置在可水平升降的床位，夜间保持床在最低水平并支起护栏防护；失语病人应评估病人的失语类型，建立交流方式达到有效沟通。

（4）精神异常的护理　护理人员应清楚精神症状的出现与额叶、颞叶等部位脑组织的损害有关，教育病人家属及其看护者，使他们知道病人的行为是一种病理状态，以获得更多的社会支持；如出现颞叶癫痫发作，应保证抗癫痫药物的正确使用，保证用药浓度，控制发作以减少病人的冲动行为，同时应加强对病人的防护；帮助病人保持个人卫生、做好饮食等生活护理；加强护患之间的交流，达到有效的沟通。无论哪种病理性行为，护理人员都应给予高度重视，发现有加重情况，应及时与医师联系，必要时请精神科会诊处置。

（5）抗寄生虫药的药物护理　常用广谱抗寄生虫药有吡喹酮和阿苯达唑。根据病人囊尾蚴的部位及数量情况，决定用药的剂量与速度，应先从小剂量开始，且在第一个疗程中的用药反应观察最重要，因为用药后囊尾蚴死亡，可释放出大量异蛋白抗原而引起急性炎性反应和脑水肿，并出现全身多系统的伴发症状，导致颅内压急剧增高或脑疝形成，用药过程中必须严密监测。

（6）糖皮质激素与脱水剂的药物护理　使用脱水剂治疗时应快速脱水，

并注意同时补充液体和电解质，以加速代谢产物及药物的排出，防止水、电解质平衡紊乱；使用糖皮质激素治疗时应注意补钾、补钙，护胃以防止消化道出血。

3. 病情观察

（1）密切观察有无颅内压增高的表现及脑疝形成的征象。

（2）密切观察病人的语言和各种行为表现，如有无自伤或伤人行为，及时发现异常行为先兆，进行有效的护理干预；如对病人的行为适当给予限制，必要时专人看护，采取隔离或约束性保护；转移环境中的危险物品，减少环境中的各种刺激因素等。

4. 健康指导

（1）卫生指导　养成良好的卫生习惯，不吃生食和不洁食品，教会病人如何保持个人皮肤卫生，养成洗手的习惯，如饭前便后要洗手。

（2）活动指导　要合理安排好作息时间，劳逸结合，保持良好的心态；有继发性癫痫发作的病人要随身携带个人卡片，禁止从事高空、机械操作等危险作业，防止受伤和意外发生。

（3）用药和就诊　遵医嘱正确服药，定期到感染专科或寄生虫病门诊随诊，以指导维持用药量的调整，并注意观察用药反应；如出现抽搐应到神经内科就诊。

第六节　艾滋病的神经系统损害

一、疾病概述

【概念与特点】

艾滋病也称获得性免疫缺陷综合征（AIDS），是感染人类免疫缺陷病毒（HIV）所致。艾滋病自1981年被首次报道以来，现已在200多个国家和地区发现此病，而且病人数正在不断增多，特别是在非洲、亚洲发展中国家，AIDS感染者和病人病率呈不断上升趋势。据国际艾滋病学会第一届大会（2001）资料，迄今全世界约有5800万艾滋病病人，2200万人死于本病。故AIDS的神经系统损害日益受到关注。

【临床特点】

因为艾滋病是一种严重的全身性疾病，其临床症状多种多样，使得艾滋病神经系统损害的临床表现也呈现多种变化，但大体可概括为艾滋病相关复合征、神经系统原发感染、神经系统继发性感染和神经系统肿瘤四部分。

1. 艾滋病相关复合征 多为艾滋病前期非特异性症状，如发热、体重下降、盗汗、食欲不振、嗜睡、咽痛、咳嗽、腹泻、消化不良、皮肤病变及眼部不适、慢性全身淋巴及肝脾大等。

2. 神经系统原发感染

（1）亚急性、慢性HIV脑病或AIDS－痴呆复合征 是成人HIV感染引起慢性神经功能障碍最常见病因，临床表现痴呆是首发或主要症状，为隐袭进展皮质下痴呆，见于约20% AIDS病人。早期症状：淡漠、回避社交、性欲降低、思维减慢、注意力不集中和健忘，精神症状表现抑郁或躁狂，以及运动迟缓、下肢无力、共济失调、头痛、震颤、癫痫发作、Parkinson综合征等。病情进行性加重，晚期出现严重痴呆、无动性缄默、运动不能、截瘫和尿失禁等。

（2）急性脑膜脑炎 HIV进入人体后6周左右发病，表现为急性精神症状、意识障碍和癫痫发作（全身性强直－阵挛发作）。脑脊液呈非特异性炎性改变，脑电图示弥漫性异常，脑CT检查正常。急性期症状可在几周内消失，但脑部HIV感染仍继续存在，以后可发展成为亚急性或慢性脑炎。

（3）慢性脑膜炎 表现为慢性头痛和脑膜刺激征阳性，并伴第Ⅴ、第Ⅶ、第Ⅷ脑神经受损症状，脑脊液HIV阳性。

（4）空泡样脊髓病 表现为感觉性共济失调和痉挛性截瘫，常伴痴呆，部分病人合并亚急性或慢性脑病。病理尸检病变主要侵犯脊髓侧索及后索，胸段最明显。

（5）周围神经病 约15%的AIDS病人合并周围神经损害，AIDS早期可见近端不对称性多发性神经根炎或多发性神经病，CSF呈炎症改变；后期出现远端对称性感觉运动性神经病。部分病例可伴有亚急性或慢性脑病。

（6）肌病 炎性肌病最为常见，为亚急性起病的近端肢体肌无力，CPK（肌酸磷酸激酶）或LDH增高。

3. 神经系统继发感染

（1）脑弓形虫病　AIDS 常见的并发症，占 13.3% ~32.6%。病理变化为多发性脓肿或肉芽肿，坏死灶周围炎性细胞浸润，其中可见弓形虫包囊和自由滋养体。临床表现因病灶的多发性而复杂多样：①亚急性起病；②大脑半球、脑干或小脑的局灶损害体征，偏瘫、失语、视野缺损、癫痫等；③意识障碍及精神症状等弥漫性脑损害表现；④持久发热和不同程度的意识障碍。脑脊液单核细胞数轻度增高，蛋白质增高和糖降低。脑 CT 检查可见多发性块状病灶，位于灰质、白质之间；75% 有环状或均质性增强；周围出现水肿带及占位效应。MRI 示 T_1 加权像为边界不清的低信号区。T_2 加权像等信号或高信号区。脑组织活检可迅速确诊。

（2）真菌感染　以新型隐球菌脑膜脑炎和隐球菌瘤最常见，约占 10%。有时亦可见到中枢神经系统的念珠菌或曲霉菌感染。头痛、发热、意识障碍和痫性发作等进行性加重，颈强直不明显；CSF 墨汁染色和细胞学检查发现隐球菌或荚膜抗原阳性可确诊，常无典型脑膜脑炎症状，CSF 细胞数可不增多，蛋白和糖含量很少异常；CT 可无异常，增强偶尔可发现颅底肉芽肿。

（3）病毒感染　病毒性脑炎较常见，呈反复发作的慢性感染状态。巨细胞病毒脑炎：可引起严重脑炎伴意识障碍、癫痫发作、腰神经根炎和视网膜导致失明，但诊断困难，PCR 检查可有帮助；单纯疱疹病毒及带状疱疹病毒脑炎：较少见，可累及多个脑白质区，类似进展性多灶性白质脑病，表现头痛、发热、软偏瘫、失语、痫性发作和人格改变等；进行性多灶性白质脑病（PML）：由乳多空病毒引起，弥漫性非对称脑白质受累，表现进行性精神衰退、认知障碍、偏瘫、偏身感觉障碍、偏盲、失语、共济失调、构音障碍和面瘫等，CSF 通常正常，少数病例细胞和蛋白轻度增高；EEG 可见局灶性低波幅弥漫性慢波，无特异性；CT 可见晚期病例白质多灶性低密度区，无增强效应。确诊需脑活检，病变为多灶性白质脱髓鞘区，轴索保存，病灶区周围少突胶质细胞增生，可见核内嗜酸性包涵体，无炎性反应，周围见巨大、异形及呈丝状分裂性的星形细胞。

（4）细菌性感染　以分枝杆菌感染多见，如结核性脑膜炎或脑膜脑炎。其他还可见奴卡菌、沙门菌、李斯特菌等感染。患儿可见发育迟滞、发热、进行性精神衰退、脑膜炎、脑脓肿、视神经炎和多发性神经病等。

（5）寄生虫感染　一般很少见，但近来有脑卡氏肺囊虫感染的个案报道。

4. 神经系统继发肿瘤 细胞免疫功能缺陷使恶性肿瘤发病率增高，常合并环状红斑狼疮、血小板减少性紫癜等自身免疫病。

（1）淋巴瘤 约5%的AIDS病人发生原发性CNS淋巴瘤，临床和影像学上与弓形虫病很难区分，也可以继发于系统性淋巴瘤，瘤细胞浸润脑实质血管周围间隙或软脑膜。表现偏瘫、失语、视力障碍、全面或局灶性癫痫发作、头痛、呕吐和视盘水肿等颅高压症状，脑膜转移常见动眼、外展和面神经及多发性神经根损害。CSF淋巴细胞、蛋白含量正常或轻度增高，糖含量降低，确诊需脑活检。预后差，仅存活数月。

（2）Kaposi肉瘤 是AIDS常合并的恶性肿瘤，CNS很少受累，CNS受累常伴其他脏器受累和肺部广泛转移，易合并CNS感染如脑弓形虫病和隐球菌脑膜炎等。

5. 继发性脑血管病 肉芽肿性脑血管炎和炎性栓子可引起广泛性脑梗死，出现精神异常、意识不清、高热，无神经系统定位体征，脑脊液细胞和蛋白增高，糖和氯化物不低；非细菌性血栓心内膜炎继发脑栓塞；血小板减少导致脑出血或蛛网膜下隙出血。

【辅助检查】

（1）血常规检查 外周血常轻度贫血，红细胞、血红蛋白和白细胞计数降低，中性粒细胞增加，核左移。少数AIDS病人可见粒细胞减少，出现浆细胞样淋巴细胞和含空泡单核细胞；血小板无变化，个别病例合并血小板减少。

（2）实验室血清学检查 HIV抗体可用ELISA检测，阳性需重复检测或用免疫印迹法和固相免疫沉淀试验（SRIP）复检确认，以防假阳性。

（3）免疫学检查 淋巴细胞通常是对艾滋病神经系统损害有重要的诊断价值的必行检查项目。①外周血淋巴细胞计数下降至$1.0\times10^9/L$，辅助性淋巴细胞$CD_4^+<0.4\times10^9/L$，伴严重机会性感染时$CD_4^+<0.05\times10^9/L$，CD_8^+正常或略增高，CD_4^+/CD_8^+比值<1.0。②皮肤植物血凝素（PHA）及某些抗原反应消失，迟发性变态反应下降，NK细胞活性下降，单核－巨噬细胞数量和趋向性下降。③免疫球蛋白增高（B细胞多克隆活化所致），血清α－干扰素，β－微球蛋白、α－胸腺素和免疫复合物等含量增高。

（4）脑脊液、影像学检查 对于原发性或继发性以及继发后致病原有参考价值。在艾滋病继发性神经系统损害中，因致病原的差异脑脊液检查、影像学呈现不同变化。通过ELISA、PCR等试验方法进行的病原学检测分析，对艾滋病继发性神经系统损害有重要的参考意义。在病情复杂或诊断不明的情况下，也可酌情使用定向脑活检。

【治疗原则】

1. 抗 HIV 治疗 目前临床常用的抗 HIV 药物包括：①核苷反转录酶抑制剂：齐多夫定、拉米夫定等。②非核苷反转录酶抑制剂：奈韦拉平等。③蛋白酶抑制剂：茚地那韦等。主张用高效抗反转录病毒疗法治疗，在病人 CD_4 细胞计数≤350×10^6/L 时开始治疗，采用“鸡尾酒疗法”，各类药物通过不同的组合以增强疗效。由于抗 HIV 药物的抗病毒能力、依从性、耐药性和毒性，加之药物还不能将病毒完全从体内清除，最近有学者主张采用间断疗法。

2. 增加免疫功能 可应用异丙肌酐、甘草酸、香菇多糖、白介素－2、胸腺刺激素等或进行骨髓移植、胸腺移植、淋巴细胞输注等免疫重建。

3. 治疗机会性感染 针对脑弓形虫病用乙胺嘧啶和磺胺嘧啶，单纯疱疹病毒感染用阿昔洛韦，真菌感染用两性霉素 B。巨细胞病毒所致的神经根病的进行性疼痛可用更昔洛韦及三环类抗抑郁药如阿米替林等治疗。

4. 外科治疗 颅脑手术对于 AIDS 的中枢神经系统损害并非是主要的治疗手段。对于单发的无颅外转移的淋巴瘤、Kaposi 肉瘤及 AIDS 相关病原体感染造成的肉芽肿或脓肿可行开颅手术切除。感染造成的脑积水也可考虑做脑室腹腔分流术。应用立体定向活检对于明确诊断有重要的意义。

5. 放射治疗 与 AIDS 相关的颅内肿瘤对放射线相当敏感，因此放射治疗是重要而有效的手段。

二、主要护理问题

（1）营养失调，低于机体需要量 与艾滋病期并发各种机会感染和肿瘤有关。

（2）感染 与艾滋病所致机体免疫功能降低有关。

（3）恐惧、社交孤立 与艾滋病预后不良、受疾病折磨、担心受到歧视有关。

三、护理措施

1. 常规护理

（1）营养支持护理　应给予高热量、高蛋白、富含维生素、易消化饮食，以保证营养供给，增强机体抗病能力。同时应根据病人的饮食习惯，注意食物的色香味，少量多餐，设法促进病人食欲。若有呕吐，在饭前30分钟给镇吐药。若有腹泻，应鼓励病人多饮水或给予肉汁、果汁等。不能进食、吞咽困难者给予鼻饲。必要时静脉补充所需营养和水。监测病人体重、血红蛋白的变化等。

（2）心理支持　多与病人沟通，了解病人的心理状态。由于艾滋病缺乏特效治疗，预后不良，加之疾病的折磨，病人易有焦虑、抑郁、恐惧等心理障碍，部分病人可出现报复、自杀等行为。护士要真正关心体谅病人，发扬人道主义精神，在严格执行血液和体液隔离的前提下，多巡视病人，了解病人的需要、困难，满足合理要求，解除病人孤独、恐惧感。目前许多疗法及药物正在积极研制中，应使病人及家属树立战胜疾病的信心，同时动员其亲属朋友给病人以关怀、同情、支持。

2. 专科护理

（1）预防与消毒隔离　预防原则主要是加强对艾滋病的宣传教育工作，普及艾滋病传播及防治知识，使医务人员和群众对艾滋病有正确的认识。控制传染源，病人及HIV携带者血、排泄物和分泌物应进行消毒，艾滋病进展期病人应注意隔离。

（2）切断传播途径　①杜绝不洁注射，严禁吸毒，特别是静脉毒瘾，不共用针头、注射器，使用一次性注射器，如被病人用过的针头或器械刺伤应在2小时内服用齐多夫定，时间不少于1周。②加强血制品管理，严格禁止血液抗HIV阳性者献血及捐献器官、组织和精液。加强血站、血库的建设和管理。③开展艾滋病的防治教育，开展正确的性道德教育，加强与HIV及AIDS有关的性知识、性行为的健康教育，洁身自好，防止与HIV感染者发生性接触。④切断母婴传播，女性HIV感染者特别是HIV－1感染者应尽量避免妊娠，以防止母婴传播，HIV感染哺乳期女性应人工喂养婴儿。⑤消毒隔离，工作实验台面可用75%酒精消毒，血液或体液污染的物品或器械用（1：10）～（1：100）

浓度的次氯酸钠或1∶10稀释的漂白粉液擦拭或浸泡，高温消毒也是杀灭HIV的有效办法。接触病人的血液或体液时，应戴手套、穿隔离衣，不共用牙刷、刮脸刀片等。

（3）保护易感人群　在进行手术及有创性检查（如胃镜、肠镜、血液透析等）前，应检测HIV抗体。对吸毒、卖淫、嫖娼等人群要定期监测，加强对高危人群的HIV感染监测。

（4）用药护理　使用齐多夫定治疗者，注意其严重的骨髓抑制作用，早期可表现为巨细胞性贫血，晚期可有中性粒细胞和血小板减少，亦可出现恶心、头痛和肌炎等症状。应查血型，做好输血准备，并定期检查血象。中性粒细胞$\leqslant 0.5 \times 10^{9}/L$时，应报告医师。

3. 健康指导

（1）广泛开展宣传教育和综合治理，使群众了解艾滋病的病因和感染途径，采取自我防护措施进行预防，尤其应加强性道德的教育，严禁卖淫、嫖娼、吸毒。

（2）严格血源管理，合理、安全应用血液制品，控制HIV的血源传播。注射、手术、拔牙等应严格无菌操作，实行“一人一针一管”注射，严格筛查精液及组织器官供者，防止医源性感染。

（3）建立艾滋病监测网络，加强对高危人群的监测及国境检疫。

（4）对HIV感染者实施管理，包括：①定期或不定期的访视及医学观察。②适当限制其活动范围，但要保证其工作、生活的权利，不被社会歧视。③严禁献血、献器官、献精液；性生活应使用避孕套。④出现症状、感染或恶性肿瘤者，应住院治疗。⑤已感染HIV的育龄妇女应避免妊娠，已受孕者应中止妊娠。

（5）由于免疫功能低下，病人常死于机会性感染，应向病人及家属介绍预防和减少感染的措施、感染时的症状及体征、常见的危急症状以及必要时采取的紧急措施和护理。

第七章

运动障碍疾病

第一节　帕金森病

一、疾病概述

【概念与特点】

帕金森病（PD）或震颤麻痹是中老年常见的神经系统变性疾病，以静止性震颤、肌强直及运动障碍为主要临床表现。多缓慢起病，逐渐加重。病变主要在黑质和纹状体。其他疾病累及锥体外系统也可引起同样的临床表现者，则称之为震颤麻痹综合征或帕金森综合征。由 James Parkinson（1817）首先描述。65 岁以上人群患病率为 1000/10 万，随年龄增高，男性稍多于女性。

【临床特点】

PD 多于 50 岁以后发病，偶有 20 岁以上发病。起病隐匿，缓慢进展。临床主要表现为震颤、肌强直、运动迟缓及姿势障碍等，发展的顺序各病人之间不尽相同，大多数病人已有震颤或运动障碍数月甚至几年后才引起重视。

1. 震颤　震颤是帕金森病常见的首发症状，约 75% 病人首先出现该症状。震颤是由于肢体的协调肌与拮抗肌连续发生节律性的收缩与松弛所致。帕金森病典型的震颤为静止性震颤，即病人在安静状态或全身肌肉放松时出现，甚至表现更明显。震颤频率为 4～6Hz，常最先出现于一侧上肢远端，拇指与屈曲的食指间呈“搓丸样”震颤，随着病情的发展，震颤渐波及整个肢体，甚至影响到躯干，并从一侧上肢扩展至同侧下肢及对侧上下肢，下颌、口唇、舌头及头部一般最后受累。上、下肢均受累时，上肢震颤幅度大于下肢。只有极少数病人震颤仅出现于下肢。

静止性震颤是一种复合震颤，常伴随着交替的旋前－旋后和屈曲－伸展运动，而且不会单纯以一种形式出现，通常是可变的。发病早期，静止性震颤具有波动性；至后期震颤在随意运动时仍持续存在，情绪激动、焦虑或疲劳时震颤加重，但在睡眠或麻醉时消失。目前，肌电图、三维加速测量计等技术可用于观察震颤的节律与频率，但尚无一项技术可作为客观评估震颤的标准。少数病人，尤其是70岁以上发病可不出现震颤。部分病人可合并姿势性震颤。

2. 强直 强直是指锥体外系病变而导致的协同肌和拮抗肌的肌张力同时增高。病人感觉关节僵硬以及肌肉发紧。检查时因震颤的存在与否可出现不同的结果。当关节作被动运动时，各方向增高的肌张力始终保持一致，使检查者感到有均匀的阻力，类似弯曲软铅管时的感觉，故称“铅管样强直”；如病人合并有震颤，在被动运动肢体时感到有均匀的顿挫感，如齿轮在转动一样，称为“齿轮样强直”。僵直不同于锥体束损害时出现的肌张力增高（强直），不伴腱反射亢进，病理反射阴性，关节被动活动时亦无折刀样感觉。

强直可累及四肢、躯干、颈部和头面部肌肉，而呈现特殊的姿势。僵直常首先出现在颈后肌和肩部，当病人仰卧在床上时，头部可能保持向前屈曲数分钟，在头与垫之间留有一空间，即“心理枕”。躯干僵直时，如果从后推动病人肩部，病人僵直的上肢不会被动地摆动，即Wilson征。多数病人上肢比下肢的僵直程度重得多，让病人双肘放在桌上，使前臂与桌面成垂直位置，两臂及腕部肌肉尽量放松，正常人腕关节下垂与前臂约成90°角，而帕金森病病人则由于腕关节伸肌僵直，腕关节仍保持伸直位置，好像铁路上竖立的路标，故称为“路标现象”，这一现象对早期病例有诊断价值。面肌僵直可出现与运动减少一样的“面具脸”。四肢、躯干、颈肌同时受累时，病人出现“猿猴姿势”：头部前倾，躯干俯屈，肘关节屈曲，腕关节伸直，前臂内收，双上肢紧靠躯干，双手置于前方，下肢髋关节及膝关节略为弯曲，指间关节伸直，掌指关节屈曲，手指内收，拇指对掌，手在腕部向尺侧偏斜。任何稳定期的病人僵直的程度不是固定不变的，一侧肢体的运动、应激，焦虑均可使对侧肢体僵直增强，增强效应还受到病人的姿势（站立比坐位明显）的影响。

3. 运动迟缓 由于肌肉的僵直和姿势反射障碍，引起一系列的运动障碍，主要包括动作缓慢和动作不能，前者指不正常的运动缓慢；后者指运动的缺乏及随意运动的启动障碍，这是帕金森病最具致残性的症状之一。在病变早期，由于前臂和手指的僵直可造成上肢的精细动作变慢，运动范围变窄，突出表现在写字歪歪扭扭，越写越小，尤其在行末时写的特别小，称为“写字过小征”。随着病情逐渐发展，出现动作笨拙、不协调，日常生活不能自理，各项动作完成缓慢，如病人在进行一些连续性动作时存在困难，中途要停顿片刻后才能重新开始；不能同时做两种动作，如病人不能一边回答问题一边扣衣服；不能完成连贯有序的动作，精细动作受影响，如洗脸、刷牙、剃须、穿脱衣服和鞋袜、系鞋带和扣纽扣以及站立、行走、床上翻身等均有困难；面肌运动减少，表现为面部缺乏表情，瞬目少，双目凝视，形成“面具脸”，面部表情反应非常迟钝，且过分延长，有的病人是一侧肢体受累，则其面部表情障碍也只局限于同侧或该侧特别严重；口、舌、腭咽部等肌肉运动障碍致病人不能正常地咽下唾液，大量流涎，严重时可出现吞咽困难；下颌、口唇、舌头、软腭及喉部肌群受累，出现构音障碍，表现语音变低、咬字不准、声嘶等。不少病人的眼球运动也存在障碍，临床多见的是垂直上视和会聚功能的轻度受损。视觉引导的随机和非随机快速眼动反应时间延长。

4. 姿势、步态异常 由于四肢、躯干和颈部肌强直使病人站立时呈特殊屈曲体位，头前倾，躯干俯屈，肘关节屈曲，腕关节伸直，前臂内收，髋和膝关节略弯曲。病人的联合运动功能受损，行走时双上肢的前后摆动减少或完全消失，这往往是本病早期的特征性体征；步态障碍较为突出，发病早期，行走时下肢拖曳，往往从一侧下肢开始，渐累及对侧下肢，随着病情发展，步伐逐渐变小、变慢，起步困难，不能迈步，双足像黏在地面上，一旦迈步，即以极小的步伐向前冲去，越走越快，不能及时停步或转弯困难，称为“慌张步态”；因平衡障碍，被绊后容易跌倒，遇到极小的障碍物，也往往停步不前；因躯干僵硬，运动平衡障碍明显，转弯时特别是向后转时，必须采取连续小步，使躯干和头部一起转动。

5. 其他表现 由于迷走神经背核受损，病人常有自主神经功能障碍症状，也可能因应用各种改善运动功能药物而引起自主神经功能紊乱。临床症状可表现在多方面。

64%的PD病人有排汗障碍，主要以头颈部出汗增多为主。研究发现PD病人皮下组织中交感神经介导的血管收缩反应减低，造成皮肤血管被动扩张，排汗增多；PD病人由于胃肠道蠕动及胃排空减慢，胃窦横截面积增大，结肠通过时间延长，造成食物排空减慢；咽喉、会厌部肌肉张力增高、不自主收缩导致病人吞咽困难；肛门直肠盆底骨骼肌受累致使盆底肌、内外括约肌张力增高，在直肠括约肌反射中肛门外括约肌呈高收缩性及胃肠蠕动减慢都是造成顽固性便秘的原因，由于在PD病人支配心脏的交感神经和副交感神经丛中发现了Lewy小体、神经细胞的脱失、胶质细胞增生等PD特征性的病理变化，因此许多PD病人常有心血管方面的功能障碍。如血压脉搏间的关联性消失，心电图可见心率矫正的Q-T间期延长，静息状态下心率变异数显著减少，深呼吸或体位变化及Valsalva动作（闭合声门，用力呼气）时心率变异数无相应变化，夜间心率调节能力减低等。PD病人体位变动时血压的反射性调节差，晚期PD病人较早期病人体位性血压下降更加明显，除与服用左旋多巴有关外，还与直立位时血浆去甲肾上腺素浓度增幅小有关。

面部皮脂分泌增多甚至出现脂溢性皮炎在本病也多见，特别是脑炎后病人尤为显著。

尿急、尿频和排尿不畅是常见的症状，其中尿失禁出现于5%~10%男性病人中，尿流动力学试验提示病人有残余尿量增多，膀胱逼尿肌反应增高，极少数病人可有膀胱逼尿肌与括约肌功能失调。超过一半的病人存在性功能障碍。

大多数PD病人的夜间安静睡眠时间缩短，觉醒次数增加，这些都容易造成病人夜间入睡困难以及醒后难以再次入睡。其他引起PD病人睡眠障碍的原因还包括易做噩梦、情绪抑郁、夜尿增多、尿频以及由于5-羟色胺、去甲肾上腺素等中枢神经递质平衡紊乱所致的睡眠节律失调等。

另外，帕金森病病人还可以出现精神方面的症状，表现为抑郁和（或）痴呆的症状。部分病人表情淡漠，情绪低落，反应迟钝，自制力差，无自信心，悲观厌世；有的则表现情绪焦虑、多疑猜忌、固执、恐惧、恼怒等。14%~18%病人逐渐发生痴呆，表现为注意力不集中、记忆减退、思维迟钝、视觉空间觉障碍、智力的下降等方面，可能与基底节与前额叶皮质功能联系障碍有关。

反复叩击眉弓上缘产生持续眨眼反应（Myerson 征），正常人反应不持续；可有眼睑阵挛（闭合的眼睑轻度颤动）或眼睑痉挛（眼睑不自主闭合）。

【辅助检查】

本病的辅助检查无特异性。

（1）生化检测　采用高效液相色谱（HPLC）可检出脑脊液高香草酸（HVA）含量减少。

（2）基因检测　采用 DNA 印迹技术、PCR、DNA 序列分析等可能发现基因突变。

（3）功能影像学检测　采用 PET 或 SPECT 用特定的放射性核素检测，疾病早期可显示脑内 DAT 功能显著降低，D2 型 DA 受体（D2R）活性在早期超敏，后期低敏，DA 递质合成减少；对 PD 早期诊断、鉴别诊断及监测病情进展有一定价值。

（4）脑电图　部分病人脑电图有异常，多呈弥漫性波活动的广泛性轻至中度异常。

（5）脑 CT 检查　颅脑 CT 除脑沟增宽、脑室扩大外，无其他特征性改变。

（6）脑脊液检查　在少数病人中可有轻微蛋白升高。

【治疗原则】

疾病早期无须特殊治疗，应鼓励病人进行适度的活动和体育锻炼，尽量采取理疗、体疗等方法治疗为宜。现多主张当病人的症状已显著影响日常生活、工作表示脑内多巴胺活力已处于失代偿期时，才开始药物治疗。对 PD 治疗的方法有降低脑内多巴胺水平；控制其他可能与多巴胺系统有关的神经传导系统；预防 PD 病人脑内的多巴胺神经及其他神经群的退化；保护与 PD 相关的神经系统。现在研究的重点在于从根本上防止帕金森病的发生，阻止病情的发展，预防或逆转运动并发症的发生。

1. 药物治疗的一般原则

（1）长期服药、控制症状　虽然目前尚无根治帕金森病的有效药物，但复方左旋多巴仍是治疗帕金森病的“金标准”。几乎所有病例均须终身服药以控制症状。

（2）对症用药、酌情加减　药物治疗方案应个体化，即根据病人的年龄、症状类型和严重程度、功能受损的状态、所给药物的预期效果和不良反应等选择药物；同时也要考虑相关疾病进展的情况及药物的价格和供应保证等来制订治疗方案，以便对症用药、辨证加减。

（3）最小剂量、控制为主　几乎所有的抗帕金森病药物均须从小量开始，缓慢增量，达到用最小有效剂量维持最佳效果。

（4）权衡利弊、联合用药　帕金森病的药物治疗是个复杂问题，左旋多巴制剂是最主要的抗帕金森病的药物。近年来不断推出的很多辅助治疗药物，如多巴胺受体激动剂、单胺氧化酶抑制剂等。各有利弊，与左旋多巴并用有增加疗效、减轻运动波动、降低左旋多巴剂量等作用。因此治疗时，需权衡利弊，选用适当药物，联合用药。

2. 外科治疗　神经外科立体定向手术治疗帕金森病包括苍白球毁损术、丘脑毁损术、深部脑刺激术和细胞移植术。其原理是纠正基底节过高的抑制输出以改善症状。长期疗效如何，还有待于进一步的临床论证。手术前需要严格选择手术适应证和全面考虑手术的禁忌证。

3. 细胞移植及基因治疗　近年来，通过移植神经干细胞治疗帕金森病已经成为当前研究的热点。

4. 康复治疗　康复治疗可减少继发性损伤、延缓病情发展、维持或改善肢体功能、增强独立生活能力。

二、主要护理问题

（1）运动障碍　与帕金森病病人由于其基底核或黑质发生病变，以致负责运动的锥体外束发生功能障碍，病人运动的随意肌失去了协调与控制，产生运动障碍并随之带来一定的意外伤害有关。

（2）营养摄取不足　与病人因手、头不自主的震颤，进食时动作太慢以致未能摄取日常所需热量有关，约有70%的病人有体重减轻的现象。

（3）便秘　与药物的不良反应、缺乏运动、胃肠道中缺乏唾液、液体摄入不足及肛门括约肌无力有关。

（4）尿潴留　与吞咽功能障碍以致水分摄取不足、排尿括约肌无力有关。

（5）精神障碍　与疾病使病人运动障碍、协调功能不良、口角流涎、无法执行日常生活的活动及外观的改变有关。

三、护理措施

1. 常规护理

（1）一般护理　鼓励病人采取主动舒适卧位；疾病早期和缓解期应鼓励病人维持和培养自己的业余爱好，积极进行体育锻炼，做力所能及的家务劳动；即使病情进一步发展，也应鼓励病人进行床边、房间内及户外的活动；对于完全卧床者，应适当抬高床头（一般15°~30°），进食时尽可能取坐位；同时还应指导家属协助肢体的被动活动与按摩，条件允许时每日应协助病人站立或端坐1~2次，每次30~60分钟，以减少并发症的发生，延缓病情恶化。

（2）心理护理　针对病人及家属的不同心理反应予以心理疏导和心理支持，鼓励病人及家属正确面对PD的病情变化与形象改变，解释相关的知识，清除其心理障碍，多与他人交往，融入社会；对猜疑心重的病人，应多做解释工作，对病人的用药、治疗应向病人详细解释、说明，以取得其合作；与病人和家属共同探讨合理的用药和护理措施，以争取最佳疗效；对精神症状明显者，应做好安全防护工作，并取得家属的合作，关心病人，鼓励其树立信心，积极配合治疗。

（3）饮食护理　①增加饮食中的热量、蛋白质的含量及容易咀嚼的食物；少量多餐，定时监测体重变化；在饮食中增加纤维质与液体的摄取，以预防便秘。②给予低盐、低脂、低胆固醇、适量优质蛋白的清淡饮食，多食蔬菜、水果和粗纤维食物，避免刺激性食物，戒烟、酒、槟榔等。③进食时，安排愉快的气氛，因病人吞咽困难及无法控制唾液，所以有的病人喜欢单独进食；应将食物事先切成小块或研磨，给予粗大把手的叉子或汤匙，使病人易于进食；并给予病人充分的时间进食，若进食中食物冷却了，应予以温热再继续进食。④吞咽障碍严重者，吞咽可能极为困难，在进食或饮水时有呛到的危险，因而造成吸入性肺炎，不要勉强进食，可改为鼻饲喂养。

（4）安全护理 ①由于病人行动不便，在病房楼梯两旁、楼道、门把附近的墙上，增设多发或木制的扶手，以增加病人开、关门的安全性；配置牢固且高度适中的座厕、沙发或椅，以便病人容易坐下或站起，并在厕所、浴室增设可供扶持之物，使病人排尿便及穿脱衣服方便；给病人配置助行器辅助设备；呼叫器置于病人床旁，日常生活用品放在病人伸手可及处。②定时巡视，主动了解病人的需要，既要指导和鼓励病人增强自我照顾能力，做力所能及的事情，又要适当协助病人洗漱、进食、沐浴、如厕等。③防止病人自伤。病人动作笨拙，常有失误，应谨防其进食时烫伤。端碗、持筷困难者尽量选择不易打碎的不锈钢餐具，避免玻璃和陶瓷制品。

2. 专科护理

（1）症状护理 ①对生活不能自理的病人应满足舒适和基本生活需要，保持衣着干净，无污物、汗渍，出汗多或流涎时应及时给予抹、洗，并更换衣物被服。②对有语言不清、构音障碍的病人，应仔细倾听病人的主诉，了解病人的需要，并尽量满足病人的需求；不可嘲笑病人，学病人说话，也不可随意中断和病人的谈话；教会病人用手势、字、画等与他人交流，以表达自己的需求。③鼓励病人进行面肌锻炼，如鼓腮、噘嘴、龇牙、伸舌、吹吸等训练，以改善面部表情和吞咽困难现象，协调发音，保持呼吸平稳、顺畅。④对顽固性便秘者，应指导病人多进食粗纤维食物和新鲜水果；顺时针双手按摩腹部，每日 2 次，每次 15 分钟；服食蜂蜜或麻油 10～20ml/d，以助软化食物残渣；每日晨起时进温开水 200ml，以促进肠蠕动，必要时遵医嘱给予液状石蜡 30ml 口服，每日 3 次，或给予果导、番泻叶、蓖麻油等缓泻剂，开塞露塞肛等以助排便，还可给予灌肠、人工协助排便等。便后应注意保持肛周清洁，做好皮肤护理。⑤对排尿困难者应及时了解病人情况与原因，可热敷、按摩膀胱区或用温水冲洗外阴，让病人听流水声，以刺激排尿，必要时可进行导尿和留置导尿管，并做好留置导尿管的护理，防止泌尿系统感染。⑥对有幻视、幻听、幻嗅等精神症状者，应及时报告医师处理，并做好安全防护措施，防止自伤、坠床、坠楼、伤人、走失等意外，对猜疑心重的病人，应做好解释工作。

（2）预防护理　对卧床不起者应做好基础护理，每日被动活动肢体数次，防止压疮、坠积性肺炎、关节固定等。

（3）用药护理　PD 药物治疗均存在长期服药后疗效减退、不良反应明显的特点，故应指导病人及家属认真记录用药情况（药名、剂量、用药时间），症状缓解时间、方式，不良反应时间、类型、次数，有无精神症状及其表现和缓解情况，以便医师合理地调整用药方案。做好病人的个体化用药指导，避免病人及家属盲目用药。①使用抗胆碱能药物，如苯海索或丙环定等，可致病人口干、视物模糊、便秘、排尿困难、幻觉、妄想等，并可影响记忆，故用药中应详细记录病人的用药量、用药时间、药效、不良反应类型、持续时间等，并及时报告医师，做好相应处理，该药禁用于青光眼和前列腺肥大者。②应用 DA 替代治疗药物左旋多巴和复方左旋多巴制剂，如美多巴、美多巴缓释剂等，因这些药物能透过血－脑屏障，在黑质细胞内脱羟形成 DA 而起作用，故应空腹用药，如餐前 1 小时或餐后 2 小时服药；在服用左旋多巴期间应禁用维生素 B_6（复方制剂不禁），因其为多巴脱羧酶的辅酶，用后可加强外周多巴脱羧酶的活性，降低药物疗效而增加其外周不良反应；镇静药中的氯氮草、地西泮、酚噻嗪类化合物、氟哌啶醇及降压药中的利舍平均可对抗左旋多巴的作用而降低疗效，均应禁用。该类药物用量的个体差异大，故应遵从个体用药方案，从小剂量开始，根据病情需要逐渐加量，以最低有效量作为维持量，并详细了解、记录病人用药的药名、剂型、用量、药效时间、有无明显不良反应或过敏现象等。③应用 DA 能受体激动剂，如溴隐亭、吡贝地尔缓释片时，多与复方左旋多巴合用，应注意观察其体位变化时的血压变化及有无明显的精神症状，发生直立性低血压时应嘱病人卧床休息，体位变动时应缓慢移动，精神症状明显时可予氯氮平对抗，并酌情调整药物。④金刚烷胺可促进 DA 在神经末梢的释放，该药不宜盲目加量，肝肾功能不全、癫痫、严重胃溃疡者慎用，孕妇与哺乳妇女禁用，服药期间应检查病人双下肢有无网状青斑、水肿，了解病人食欲、睡眠、神志等情况，及时发现神经精神症状等不良反应并报告医师。

（4）认知训练 ①记忆训练：根据病人的病情和文化程度，可教他们记一些数字，由简单到复杂反复进行训练；亦可把一些事情编成顺口溜，让他们记忆背诵；亦可利用玩扑克牌、玩智力拼图、练书法等，以帮助病人扩大思维和增强记忆。讲述有趣的往事或小故事，以强化其回忆和记忆。具体方法包括顺叙数字、倒叙数字、图形记忆、词组记忆、数字运算等。顺叙数字和倒叙数字要求被试者记住一组阿拉伯数字，然后顺向或反向说出它们，数字的个数逐渐递增。图形记忆、词组记忆是要将看过的图片、单词复述出来。②现实定向训练：训练包括时间定向、人物定向及地点定向等方面，在病人的病房内设置易懂、醒目的标志，设置病人熟悉的物品，反复训练，使其认识病房、厕所的位置；与病人接触时反复宣讲一些生活的基本知识及护士的姓名，并要求病人能够记忆；利用小黑板和日常生活护理时反复向病人讲述日期、时间、上下午、地点、天气等，使病人逐渐形成时间概念。指导病人将每日要做的事情及活动写出来，提醒其去执行。③回忆及生活回顾训练：由于痴呆病人远期记忆在疾病的大部分时间内仍保存着，因此有着许多回忆和整合过去的能力，表现为主动的回忆和重整过去的方式。回忆内容可能很难记清，但他保持着情感方面的记忆。促进回顾生活的方法是：用小道具（相片、书籍或旧的物品）、激发物等，让病人通过剪贴簿、相册、收集旧书信等，建立个人的大事记。具体活动包括：朋友旅行、聚会，口头或书面的生活工作总结等。这些活动通常可在训练小组内进行。音乐熏陶也是一种手段，包括在家弹钢琴、唱歌等。痴呆病人的回忆训练，不是个人内在的功能，主要是在社会的大环境中，激发病人回忆经历中各个方面的积极内容，如特殊人物、事件或时代，识别并强化成就感。④认知矫正治疗（CRT）：一种多维认知技巧强化训练方法，能特异性地针对各种认知功能缺陷进行治疗。在治疗师一对一的帮助下，利用纸和笔等工具。包括 3 个主要模块：认知灵活性、记忆、计划。主要目的是改善病人的注意力、记忆力和执行功能等认知功能。⑤计算机化的认知矫正治疗（CCRT）：包括四个模块：认知转换、记忆、计划和社会认知，每个模块都特异针对不同的认知缺陷领域。重点教会病人运用各种信息加工策略，提高注意力、记忆力，执行功能和社会认知。每个模块都包含了一系列的练习，每项练习有多个难度，每个难度有多个任务，在多节练习中反复出现。通过这种方法，任务和技巧就会得到集中强化。

3. 健康指导

（1）保证正常心态和有规律的生活，克服不良生活习惯和嗜好，均衡饮食，积极预防便秘。

（2）保持有益的娱乐爱好，积极开展康复锻炼，以提高生活质量。

（3）积极预防感冒、受凉、跌倒、坠床等并发症的诱因。

（4）注意定期门诊复查，了解血压、肝肾功能、心脏功能、智力等变化，并在医师指导下合理用药，做好病情记录。

（5）如病人出现发热、骨折、疗效减退或出现运动障碍时，应及时就诊，切忌自行盲目用药。

第二节　小舞蹈病

一、疾病概述

【概念与特点】

小舞蹈病又称风湿性舞蹈病或称 Sydenham 舞蹈病，是风湿热在神经系统的常见表现，其临床特征为不自主的舞蹈样动作、肌张力低、肌力弱、自主运动障碍和情绪改变等。主要发生于儿童和青少年。由 Sydenham 首先描述。本病可自愈，但复发者并不少见。成功的治疗可缩短病程。

【临床特点】

1. 一般情况　好发于 5 ~ 15 岁儿童，女性多于男性。病前常有上呼吸道感染、咽喉炎等 A 组溶血性链球菌感染史。全身症状可轻微或完全缺如。刚起病时可无发热，但至后期则可出现发热、皮肤苍白及贫血等症状。可合并风湿热的症状，如发热、扁桃体炎、关节炎和（或）风湿性心脏病的表现。

2. 舞蹈样运动 舞蹈样动作可发生于身体任何部位，常起于一肢逐渐发展至一侧，再蔓延至对侧及全身，出现耸肩转颈、挺胸扭腰、翻掌甩臂、踢腿屈膝等，与病人握手时可发现其握力不均匀，时大时小，变动不已，称为“挤奶女工捏力征”。下肢的不自主运动表现为步态颠簸，常跌倒，严重时无法行立、进食和交谈。面部的舞蹈样动作表现为皱额、努嘴、眨眼、吐舌变换不已，舌肌、咀嚼肌、口唇、软腭及其他咽肌的不自主运动可引起舌头咬破、构音困难以及咀嚼和吞咽障碍。呼吸可因躯干肌和腹肌的不自主运动而变为不规则。舞蹈样运动在情绪紧张、技巧动作与讲话时明显，睡眠时消失。

3. 肌张力及肌力减退 肢体软弱无力，与舞蹈样动作、共济失调一起构成小舞蹈病的三联征。由于肌张力和肌力减退导致特征性的旋前肌征，即当病人举臂过头时，手掌旋前；当手臂前伸时，因张力过低而呈腕屈、掌指关节过伸，称舞蹈病手姿，可伴手指弹钢琴样小幅舞动。若令病人紧握检查者第二、第三手指时，检查者能感到病人的手时紧时松，是为挤奶妇手法，或称盈亏征。膝反射常减弱或消失。该病变异型可表现为偏侧小舞蹈病或局限性小舞蹈病外，极少数病人可因锥体束损害发生瘫痪，称麻痹性舞蹈病。

4. 共济失调 指鼻试验、跟膝胫试验、快速轮替动作、直线行走不能精确完成。

5. 精神症状 精神改变轻重不等。多数病人有情绪不稳定，易兴奋而致失眠，有的则骚动不安或出现狂躁、忧郁和精神分裂症样的症状，亦可出现妄想、幻觉或冲动行动。周围的嘈杂声音或强光刺激均可使病人的骚动及舞蹈样动作明显加重。有些病人的精神症状可与躯体症状同样显著，以至呈现舞蹈性精神病。随着舞蹈样运动消除，精神症状很快缓解。

6. 其他 曾有报道儿童舞蹈病病人合并有中央视网膜动脉梗死。多数学者认为此系病人合并有隐性心脏瓣膜病而引起视网膜动脉的栓塞所致。另一可能为局部的血管炎而引起血栓形成。

【辅助检查】

（1）血清学检查 白细胞计数增加，红细胞沉降率增快，C 反应蛋白效价、黏蛋白、抗链球菌溶血素“O”滴度、抗链球菌DNA酶B滴度升高。由于小舞蹈病多发生在链球菌感染后2～3个月甚至6～8个月时，故不少病人发生舞蹈样运动时链球菌血清学检查常为阴性。

（2）咽拭子培养　可查见A组溶血型链球菌。

（3）血清　抗神经元抗体滴度升高，抗体滴度的高低与小舞蹈病症状的轻重直接关联。

（4）CT检查　显示尾状核区低密度灶及水肿，MRI示尾状核头部与底节其他部位，尤其是壳核，在T_2加权条件下，信号增强，临床好转时消退。

（5）SPECT检查　可示尾状核头部与底节其他部位，尤其是壳核处灌注减退。

（6）PET检查　显示纹状体代谢过盛，随症状缓解，恢复正常。

（7）脑电图检查　有55%～75%舞蹈病病人在病程高峰时可有轻微脑电图异常，表现为顶枕区高幅弥漫性慢波，α节律减少，局限性痫样发放及偶然出现的14Hz或6Hz正相棘波的发放。

（8）脑脊液检查　通常正常，少数病人有白细胞计数增多。

【治疗原则】

1. 一般处理　轻症病人卧床休息即可，保持环境安静，降低室内亮度，避免刺激，防止外伤，适当配用镇静剂。注意保证营养，并给予维生素B_6、维生素C等。

2. 病因治疗　确诊本病后，无论病症轻重，均应使用青霉素或其他有效抗生素治疗，10～14日为1个疗程。同时给予水杨酸钠或泼尼松（泼尼松），症状消失后再逐渐减量至停药，防止或减少复发，并控制发生心肌炎和心瓣膜病。为了预防链球菌感染，建议连续预防性应用青霉素，每日口服，直至约20岁。

3. 对症治疗　舞蹈症状可用地西泮2.5～5mg，或硝西泮5.0～7.5mg，或丁苯那嗪25mg，每日2～3次；硫必利50～100mg或氯丙嗪12.5～25mg，每日2～3次；亦可用氟哌啶醇，也用4～5周。作用机制不详。通常能在5～10日内控制不自主运动，症状好转后，仍须续用几周，再缓慢停药。症状复发，重新启用。

二、主要护理问题

（1）有对他人施行暴力的危险 与幻觉、妄想、精神运动性兴奋、意向倒错及自知力缺乏等因素有关。

（2）有自杀的危险 与命令性幻听、自罪妄想、意向倒错及焦虑抑郁状态而产生的羞耻感有关。

（3）不依从行为 与幻想、妄想状态、自制力缺乏、木僵、违拗、担心药物耐受性及新环境的不适应有关。

（4）营养失调，低于机体需要量 与幻觉、妄想、极度兴奋、躁动、消耗量明显增加，紧张性木僵而致摄入不足及违拗不合作有关。

（5）睡眠形态紊乱 与幻觉、妄想、兴奋、环境不适应、警惕性高及睡眠规律紊乱有关。

（6）感知觉紊乱 与病人注意力不集中、感知觉改变有关。

（7）沐浴、卫生处理缺陷 与丰富的精神症状、紧张性木僵状态、极度焦虑紧张状态、由于自伤或他伤导致行动不便及精神衰退有关。

（8）感染 病前常有呼吸道炎、咽喉炎等A群链球菌感染史，易出现感染性扁桃体炎、中耳炎、急性咽炎、淋巴结炎等疾病。

三、护理措施

1. 常规护理

（1）日常护理 ①轻症病人多卧床休息，适当参加户外活动，如散步；重症者宜完全卧床休息，加强肢体的主动和被动运动；病情稳定后，鼓励病人进行床上、床旁、室内、室外的主动活动。②保持病房内光线柔和，温度适宜，通风良好，避免在阴冷、潮湿地方生活，宜睡硬板床，铺盖柔软、保暖；保持环境清洁安静，不受噪声干扰。③体温过高时应遵医嘱给予物理降温或药物降温。④疾病活动期病人关节疼痛明显者，可给予冰敷、热敷，液状石蜡浴或高级电脑中频等理疗手段，必要时给予镇痛剂；教会病人和家属活动关节的方法，鼓励病人正确活动肢体，防止关节变形。

（2）饮食护理　病人有构音不清、吞咽困难时不可强行喂食，必要时可行鼻饲，给予高纤维、优质蛋白和高热量的饮食，禁饮咖啡，戒烟酒；规律进食，忌暴饮暴食，应少食多餐。对吞咽障碍、鼻饲者应给予相应的护理。

（3）皮肤护理　保持皮肤清洁干燥，防止皮肤破损。

（4）心理护理　告知病人及家属本病为自限性疾病，病人预后大多较好。应树立信心，正确对待疾病；争取患儿所在学校师生的理解与支持，避免嘲笑、讽刺或指责，给病人营造一个良好的康复环境；因病需要暂时停止学业的患儿，可在其情绪稳定时，指导或帮助家属共同辅导学习功课，以防学业荒废而使其产生悲观失望等消极的情绪反应。

（5）安全护理　①肢体动作活动度大者要做好防护，但不可使用约束带强制捆绑病人，以防骨折；下肢步态不稳者注意防止跌倒，室内无锐利器物或装饰，家具的锐角部分最好包裹好，以防外伤。②对幻觉、妄想等精神症状明显的病人应做好安全防护工作，防止发生坠楼、坠床、走失等意外。

2. 用药护理　告知药物作用与用法，注意药物的疗效与不良反应，及时报告医师处理。

（1）应用青霉素等抗生素防治风湿热时，应了解病人的过敏史、用药史，并做皮肤敏感试验（皮试），皮试阴性后方可应用。一般 10 ~ 14 天为 1 个疗程。

（2）应用水杨酸钠类药物治疗时，治疗时间为 6 ~ 12 周，遵医嘱及时指导病人按时、按量餐后服药。

（3）风湿症状明显，加用泼尼松等激素类药物治疗时，应注意加用钙剂和维生素 D 等防止骨质疏松等不良反应，定期测量血压、体重，检查血常规、尿常规、心电图（ECG）和血电解质，注意病人精神和情绪的改变，预防应激性溃疡。

（4）应用氟哌啶醇及氯丙嗪等控制舞蹈样动作时，可诱发肌张力障碍，应注意观察用药后的疗效、作用时间与有无锥体外系的不良反应，报告医师处理。

3. 病情观察

（1）用药过程中应注意观察药物疗效和病人有无皮疹、腰痛、血尿等迟发超敏反应，并及时给医师反馈信息。

（2）应用水杨酸钠类药物治疗时可有头痛、胃肠道反应、肝肾功能损害、高血压等不良反应，应注意观察。

4. 健康指导

（1）鼓励病人坚持学习与工作，保持正常的心态和有规律的生活，不可自暴自弃。患儿外出时应有人陪同。

（2）改善不良的居住环境，做好保暖、防寒、防湿工作，适当锻炼，防止感冒、受凉等不良诱因和失用性肌萎缩。

（3）克服不良饮食习惯，合理营养，增强体质。

（4）指导育龄妇女正确选择受孕条件和使用避孕药，以减少病情复发的机会。

（5）遵医嘱合理用药，并定时门诊复查血、尿常规，肝、肾功能等。

（6）有感染、剧烈头痛、腹痛等表现时请及时就医。

第三节　肝豆状核变性

一、疾病概述

【概念与特点】

肝豆状核变性（HLD）是一种遗传代谢性疾病，呈常染色体隐性遗传，多在儿童和青年期发病。主要因为铜代谢障碍所导致脑基底节变性和肝功能损害疾病。临床上表现进行性加重的肢体震颤、肌强直、构音困难障碍、精神异常、肝损害以及角膜色素环。本病患病率为（0.5～3）/10万，在我国较多见。

【临床特点】

1. 肝脏症状　以肝病作为首发症状者占40%～50%，儿童病人约80%发生肝脏症状。肝脏受累程度和临床表现存在较大差异，部分病人表现为肝炎症状，如倦怠、乏力、食欲不振，或无症状的氨基转移酶持续增高；大多数病人表现为进行性肝大，继而进展为肝硬化、脾大、脾功能亢进，出现黄疸、腹水、食管静脉曲张及上消化道出血等；一些患儿表现为暴发性肝衰竭伴有肝铜释放入血而继发的Coomb阴性溶血性贫血。也有不少病人并无肝大，甚至肝缩小。

2. 神经系统症状 以神经系统症状为首发的病人占40% ~59%，其平均发病年龄比以肝病首发者晚 10 年左右。铜在脑内的沉积部位主要是基底节区，故神经系统症状突出表现为锥体外系症状。最常见的症状是以单侧肢体为主的震颤，逐渐进展至四肢，震颤可为意向性、姿位性或几种形式的混合，振幅可细小或较粗大，也有不少病人出现扑翼样震颤。肌张力障碍常见，累及咽喉部肌肉可导致言语不清、语音低沉、吞咽困难和流涎；累及面部、颈、背部和四肢肌肉引起动作缓慢僵硬、起步困难、肢体强直，甚至引起肢体和（或）躯干变形。部分病人出现舞蹈样动作或指划动作。HLD 病人的少见症状是周围神经损害、括约肌功能障碍、感觉症状。

3. 精神症状 精神症状的发生率为10% ~51%。最常见为注意力分散，导致学习成绩下降、失学。其余还有：情感障碍，如暴躁、欣快、兴奋、淡漠、抑郁等；行为异常，如生活懒散、动作幼稚、偏执等，少数病人甚至自杀；还有幻觉、妄想等。极易被误诊为精神分裂症、躁狂抑郁症等精神疾病。

4. 眼部症状 具有诊断价值的是铜沉积于角膜后弹力层而形成的 Kayser – Fleischer（K – F）环，呈黄棕色或黄绿色，以角膜上、下缘最为明显，宽约 1. 3cm，严重时呈完整的环形。应行裂隙灯检查予以肯定和早期发现。7 岁以下患儿此环少见。

5. 肾脏症状 肾功能损害主要表现为肾小管重吸收障碍，出现血尿（或镜下血尿）、蛋白尿、肾性糖尿、氨基酸尿、磷酸盐尿、尿酸尿、高钙尿。部分病人还会发生肾钙质沉积症和肾小管性酸中毒。持续性氨基酸尿可见于无症状病人。

6. 血液系统症状 主要表现为急性溶血性贫血，推测可能与肝细胞破坏致铜离子大量释放入血，引起红细胞破裂有关；还有继发于脾功能亢进所致的血小板、粒细胞、红细胞减少，以鼻、齿龈出血，皮下出血为临床表现。

7. 骨骼肌肉症状 2/3 的病人出现骨质疏松，还有较常见的是骨及软骨变性、关节畸形、“X”形腿或“O”形腿、病理性骨折、肾性佝偻病等。少数病人发生肌肉症状，主要表现为肌无力、肌痛、肌萎缩。

8. 其他 其他病变包括：皮肤色素沉着、皮肤黝黑，以面部和四肢伸侧较为明显；鱼鳞癣、指甲变形。内分泌紊乱如葡萄糖耐量异常、甲状腺功能低下、月经异常、流产等。少数病人可发生急性心律失常。

【辅助检查】

（1）血清铜测定 <12.56μmol/L，24小时尿铜排泄增加，24小时>200μg（正常24小时<50μg）。

（2）铜蓝蛋白（CP）测定 血清CP<0.2g/L（正常值0.26～0.36g/L），CP氧化酶活力<0.2g光密度（正常值0.2～0.532光密度）。

（3）肝、肾功能检查 可有不同程度的肝功能异常甚至肝硬化，以及肾小管损伤所致的氨基酸尿、蛋白尿等。肝脏活检显示大量铜过剩。以锥体外系症状为主的病人，早期可无肝功能异常。

（4）影像学检查 CT检查显示双侧豆状核区低密度，侧脑室扩大及大脑皮质、小脑和脑干萎缩；MRI可见豆状核、尾状核及丘脑、齿状核等出现异常信号，其与临床症状的相关性较CT检查更为确切。约96%病人骨关节X线平片可见关节面不规则、不光滑，糙如木板刷状，长骨处形成囊状病损等。

（5）基因诊断 可用限制性片段长度多态性分析、微卫星标记分析、半巢式PCR-酶切分析、荧光PCR法等，用于症状前诊断及检出杂合子。

【治疗原则】

1. 治疗目的

（1）排除积聚在体内组织过多的铜。

（2）减少铜的吸收，防止铜在体内再次积聚。

（3）对症治疗，减轻症状，减少畸形的发生。

2. 治疗原则

（1）早期和症状前治疗 越早治疗越能减轻或延缓病情发展，尤其是症状前病人。同时应强调本病是惟一有效治疗的疾病，但应坚持终身治疗。

（2）药物治疗 ①螯合剂：右旋青霉胺是首选的排铜药物，尤其是以肝脏症状为主者。以神经症状为主的病人服用青霉胺后1～3个月内症状可能恶化，而且有37%～50%的病人症状会加重，且其中又有50%不能逆转。使用前需行青霉素皮肤敏感试验，阴性者方可使用。青霉胺用作开始治疗时剂量为15～25mg/kg，宜从小剂量开始，逐渐加量至治疗剂量。然后根据临床表现和实验室检查指标决定逐渐减量至理想的长期维持剂量。本药应在进餐前2小时服用。青霉胺促进尿排铜效果肯定，10%～30%的病人发生不良反应。

青霉胺的不良反应较多，如发热、皮疹、胃肠道症状、多发性肌炎、肾病、粒细胞减少、血小板降低、维生素 B_6 缺乏、自身免疫疾病（类风湿性关节炎和重症肌无力等）。补充维生素 B_6 对预防一些不良反应有益。②阻止肠道对铜吸收和促进排铜的药物如下。ⓐ锌制剂：锌制剂的排铜效果低于和慢于青霉胺，但不良反应低，适用于本病维持治疗和症状前病人治疗的首选药物；也可作为其他排铜药物的辅助治疗。常用的锌剂有硫酸锌、乙酸锌、甘草锌、葡萄糖酸锌等。锌剂应饭后服药，不良反应有胃肠道刺激、口唇及四肢麻木、烧灼感。锌剂（以乙酸锌为代表）的致畸作用被 FDA 定为 A 级，即无风险。ⓑ四硫钼酸胺（TTM）：该药能在肠道内与蛋白和铜形成复合体排出体外，可替代青霉胺用作开始驱铜治疗，但国内无药。③对症治疗：非常重要，应积极进行。神经系统症状，特别是锥体外系症状、精神症状、肝病、肾病、血液和其他器官的病损，应给予相应的对症治疗。脾大合并脾功能亢进者，应行脾切除手术；对晚期肝衰竭病人肝移植是惟一有效的治疗手段。

（3）低铜饮食治疗　避免摄入高铜食物，如贝类、虾蟹、动物内脏和血、豆类、坚果类、巧克力、咖啡等，勿用铜制炊具；可给予高氨基酸或高蛋白饮食。

（4）手术治疗　严重脾功能亢进可导致长期白细胞和血小板显著减少，常易出血和感染，青霉胺也可使白细胞和血小板降低，这类病人可行脾切除术，治疗无效的严重病例也可考虑肝移植。

（5）症状前病人的治疗　本病是一种可有效治疗的神经遗传病，若能在症状出现前明确诊断并进行驱铜治疗，常能使病人长期保持无症状，获得与正常人接近的生活质量和寿命。

二、主要护理问题

（1）肝衰竭　与铜代谢障碍而在肝脏大量沉积，引起肝小叶硬化有关。

（2）神经系统症状　与铜代谢障碍在肝脏大量沉积，当肝细胞中溶酶无法容纳时，铜通过血液向各个器官散布和沉积，神经系统受损有关。

三、护理措施

1. 常规护理

（1）一般护理 早期为主动舒适体位，鼓励病人加强主动运动，做力所能及的工作和家务；急性期或肝、肾功能损害严重，引起骨质疏松、腹水等症状时，要求病人卧床休息，保持室内环境安全、安静，光线柔和，以利病人休息，保证病人睡眠质量；有食管静脉曲张破裂出血或肝性脑病征象者，应予侧卧位或平卧头侧位，床头抬高15°～30°，以防呕吐物窒息；缓解期鼓励病人适当进行床旁、室内、户外或公共场所活动，避免从事精神紧张和高度刺激性的工作或游戏，避免观看紧张、恐怖的影视作品，以免加重病情；晚期病人绝对卧床休息，适当给予肢体被动运动与按摩。

（2）安全护理 ①对有意识障碍和精神症状的病人，应装床栏、护窗，以防坠床等意外，对伴有明显舞蹈样动作等锥体外系病征者，尽量不用约束带，以免发生骨折、脱位等并发症。②对有精神智力障碍者应备写有病人姓名、年龄、所患疾病、住址、联系电话、目前用药名称的卡片，放入病人贴身口袋或做成手镯系于病人手腕，以防病人外出活动中走失或发生意外。

（3）饮食护理 ①适宜摄取含铜量较低的食物，如精白米面、牛奶、萝卜、藕、茎蓝、小白菜、瘦猪肉、鸡肉、鸭肉（去皮去油）、土豆、橘子、苹果、桃子、砂糖等，其中牛奶不仅含铜量低，长期多量食用还有排铜功效。②避免摄入高铜食物，如贝类、虾蟹、动物内脏和血、豆类、坚果类、巧克力、咖啡等，勿用铜制炊具；可给予高氨基酸或高蛋白饮食。③有食管静脉曲张者应给予相应的少渣软食，进食时注意细嚼慢咽，不宜食用多纤维、油炸、油腻食物。④有吞咽困难的病人不可强行喂食，部分病人可待症状缓解后缓慢喂以软食或半流质、流质饮食；有反呛的病人应给予鼻饲流质饮食，并给予相应的鼻饲护理。

（4）心理护理 首先应帮助病人及家属正确了解疾病的相关知识，消除顾虑，增强信心，准备接受长期治疗。少年型病人应保持与学校、父母和医师间的联系，让学校、老师、同学了解其病情，帮助其克服心理上的障碍和学习上的困难，增强自我保护意识，避免某些危险的活动、游戏和区域。晚发型应帮助其树立正确的人生观和婚恋观念，正确评价自己，选择适合的工作，体验人生价值感，克服不良心理状态，抑郁、多虑者可给予心理疏导。

2. 专科护理 指导病人及家属遵医嘱服药，并告知药物不良反应与服药注意事项。服用青霉胺治疗前要做青霉素皮肤敏感试验，皮肤阴性者方可使用。当出现发热、皮疹、血白细胞减少等过敏反应时，告诉医师暂时停药；少数病人服药早期可出现症状加重，尤其是神经系统症状，继续服药可逐渐改善。青霉胺常见的不良反应为：胃肠道反应，如恶心、呕吐、上腹不适，皮肤变脆易损伤；长期服用可出现自身免疫性疾病，如肾病、溶血性贫血、再生障碍性贫血等；宜同时补充维生素 B_6，避免并发视神经炎。使用二巯丙醇治疗时，易导致局部疼痛、硬结或脓肿，应注意深部肌内注射。

3. 病情观察

（1）观察肝功能损害的表现有无加重，如黄疸是否加深，有无肝区痛、肝大、脾大、腹水、水肿；有无皮下出血、牙龈出血、鼻出血或消化道出血；有无血清电解质与尿铜的变化；防止急性肝衰竭或肝性脑病发生。

（2）观察病人精神心理状态是否缓解，运动障碍程度是否控制，吞咽功能是否恢复。

4. 健康指导

（1）建议病人安排好自己的生活，选择适当的工作，鼓励病人融入社会，发展自己的兴趣爱好。

（2）指导病人树立正确的婚恋观和生育观，杂合子携带者禁忌与杂合子携带者结婚，以免其子代发生纯合子；长期服药育龄妇女应做好避孕工作，未育妇女在病情稳定、全身情况允许条件下，可在妇产科、内科医师共同监测下选择生育子代。

（3）同胞兄妹中有肝豆状核变性的家庭近亲成员应做好血清 CP、血清铜、尿铜等的监测，以便及早发现症状前纯合子或杂合子，及早治疗。

（4）坚持长期用药，并定期门诊复查血清 CP、血清铜、尿铜及肝肾功能变化，根据医师建议合理用药。

（5）精神、神经症状明显时不宜单独外出，最好有专人陪同，并备疾病资料小卡片或小手镯，以防万一。

（6）指导病人及家属保持良好的心态，避免负性情绪刺激而使病情反复。

（7）对有动作怪异、荒诞等症状者予以修饰指导。

第四节　多系统萎缩

一、疾病概述

【概念与特点】

多系统萎缩（MSA）是一类原因未明，临床表现为锥体外系、锥体系、小脑和自主神经等多系统损害的中枢神经系统变性疾病，包括橄榄－脑桥－小脑萎缩（OPCA）、Shy－Drager综合征（SDS）和纹状体黑质变性（SND）3个亚型，是一类少见的疾病。由Graham和Oppenheimer于1969年首先提出。基本病理表现为神经元缺失、胶质细胞增生，其病理诊断的特异性标志是少突胶质细胞包涵体。

【临床特点】

1. 早期症状　男性病人最早出现的症状通常是勃起功能障碍，男性和女性病人早期都会有膀胱功能障碍，如尿频、尿急、排尿不尽，甚至不能排尿。其他早期症状还包括肢体僵硬、动作缓慢、行走困难、站立时头晕、眩晕、卧位时难以翻身及书写能力的改变。有些病人会变得反应迟钝或步态不稳。

2. 自主神经功能不全　是Shy－Drager综合征（SDS）首发和突出症状，也是其他亚型最常见的症状之一。常见的临床表现有：直立性低血压、无汗和对热不能耐受、便秘，偶可腹泻、吞咽困难、夜尿增多、尿频、尿急、尿失禁和尿潴留、阳痿和射精不能、瞳孔大小不等和Horner综合征、哮喘、呼吸暂停和呼吸困难，严重时需气管切开。斑纹和手凉是自主神经功能障碍所致，有特征性。男性病人最早出现的症状是阳痿，女性病人为尿失禁。

3. 运动功能障碍　可表现帕金森样症状，也可表现小脑症状。在多系统萎缩的晚期帕金森样症状和小脑症状可以同时出现，但如帕金森样症状显著时有时在检查中难以发现小脑症状。

（1）以帕金森样症状为主要表现的多系统萎缩　主要表现为肌强直和运动缓慢，而震颤罕见，双侧同时受累，但可轻重不同。姿势异常较常见。以帕金森样症状为主的病人其特点是对左旋多巴的反应差。只有一小部分病人对左旋多巴反应好，而且经常演变为左旋多巴诱导性的运动障碍。

（2）以小脑症状为主要表现的多系统萎缩　主要表现为指鼻试验、跟膝胫试验阳性，意向性震颤、宽基底步态等。大约5%的病人以小脑症状为首发症状。

4. 锥体束征　表现为肌张力增高、腱反射亢进、病理反射等。

5. 其他

（1）20%的病人出现轻度认知功能损害。

（2）常见吞咽困难、发音障碍等症状。

（3）睡眠障碍　包括睡眠呼吸暂停、睡眠结构异常和REM睡眠行为异常等。

（4）其他锥体外系症状　腭阵挛和肌阵挛皆可见，手和面部刺激敏感的肌阵挛是MSA的特征性表现。抗胆碱能药苯海索治疗对肌阵挛有效，说明是胆碱能障碍的疾患。肌张力障碍在MSA中的出现率为12%～46%。

（5）部分病人出现肌肉萎缩，后期出现肌张力增高、腱反射亢进和巴宾斯基征、视神经萎缩。少数有眼肌麻痹、眼球向上或向下凝视麻痹。

【辅助检查】

（1）影像学检查　多系统萎缩有相对特征的MRI表现，尤其是高场强MRI对该病有较大的诊断价值，包括T_1像可见壳核、小脑、脑干萎缩，呈稍短T_1信号；T_2像见双侧壳核后外侧有裂隙状的短T_2信号，红核与黑质间正常的长T_2信号区变窄，经尸检证实这种裂隙状的短T_2信号改变与显著的小胶质细胞、星型胶质细胞增生以及病理性的铁质沉积有关。至少20%的多系统萎缩病人可以有上述MRI表现。PET也可发现额叶、颞叶、顶叶、纹状体、小脑、脑干等处出现代谢降低区。

（2）神经电生理方面　Place等对126例MSA病人行肛门和尿道括约肌肌电图（EMG）检查，82%出现异常；Wenning等作了同样的研究，异常率为93%。脑干听觉诱发电位（BAEP）检查发现潜伏期及V/I波幅比例异常。Stocchi等的研究显示MSA病人早期即出现尿流动力学异常。这些发现使MSA的早期诊断成为可能。

（3）自主神经功能、神经内分泌试验、卧立位血压检测　卧位血压正常，站立时血压下降20～40mmHg或以上，而心率无明显变化者为阳性。

【治疗原则】

目前无特殊治疗方法，主要是对症治疗，晚期主要是护理和预防并发症。

二、主要护理问题

（1）有窒息的危险　由喉环状勺肌萎缩致使声带外展麻痹，导致气道梗阻症状引起。

（2）有意外伤害的危险　由体位变化或活动时发生直立性低血压，导致体位性头晕、晕厥、视物模糊，发生跌倒、摔伤、坠床等意外损伤引起。

（3）运动障碍　由躯体神经损害，导致肌张力增高、肢体震颤、行走缓慢、站立不稳等锥体外系症状，发生随意肌协调与控制功能障碍引起。

（4）感觉障碍　由本病致肢体痛温觉减退引起。

（5）有误吸的危险　由本病累及双侧皮质脑干束出现假性延髓性麻痹，发生饮水呛咳、吞咽困难引起。

（6）排泄障碍　由自主神经功能障碍导致便秘、腹泻、尿失禁、尿潴留引起。

（7）潜在并发症　呼吸道感染、泌尿系统感染、压疮。

（8）抑郁　由本病导致情绪低落、淡漠以及伴生活质量下降、心理压力增大引起。

三、护理措施

1. 预防窒息

（1）由于病人喉环状勺肌的萎缩致声带外展不能和声带狭窄，常有异常鼾声、喘鸣和睡眠呼吸暂停，严重时窒息死亡。

（2）夜间查房时应近距离观察病人面色、呼吸次数，观察病人是否出现睡眠呼吸暂停、鼾声增强、喘鸣发作，发现异常者应及时叫醒，并行睡眠呼吸监测。

（3）对有严重声带外展麻痹引起气道梗阻症状明显者，应及时给予气管插管或切开。慎用或不用镇静药物，以免引起或加重呼吸障碍。

2. 直立性低血压的护理

（1）卧位指导　指导病人于睡眠和平卧位时将头和躯干抬高，可使用摇床或将床头垫高，保持头高于下肢15°～20°的卧位。采取头高足低位时，最好用血压监测仪动态监测血压变化，若发生低血压时，立即将头、躯干和下肢保持水平卧位。

（2）倾斜台面练习　训练病人体位变换时对血压波动的适应能力。训练中注意台面倾斜的速度不宜过快，观察病人有无面色苍白、恶心、低血压等症状，出现该症状立即停止或休息片刻，待症状缓解后再进行训练，以防加重直立性低血压。

（3）穿抗压服（如紧身裤）、弹力袜及使用腹带　向病人讲解使用该装备的目的是减少直立时下肢静脉淤积，增加回心血量，减少或减轻低血压发作次数和程度。特别是在夏季使用该装备会出现出汗、身体不适，鼓励病人克服困难，配合治疗。

（4）饮食护理　为增加循环血量，鼓励病人摄入高盐饮食（以高钠饮食为主）。指导病人进食咸肉、咸菜、咸鸭蛋等高钠食品及香蕉、榨菜等高钾饮食，摄入高盐饮食治疗过程中要密切观察卧、立位血压，鼓励病人多饮水，饮水量2.0～2.5L/d，以使血压处于相对稳定状态，并记录出入量，避免水潴留。有明显钠潴留、水肿时，应酌情调整水、钠入量。

3. 安全防护

（1）体位性症状的防护　病人在体位变化和活动中易反复发生头晕、晕厥、摔倒、视物模糊，这种体位性症状在清晨、进食后、排尿时、活动时、发热、服退热药、感染后更易发生，应特别注意这些时间段的症状观察，加强保护措施，防止跌倒致头部和四肢发生外伤、骨折损伤。

（2）预防跌倒　针对本病四肢强直、行动迟缓、步态不稳等帕金森样症候，具有站立或行走中身体突然向后倾斜跌倒的特点，应特别注意病人身后的保护。

（3）防皮肤烫伤　由于MSA病人的痛温觉减退，身体损伤时不易感知，易加重受损程度。因此要注意防止皮肤烫伤，洗手、洗足、使用热水袋前，先由他人试测温度，适宜后再予以使用，冬季注意病人睡眠时勿紧贴暖气，或在暖气上覆盖被褥、棉大衣等，防止皮肤烫伤。输入高渗液体时密切观察有无液体外渗，避免由于痛觉下降，加重输液部位组织损伤。

4. 预防误吸　饮水呛咳、吞咽困难系本病累及双侧皮质脑干束出现假性延髓性麻痹的表现，应积极预防饮水呛咳和吞咽困难导致的误吸，并进行功能锻炼指导。进食水前将床头抬高至少30°，指导病人饮水前吸足气、吞咽时憋住气，用勺匙将水少量分次喂入，先以3～4ml开始喂入，酌情增加至1勺匙，将饮食调成糊状，送至舌根部后，再嘱病人做吞咽动作，缓慢进食，逐渐增加喂入量；吞咽困难严重时给予鼻饲饮食，用针灸方法刺激局部瘫痪的吞咽肌，恢复吞咽功能。

5. 排泄异常护理

（1）留置尿管的病人，给予定期膀胱冲洗，训练定期排尿功能。

（2）尿失禁病人，可使用接尿器或纸尿裤，勤换洗，保持会阴部清洁、干燥。

（3）腹泻病人遵医嘱给予止泻收敛药物，并做好肛周皮肤护理；便秘病人指导其多进含纤维素高的食物，保证足够饮水量，每日定时坐于马桶上，养成定期排便的习惯。

6. 预防并发症　大多数病人晚期全身症状严重、长期卧床，尿便行为异常，生活质量低，常因气道梗阻、吸入性肺炎、感染性休克等并发症致死。因此，病情晚期要加强基础护理，预防长期卧床病人的呼吸道感染、泌尿系统感染、压疮三大并发症。定时翻身、叩背，每2小时1次，及时清除呼吸道分泌物，保持气道通畅，防止发生吸入性肺炎；使用气垫床，骨突出部位垫软垫，预防压疮。

7. 心理疏导　由于MSA病人常有情绪低落、淡漠或发展为抑郁，病人较少与他人交流，特别是性功能障碍等症状更不愿意诉说，往往给正确的诊治带来困难。应鼓励病人消除病人的顾虑，取得其信任与配合，为正确的医疗诊断、避免误治提供可靠依据。

8. 病情观察　密切观察、调节血压变化，注意测量立、卧位血压，观察其差值，最好用血压监护仪了解血压的动态变化。应特别注意夜间血压波动，严密监测用药期的血压变化，防止血压过高。

9. 健康指导

（1）预防晕厥的发生，告知病人及家属直立性低血压的诱发因素，低血压在高温、紧张、快速进餐、饱餐、饮酒、过度换气、排尿过度充盈、久卧后直立时加重，平卧位消失。指导病人避免长时间处于温度过高的环境，洗澡水温不宜过热（可洗温水浴），避免饱餐、饮酒、紧张刺激，保持平和的心态。对排尿、排便感觉异常的病人，指导其养成定时排尿、排便的习惯。

（2）指导病人变换体位时动作缓慢，勿动作过猛，循序渐进地完成坐起、离床、站立、行走过程，加强保护措施，防止头部和四肢发生外伤、骨折。变换体位后应先适应片刻，如起床时先在床上活动肢体后再坐起，站立前先坐一会儿，再慢慢站立、行走，以免直立性低血压的发生。

（3）教会病人因低血压引发不适的防护动作，立即平卧，避免快速体位变动和久站不动，不做导致呼吸困难的运动。在血压控制后，逐渐增加直立时间，做轻微的活动和行走，病情稳定后，可选择适宜锻炼项目，如游泳。

（4）告知病人无症状的直立性低血压无须治疗，经过脑血管有效的自身调节可保证脑的供血。

第八章
神经系统变性疾病

第一节　阿尔茨海默病

一、疾病概述

【概念与特点】

阿尔茨海默病（AD）是发生于老年和老年前期、以进行性认知功能障碍和行为损害为特征的中枢神经系统退行性病变，是老年期痴呆的最常见类型，约占老年期痴呆的50%。临床上表现为记忆障碍、失语、失用、失认、视空间能力损害、抽象思维和计算力损害、人格和行为的改变等。一般症状持续进展，病程通常为5～10年。据统计，65岁以上的老年人约有5%患有AD。随着年龄的增长，患病率逐渐上升，至85岁，每3～4位老年人中就有1例罹患AD。

【临床特点】

AD通常是隐匿起病，很难确切了解具体的起病时间，病程为持续进行性，无缓解、停止进展的平稳期，即使有也极罕见。AD的临床症状可分为两方面，即认知功能减退及其伴随的生活能力减退症状和非认知性神经精神症状。其病程演变大致可以分为轻、中、重三个阶段。

1. 轻度　此期的主要表现是记忆障碍。首先出现的是近事记忆减退，常将日常所做的事和常用的一些物品遗忘。随着病情的发展，可出现远期记忆减退，即对发生已久的事情和人物的遗忘，面对生疏和复杂的事物容易出现疲乏、焦虑和消极情绪，还会表现出人格方面的障碍，如不爱清洁、不修边幅、暴躁、易怒、自私多疑。需要指出的是，在该期发生的记忆减退常可因病人本人及其家属误为老年人常见的退行性改变而被忽视，直至出现了定向力障碍（对时间和空间的定向力紊乱）才会引起重视。此期病人易与良性记忆障碍或称年龄相关记忆障碍相混淆。

2. 中度 除记忆障碍继续加重外，病人可出现思维和判断力障碍、性格改变和情感障碍，病人的工作、学习新知识和社会接触能力减退，特别是原已掌握的知识和技巧出现明显的衰退。出现逻辑思维、综合分析能力减退，言语重复、计算力下降，还可出现局灶性脑部症状如失语、失用、失认或肢体活动不灵等。有些病人还可出现癫痫、强直－少动综合征。此时病人常有较多的行为和精神活动障碍，有的因外出后找不到回家的路而走失，有的原来性格内向的病人现在变得易激惹、兴奋欣快、言语增多，而原来性格外向的病人则可变得沉默寡言，对任何事情（原来熟悉的事物、工作和个人爱好）提不起兴趣。甚至出现人格改变，如不注意卫生、仪表，甚至做出一些丧失廉耻（如随地大、小便等）的行为。

3. 重度 此期的病人除上述各项症状逐渐加重外，还有情感淡漠、哭笑无常、言语能力丧失，以致不能完成日常简单的生活事项如穿衣、进食。终日无语而卧床，与外界（包括亲友）逐渐丧失接触能力。四肢出现强直或屈曲瘫痪，括约肌功能障碍。此外，此期病人常可并发全身系统疾病的症状，如肺部及尿路感染、压疮以及全身性衰竭症状等，最终因并发症而死亡。

轻中度 AD 病人常无明显的神经系统体征，少数病人有锥体外系体征。重度晚期病人出现神经系统原始反射如强握反射、吸吮反射等。晚期病人常有肌张力增高，四肢呈持久的屈曲姿态。阿尔茨海默病的典型临床特征是失忆型记忆功能障碍、语言功能恶化和视觉空间缺陷。除非到了疾病的晚期，运动和感觉功能异常、步态异常和抽搐并不常见。

【辅助检查】

（1）实验室检查 作为痴呆症评估内容的一部分，是确定痴呆症病因和老年人中常见并存疾病所不可或缺的检查项目。甲状腺功能检查和血清维生素 B_{12} 水平测定是确定痴呆症其他特殊原因的必查项目。还应进行下列检查：全血细胞计数；血尿素氮、血清电解质和血糖水平测定；肝功能检查。当病史特征或临床情况提示痴呆症的原因可能为感染、炎性疾病或暴露于毒性物质时，则还应进行下列特殊实验室检查：如梅毒血清学检查、红细胞沉降率、人类免疫缺陷病毒抗体检查或重金属筛查。

（2）神经系统影像学检查　可见脑萎缩征象，如侧脑室、第三脑室增大，且可不成比例的增大；脑沟增宽、加深，后期病人额、颞叶萎缩尤为明显，MRI 上还可表现为皮、髓质分界消失、颞叶内侧高信号和海马萎缩伴海马裂扩大，海马萎缩具有诊断价值，在头颅 MRI 冠状位片易于发现；PET、SPECT、功能 MRI 可见颞、顶叶低代谢区，但上述影像学表现缺乏特异性。当前人们建议，病人在痴呆症的病程中，至少需要接受 1 次采用计算机化体层摄影或磁共振成像检查进行的大脑结构影像学检查。采用正电子发射体层摄影或单光子发射 CT 进行功能成像检查，可能有助于与痴呆症相关的疾病进行鉴别诊断。家庭成员和医师对痴呆症的发现率很低，这种情况成为影响许多痴呆症病人合适治疗的主要障碍。对于表现复杂或治疗困难的病人，应转到有丰富痴呆症诊治经验的专家处就诊。

（3）神经心理学检查　在对 AD 进行诊断的过程中，神经心理学测验是必不可少的内容。一般而言对 AD 的认知评估领域应包括定向力、记忆功能、言语功能、应用能力、注意力、知觉（视、听、感知）和执行功能七个领域。临床上常用的工具可分为：①大体评定量表：如简易精神状况检查量表（MMSE）、阿尔茨海默病认知功能评价量表（ADAS－cog）、长谷川痴呆量表（HDS）、Mattis 痴呆量表、认知能力筛查量表（CASI）等；②分级量表：如临床痴呆评定量表（CDR）和总体衰退量表（GDS）；③精神行为评定量表：如痴呆行为障碍量表（DBD）、汉密尔顿抑郁量表（HAMD）、神经精神问卷（NPI）；④用于鉴别的量表：Hachinski 缺血量表。还应指出的是，选用何种量表，如何评价测验结果，必须结合临床表现和其他辅助检查结果综合判断。

（4）脑脊液检查　无明确异常，ELISA 检测偶有 tau 蛋白、β－淀粉样蛋白增高。

（5）脑电图检查　早期 α 节律丧失及电位降低，常见弥漫性慢波，且脑电图减慢的程度和痴呆的严重程度具有相关性。

（6）基因检查　有明确家族史的病人可进行 APP、PS1、PS2 基因检测，突变的发现有助于确诊。

【治疗原则】

目前无特效治疗方法，主要是支持、对症治疗。

1. 生活护理 包括使用某些特定的器械等。有效的护理能延长病人的生命及改善病人的生活质量，并能防止摔伤、外出不归等意外的发生。

2. 非药物治疗 包括职业训练、音乐治疗和群体治疗等。

3. 药物治疗

（1）改善认知功能 轻至中度AD可选用胆碱酯酶抑制剂，如盐酸多奈哌齐、重酒石酸卡巴拉汀、加兰他敏等；中重度病人可选用谷氨酸盐受体拮抗剂，如盐酸美金刚。临床上有时还使用脑代谢复活剂，如吡拉西坦、茴拉西坦和奥拉西坦；微循环改善药物，如麦角生物碱类制剂；钙拮抗剂，如尼莫地平等。

（2）控制精神症状 很多病人在疾病的某一阶段出现精神症状，如幻觉、妄想、抑郁、焦虑、激越、睡眠紊乱等，可给予抗抑郁药物和抗精神病药物，前者常用选择性5-HT再摄取抑制剂，如氟西汀、帕罗西汀、西酞普兰、舍曲林等，后者常用不典型抗精神病药，如利培酮、奥氮平、奎硫平等。这些药物的使用原则是：①低剂量起始；②缓慢增量；③增量间隔时间稍长；④尽量使用最小有效剂量；⑤治疗个体化；⑥注意药物间的相互作用。

4. 支持治疗 重度病人自身生活能力严重减退，常导致营养不良、肺部感染、泌尿系统感染、压疮等并发症，应加强支持治疗和对症治疗。

二、主要护理问题

（1）思想过程改变 记忆障碍。

（2）持家能力下降 病人表现为不能料理日常生活琐事。

（3）社交障碍 病人的认知能力下降，表现为不愿参加社交活动。

（4）自理能力下降 病人认知障碍包括记忆力、定向力、判断力和社会自我感障碍等。

（5）心理行为异常 表现为病人的社会性异常或怪异行为，主要包括偏执、情绪不稳定、无目的漫游、攻击、破坏、吵闹、尿便失禁等行为。

（6）语言沟通障碍 由于智力下降，病人常无法理解别人说的事，会话能力下降，言语不流利常中断。

（7）并发症 AD晚期病人智力严重下降，病人活动越来越少，大部分时间卧床，合作能力丧失，完全依赖他人照料，稍不注意就会跌倒、坠床造成跌伤、骨折。病人会因吞咽引起呛咳，易产生吸入性肺炎，长期卧床造成压疮和失用综合征；饮水少、尿便失禁导致泌尿系统感染。而并发症是导致病人死亡的主要原因。

（8）照顾者角色困难 病人给照料者带来很多困难和压力，严重影响照料者的身心健康，表现为生气、难堪、悲痛、疲倦、沮丧和失落等。

三、护理措施

1. 常规护理

（1）一般护理 鼓励和引导病人参加诸如朋友聚会等社交活动，适当进行散步等体育锻炼，有意识地进行下棋、游戏等文娱活动以及尽可能的日常生活活动；晚期精神智力障碍明显时，应专人看护，照顾其生活起居，尽量避免单独外出。

（2）饮食护理 给予易消化、营养丰富且病人喜欢的食品。进食时尽量保持环境安静，以免病人分心造成呛咳、窒息；病人不能自行进食时，注意喂饭速度不宜过快，应给予病人足够的咀嚼时间；若病人拒绝进食不要勉强或强行喂食，可设法转移其注意力，使其平静后再缓慢进食；必要时可酌情鼻饲流质饮食，并按鼻饲病人护理。

（3）心理护理 爱护关心病人，使病人避免焦虑、抑郁、绝望等不良心理，保持平和安静心态，减少情绪变化，树立信心，积极配合治疗，争取达到最佳康复水平。

2. 专科护理

（1）症状护理 ①有记忆障碍的病人，日常生活自理能力下降，不要说有损病人自尊的话，避免大声训斥病人，耐心倾听和解释病人的疑问，细心协助病人完成洗脸、个人修饰、洗澡、如厕等生活护理。②对有语言障碍的病人，应同情和理解病人的痛苦，增加他们的信心，注意交谈内容要正面、直接、简单，说话声音温和，语速缓慢，一次只说一件事，必要时可借用手势或图片、文字等其他方式进行有效沟通。③对有精神、智力障碍的病人，应注意病人安全，防止自伤和伤人。当病人有被害妄想时，千万不要与病人争论，可先转移其注意力，安慰病人使其保持情绪稳定，然后再进行解释。认知障碍的病人生活自理能力差，注意尽量按病人过去的生活习惯安排生活，尽可能多做些力所能及的家务劳动（如叠被、洗碗、扫地等）和日常生活自理能力的训练（如自行穿衣、洗漱、修饰、如厕、淋浴等），并注意防止病人因倒开水烫伤、走路跌倒等意外发生。④对有情感障碍的病人，应安慰同情病人，避免因伤害病人自尊的言行激怒病人。取得病人信任，建立良好的护患关系。可以开展一些适宜的有趣的游艺活动，如阅读图书报刊、下棋、玩牌，以转移其注意力，消除抑郁、焦虑情绪和孤独感。

（2）用药护理　告知药物作用、用法与用药注意事项，注意观察药物不良反应。盐酸多奈哌齐可选择性与乙酰胆碱酯酶（AChE）结合抑制其活性，一般服药 3 个月以后起效，对肝脏不良反应较小，应督促病人坚持每日服药。

3. 病情观察　他克林能抑制老年斑形成，改善病人认知功能，一般服药半年左右才有效，且有恶心、呕吐、消化不良等胃肠道反应以及严重的肝脏不良反应，应注意观察有无上述不适，并每 2 周检测肝功能 1 次，以观察有无肝功能受损。

4. 健康指导

（1）给予高蛋白、富含维生素、易消化的食物，多吃新鲜水果蔬菜和补脑益智的食物，保持均衡营养。

（2）多参加适宜的社交活动，引导或协助其保持生活自理，维持现有功能，延缓功能衰退。

（3）按医嘱正确服药。

（4）定期门诊复查血压、血糖、血脂及检测肝、肾功能等。

（5）可充分利用社区服务机构、临时托老站、老人福利院等社会支持系统更好地照顾病人，提高病人的生活质量。

（6）平时随身携带病人卡片或系病情手圈（有病人姓名、住址、联系电话等），外出时有人陪伴，防止意外。

第二节 运动神经元病

一、疾病概述

【概念与特点】

运动神经元病（MND）是一组病因未明，选择性侵犯脊髓前角细胞、脑干运动神经元、皮质锥体细胞和锥体束的慢性进行性变性疾病。临床上兼有上和（或）下运动神经元受损的体征，表现为肌无力、肌萎缩和锥体束征的不同组合，感觉和括约肌功能一般不受影响。根据病变部位及症状，分为肌萎缩性侧索硬化（ALS）、原发性侧索硬化（PLS）、进行性脊肌萎缩症（PSMA）和进行性延髓麻痹（PBP）等类型。各类型是同一疾病的不同表现还是独立的疾病，目前尚无定论。

【临床特点】

本病通常分为以下四型：

1. 肌萎缩性侧索硬化（ALS） 脊髓前角细胞、脑干运动神经核及锥体束受累，无论最初累及上或下运动神经元，最后均表现为上、下运动神经元损害并存。①多在40岁以后发病，男性多于女性，首发症状常为手指运动不灵活和力弱，随之手部小肌肉如大、小鱼际肌和蚓状肌萎缩，渐向前臂、上臂、肩胛带肌群发展，萎缩肌群出现粗大的肌束颤动；颈膨大前角细胞严重受损时，上肢腱反射减低或消失，与此同时或以后出现下肢痉挛性瘫痪、剪刀样步态、肌张力增高、腱反射亢进和Babinski征等；少数病例从下肢起病，渐延及双上肢。②延髓麻痹通常晚期出现，但也可于手部肌肉萎缩不久后出现。③可有主观感觉异常如麻木感、痛感等，无客观感觉异常。部分病人的感觉异常可能与周围神经卡压有关。④病程持续进展，最终因呼吸肌麻痹或并发呼吸道感染死亡；本病生存期短者数月，长者10余年，平均3～5年。

2. 进行性脊肌萎缩症（PSMA） 大多为遗传性。根据其起病年龄、肌无力类型、进展速度及遗传方式不同而被分为不同类型。常见首发症状为双上肢远端肌肉萎缩、无力，也可单侧起病，累及双侧，逐渐波及前臂、上臂和肩部肌群。少数病例肌萎缩从下肢开始。受累肌肉萎缩明显，肌张力降低，可见肌束颤动，腱反射减弱，病理反射阴性。感觉和括约肌功能一般无障碍。除婴儿型进行性脊肌萎缩外，本病进展较慢，病程可达10年以上，晚期发展至全身肌肉萎缩、无力，生活不能自理，最后因呼吸肌麻痹或肺部感染而死亡。少数早期波及延髓肌者，1～2年内可并发肺部感染而死亡。

（1）婴儿型进行性脊肌萎缩　为常染色体隐性遗传病，父母常有近亲血缘关系。其异常基因位于第5对常染色体的长臂上。至少有1/3的病人在出生前即起病，胎动减少，其余病例在出生后3个月内或更长时间发病。表现为下运动神经元性瘫痪，多从近端开始，患儿髋关节外展，足外翻，头控制差，抬头困难，对疼痛刺激有反应但无回避动作；深、浅反射均消失；胸廓肌萎缩无力，横膈收缩相对有力，因而吸气时胸廓塌陷；可出现延髓性麻痹而致吸吮无力，吞咽困难，舌肌可见束颤。约95%死于18个月内。

（2）少年型进行性脊肌萎缩　①近端型：多数为常染色体隐性遗传，少数为常染色体显性遗传，症状相对较轻。起病年龄从出生到8岁间任何时候，常在1岁以前。无力和肌萎缩也从近端开始，仰卧时不易爬起，站立时腹部前凸，行走似鸭步，腱反射降低或消失，肌束颤动不明显，酷似肢带型肌营养不良。患儿常有脊柱侧弯、肢体畸形和呼吸功能不全，可死于肺部感染，也有在儿童期停止恶化的。②远端型：也有常染色体显性和隐性2种遗传形式，约占所有进行性脊肌萎缩病人的10%。通常在儿童早期起病，从下肢远端无力、肌萎缩开始，慢性进展。1/4病人有弓形足。临床上常难与腓骨肌萎缩症相鉴别，本病病人无感觉障碍，肌电图示感觉和运动神经传导速度正常可资鉴别。③肩腓型：为一种罕见的常染色体隐性遗传形式，特点是下肢远端无力、翼状肩胛及婴儿期起病。也可伴有轻度球部症状。④延髓型：为散发或常染色体隐性遗传，罕见，主要症状为延髓性麻痹，常因此致死，有时眼肌和颌肌也呈进行性麻痹。

3. 进行性延髓麻痹（PBP） 病变侵及脑桥和延髓运动神经核。①多中年以后起病，主要表现构音不清、饮水呛咳、吞咽困难和咀嚼无力，舌肌萎缩明显，伴肌束震颤，咽反射消失；有时同时损害双侧皮质脑干束，出现强哭强笑、下颌反射亢进，从而真性和假性延髓麻痹共存。②进展较快，预后不良，多在1～3年死于呼吸肌麻痹和肺感染。

4. 原发性侧索硬化（PLS） 极少见，选择性的损害锥体束。①中年或更晚起病；首发症状为双下肢对称性强直性无力，痉挛步态，进展缓慢，渐及双上肢，四肢肌张力增高、腱反射亢进、病理征阳性，一般无肌萎缩和肌束颤动，感觉无障碍，括约肌功能不受累。②如双侧皮质脑干束受损，可出现假性延髓麻痹表现，伴情绪不稳、强哭、强笑。③多为缓慢进行性病程，偶有长期生存报道。

【辅助检查】

（1）神经电生理检查　肌电图主要表现为病变处肌肉插入电位延长，纤颤电位，动作电位时限增宽、波幅增高，波型以混合相或单纯相多见，可见巨大电位。运动神经传导速度可能下降或正常，而感觉神经传导速度正常。ALS病人往往在延髓、颈、胸与腰骶不同节段神经支配的2块或3块以上的肌肉出现失神经支配现象。

（2）肌肉活检　有助诊断，但无特异性，早期为神经源性肌萎缩，晚期在光镜下与肌源性萎缩不易鉴别。

（3）其他　腰穿压力正常或偏低，脑脊液检查正常或蛋白有轻度增高，免疫球蛋白可能增高。血常规检查正常。血清肌酸磷酸激酶活性正常或者轻度增高而其同工酶不高。脑电图、CT检查多无异常，MRI显示部分病例受累，脊髓和脑干萎缩变小。

【治疗原则】

本病治疗包括病因治疗、对症治疗和各种非药物治疗。当前病因治疗的发展方向包括抗兴奋性氨基酸毒性、神经营养因子、抗氧化和自由基清除、新一代钙离子通道阻断剂、抗凋亡、基因治疗及神经干细胞移植，但目前本病尚无有效治疗方法。

二、主要护理问题

(1) 生活自理缺陷。
(2) 吞咽困难。
(3) 潜在并发症 肺部感染。
(4) 有失用综合征的危险。
(5) 自我形象紊乱。
(6) 营养失调。
(7) 焦虑。

三、护理措施

1. 常规护理

(1) 一般护理 早期或轻症者适当运动或锻炼，鼓励病人做力所能及的工作，注意劳逸结合；重症病人应卧床休息，并根据病情采取适当的卧位，如有呼吸困难时应抬高床头，有肢体瘫痪对应保持体于功能位置；同时还应密切观察病情的进展，重症病人仔细观察呼吸、血压，比较肌无力有无加重，如病人出现构音不清、饮水呛咳、吞咽困难、咀嚼无力等，应立即报告医师，并备好抢救器械及药物，如抽吸器、开口器、气管切开包、呼吸机、心电监护仪等，随时做好抢救准备。

(2) 饮食护理 予以高营养易消化的食物，保证机体足够的营养，多食瘦肉、豆制品、鱼虾、新鲜蔬菜和水果。

(3) 心理护理 由于本病缺乏有效的治疗和病程进行性恶化，病人常有恐死、绝望感，对疾病的恢复表现出失望等情绪，护士应根据病人不同的心理，给予心理疏导，体贴关心病人，取得病人的信任，帮助病人积极配合治疗和功能锻炼，鼓励病人做力所能及的事情，获得与疾病抗争的信心。

2. 专科护理

(1) 对手指活动不灵活的病人，应协助做好生活护理，对双上肢活动困难的病人应喂食，帮助病人进行主动和被动的肢体功能训练，手的精细动作训练如对指、小指对掌、拇指对掌等，加强各指关节活动，辅以肌肉按摩，每日数次，防止关节僵硬和肢体挛缩。

（2）对有吞咽困难的病人，应予以鼻饲，并按鼻饲要求予以护理。

3. 病情观察 应观察药物的疗效和不良反应。如地西泮可有嗜睡、头晕、乏力等不良反应，静脉注射地西泮可引起呼吸抑制，应缓慢注射，并观察呼吸情况，而大剂量长期服用地西泮可产生耐受性、依赖性和成瘾性。

4. 健康指导

（1）保持乐观的生活态度，心情愉快，积极参与力所能及的公益活动。

（2）合理饮食，保证营养，多食瘦肉、豆制品、鱼虾、新鲜蔬菜、水果；对留置胃管出院的病人，护士应向病人及家属讲授有关鼻饲的知识和注意事项。

（3）加强肢体功能锻炼，注意循序渐进，不能操之过急。

（4）告知家属，病人做锻炼时应有人陪伴，辅以拐杖等以防跌伤，地面防滑、防湿，穿防滑鞋以免发生意外。

（5）按时服药，并在医嘱下减量或停药，注意药物不良反应。

第九章

脑部发作性疾病

第一节 癫 痫

一、疾病概述

【概念与特点】

癫痫是由多种原因引起的慢性脑功能障碍综合征，它是脑内神经元反复超同步的异常放电而导致的发作性、突然性、短暂的脑功能紊乱。癫痫具备发作性、复发性、自然缓解的特点。由于异常放电神经元的部位和扩散范围的不同，可出现短暂的运动、感觉、行为、意识、自主神经系统的不同障碍，或兼而有之。癫痫发作为临床表现，即脑内神经元阵发性异常放电，引起临床上病人和观察者都能察觉到的各种表现。

癫痫是一种世界常见病、多发病。癫痫发作可始于任何年龄，但最常见于20岁之前，任何人在给予适宜的诱发环境时（如电惊厥治疗）均可以有癫痫发作。

【临床特点】

癫痫发作的临床表现多种多样，病人常经历一种或多种类型的癫痫发作，根据临床表现和间歇期脑电图改变、解剖及病因等，临床有多种多样的分类，以下为我国癫痫发作分类法（草案）：

1. 部分性发作（局限性、局灶性）

（1）单纯部分性发作，无意识障碍　①运动性（局限性、局灶性）。②感觉性（躯体性、特殊感觉性）。③自主神经性。④精神性（见复杂部分性发作）。

（2）复杂部分性发作（精神运动性发作或颞叶癫痫），伴有意识障碍①仅有意识障碍。②精神症状（感知、情感、记忆、错觉、幻觉等）。③自动性。

2. 全身性发作（普遍性）：非局限开始。

（1）全身强直－阵挛发作（大发作）。

（2）失神发作（小发作）典型或不典型。

（3）其他肌阵挛发作、阵挛发作、强直发作、失张力发作。

【辅助检查】

1. 实验室检查

（1）血常规检查　部分病人血白细胞计数升高，可提示并发感染。

（2）血液检查　如为癫痫持续状态，可有血糖下降、尿素氮升高，可见有高血钾。

（3）脑脊液检查　检查压力、常规和生化。一般发作缓解期进行，有助于症状性癫痫的诊断及确定病因。

2. 特殊检查

（1）脑电图（EEG）检查　是诊断癫痫最常用的辅助检查方法，45%～50%癫痫病人发作间歇期的首次EEG检查可见尖波、棘波、尖－慢波或棘－慢波等痫样放电。局限性的痫样放电提示局限性癫痫，普遍性的痫样放电提示全身性癫痫。重复检查和应用过度换气、闪光刺激、剥夺睡眠等激活方法可提高痫样放电发生率，但是不能仅依据有无间歇期脑电异常来确定或否定癫痫的诊断。对诊断困难的病例应用电视录像－脑电同步监控系统和动态脑电图检测，有助于鉴别癫痫与非痫性发作。

（2）MRI、CT检查　MRI波谱分析对海马硬化所致的颞叶癫痫有帮助。MRI比CT更敏感。成年起病的癫痫、儿童期起病的局限性癫痫、有神经系统异常体征或EEG显示局灶异常慢波者，影像学检查可以提高癫痫病因的检出率。

（3）SPECT和PET检查　对诊断颞叶癫痫敏感性较高。

【治疗原则】

癫痫治疗是长期的，不仅要完全控制发作，还要使病人获得较高的生活质量或回归社会。包括病因治疗、药物治疗、手术治疗。目前，癫痫治疗仍以药物治疗为主。

1. 病因治疗 有明确病因者应首先进行病因治疗，如颅内肿瘤，需要手术切除肿物；寄生虫感染，需要抗寄生虫治疗。

2. 药物治疗 无明确病因，或虽有明确病因但不能根除者，需药物治疗。

3. 手术治疗 有些病人经2年以上正规的抗癫痫治疗，尽管试用所有主要的抗癫痫药物单独或联合应用，且已达到病人所能耐受的最大剂量，但每月仍有4次以上发作称为难治性癫痫。其中包括20%～30%的复杂部分性发作病人用各种AEDs治疗难以控制发作。可考虑手术治疗。半球切除术、软脑膜下横断术、病灶切除术、胼胝体切开术都是目前常用方法，可酌情选用。

二、主要护理问题

(1) 有窒息的危险 与癫痫发作时意识丧失、喉痉挛、口腔和气道分泌物增多有关。

(2) 有受伤的危险 与癫痫发作时意识突然丧失、判断力失常有关。

(3) 头晕、头痛、全身酸痛、疲乏无力 与癫痫发作时病人极度缺氧有关。病人极度缺氧时，体内大量乳酸分泌，能量耗竭，病人在痫性发作后，出现头晕、头痛、全身酸痛、疲乏无力的症状。

(4) 短暂尿失禁 与癫痫发作时自主意识丧失有关。

(5) 知识缺乏 缺乏长期、正确服药的知识。

(6) 气体交换受损 与癫痫持续状态、喉头痉挛所致呼吸困难或肺部感染有关。

(7) 潜在并发症 脑水肿、酸中毒、水及电解质紊乱。

三、护理措施

1. 环境护理

(1) 室外环境保持安静，门窗隔音；病房应远离嘈杂的街道、闹市、噪声轰鸣的工厂和车间。探视时应限制家属人数。

(2) 室内光线柔和、无刺激；地方宽敞、无障碍，墙角设计为弧形，墙壁有软壁布包装，地面铺软胶地毯；床间距应在6m以上，床两侧有套包裹的护栏，有轮床应四轮内固定。危险物品远离病人，如床旁桌上不能放置暖瓶、热水杯等。

2. 癫痫发作时及发作后的安全护理

（1）癫痫发作时的安全护理　当病人癫痫突然大发作时切记不要离开病人，应边采取保护措施边大声呼叫他人赶来共同急救，步骤如下。①正确判断：若病人出现异样或突然意识丧失，首先要迅速判断是否是癫痫发作，这段时间应在一瞬间，与此同时给予急救。②保持呼吸道通畅：解开病人的衣扣、领带、裤带，使其头偏向一侧且下颌稍向前，有分泌物者清理呼吸道分泌物；有活动性义齿取下。③安全保护：立即给病人垫牙垫，或将筷子、纱布、手绢等随时拿到的用品置于病人口腔一侧上、下臼齿之间；如病人是在动态时发作，陪伴者应抱住病人缓慢就地放倒；适度扶住病人手、脚以防自伤及碰伤；切忌紧握病人肢体及按压胸部，防止给其造成人为外伤和骨折。④遵医嘱给药对症护理。

（2）癫痫大发作后缓解期的安全护理　密切观察病人的意识状态、瞳孔恢复情况，有无头痛、疲乏或自动症；保持呼吸道通畅；给予吸氧，纠正缺氧状态；协助病人取舒适体位于床上，并加用护栏，防止坠床；室内、外保持安静，减少护理治疗操作对病人的打扰，保证病人有充足的睡眠、休息；保证病人床单位清洁、干燥。

3. 预防性安全护理

（1）定时正确评估　预见性观察与判断是防止病人发生意外的关键。①入院时一定按评估内容仔细询问知情人（患儿父母、成人配偶等）病人癫痫发作史，根据病人癫痫病史掌握病人的临床表现，分析发作规律，预测容易发作的时间。②入院后注意观察病人的异常行为，有些精神障碍发生在痉挛发作前数小时至数天，主要表现为情感和认知改变，如焦虑、紧张、易激惹、极度抑郁、激越、淡漠、思维紊乱、语言不连贯或一段时间的愚笨等；有些精神障碍既可是癫痫发作的先兆也可单独发生，如幻觉、看见闪光、听见嗡嗡声；记忆障碍、似曾相识；思维障碍表现为思维中断、强制性思维；神经性内脏障碍、自主神经障碍等。护理人员通过和病人沟通交流，耐心倾听病人的表达，仔细观察其行为，预见性判断病人有无危险，并采取安全保护措施。

（2）使用防止意外发生的警示牌　通过评估，对有癫痫发作史、外伤史的病人，在室内床头显著位置示“谨防摔倒、小心舌咬伤、小心跌伤”等警示牌警示，随时提醒病人本人、家属、医务人员病人有癫痫发作的可能，时刻做好防止发生意外的准备。

（3）使用防护用具　病人到病室外活动或到相关科室做检查时要佩戴安全帽、随身携带安全卡（注明病人姓名、年龄、所住病区、诊断）；病人床旁应配有振动感应碰铃，供病人独自就寝癫痫突然发作时呼救别人之用；床旁桌抽屉中备有特制牙垫，为防止癫痫发作时舌咬伤之用。

4. 对攻击性行为的护理　易激惹、易冲动及性格改变是癫痫伴发精神障碍病人最突出的特点，而且此类病人的攻击行为往往出现突然，且无目的、攻击工具常随手而得，因而造成防范的困难。护理手段：①对新入院的病人询问病史、病情、既往有无攻击行为，对在病区内出现的攻击行为应认真记录，尤其对有严重攻击行为的病人应作为护理的重点并设专人看管。②严重的攻击行为可能仅仅起因于小小的争吵，及时处理是预防攻击行为的重要环节；发现病人间有矛盾时，为了避免冲突升级，在劝架时应表面上“偏向”容易出现攻击行为的一方，待双方情绪稳定下来之后再从心理上解决病人之间的问题；切忌当着两个病人的面讲谁是谁非。③对爱管事的病友，应教育他们讲话和气，不用暴力或不文明的方式管制病友。④发现有不满情绪时，鼓励病人讲出自己的不满而使其情绪得到宣泄，以免引发冲动行为。⑤在与病人接触交谈时，要讲究语言艺术，要设法满足其合理要求，与其建立良好的护患关系。⑥对有妄想幻觉的病人，可采取转移其注意力暂时中断妄想思维的方法，帮助病人回到现实中来，并根据妄想幻觉的内容，预防各种意外。

5. 用药护理　向病人和家属强调遵医嘱长期甚至终身用药的重要性，告知病人和家属少服或漏服药物可能导致癫痫发作、成为难治性癫痫或发生癫痫持续状态的危险性。向病人和家属介绍用药的原则、所用药物的常见不良反应和应注意问题，在医护人员指导下增减剂量和停药。于餐后服用，以减少胃肠道反应。用药前进行血、尿常规和肝、肾功能检查，用药期间监测血药浓度并定期复查相关项目，以及时发现肝损伤、神经系统损害、智力和行为改变等严重不良反应。向病人和家属说明能否停药及何时停药取决于所患疾病的类型、发作已控制时间及减量后反应等。勿自行减量、停药和更换药物。

6. 手术治疗前的护理

（1）手术前定位 精确地寻找出致痫区，明确其部位和范围；手术时尽可能做到全部切除致痫区，又不至于产生严重的神经功能障碍，才能达到癫痫手术的预期效果。

（2）术前教育 简单讲解术式和术中术后的配合。

（3）术前准备 术前一天头颅特殊备皮，依照病人血型配血，对术中、术后应用的抗生素遵医嘱做好皮肤敏感试验；嘱病人术前晚 9 点开始禁食、水、药；嘱病人注意搞好个人卫生，并在术前晨起为病人换好干净衣服。

（4）病人离开病房后为其备好麻醉床、无菌小巾、一次性吸氧管、心电监护仪、多导生理仪。

7. 手术治疗后的护理

（1）交接病人 术中是否顺利、有无特殊情况发生、术后意识状态、伤口情况、头部硬膜外及硬膜下引流情况等。

（2）安置病人于麻醉床上，使其头偏向一侧，保持呼吸道通畅，必要时吸痰，且禁食、水、药。

（3）多导生理仪、颅脑生命体征监测 24 小时，每 2 小时记录 1 次；并给病人持续低流量吸氧，保证脑氧供应。

（4）给予留置导尿，并记录出入量。

（5）术后观察并发症，病人可能合并严重脑水肿、颅内血肿、感染等，引起的一系列神经系统症状。因此，术后要密切观察头颅埋电极点有无渗出液；有无头痛、高热、恶心呕吐、高颅内压症状；有无痫性发作及发作次数；有无语言障碍、偏瘫；有无精神障碍等病情变化。

（6）术后观察头部硬膜外及硬膜下引流液的量、颜色、性质并定时做详细记录。

（7）术后遵医嘱给予补液、抗炎、止血、脱水、健脑、处理并发症等治疗。

8. 心理护理 癫痫需要坚持数年不间断的正确服药，部分病人需终身服药，一次少服或漏服可能导致癫痫发作，甚至成为难治性癫痫和发生癫痫持续状态。抗癫痫药物均有不同程度的不良反应，长期用药加之疾病的反复发作，为病人带来沉重的精神负担，易产生紧张、焦虑、抑郁、淡漠、易激惹等不良心理问题。护士应仔细观察病人的心理反应，关心、理解、尊重病人，鼓励病人表达自己的心理感受，指导病人面对现实，采取积极的应对方式，配合长期药物治疗。

9. 健康指导

（1）疾病知识指导　向病人和家属介绍疾病及其治疗的相关知识和自我护理的方法。病人应充分休息，环境安静适宜，养成良好的生活习惯，注意劳逸结合。给予清淡饮食，少量多餐，避免辛辣刺激性食物，戒烟酒。告知病人避免劳累、睡眠不足、饥饿、饮酒、便秘、情绪激动、妊娠与分娩、强烈的声光刺激、惊吓、心算、阅读、书写、下棋、外耳道刺激、长时间看电视、洗浴等诱发因素。

（2）用药指导与病情监测　告知病人遵医嘱坚持长期、规律用药，切忌突然停药、减药、漏服药及自行换药，尤其应防止在服药控制发作后不久自行停药。如药物减量后病情有反复或加重的迹象，应尽快就诊。告知病人坚持定期复查，首次服药后 5 ~ 7 天查抗癫痫药物的血药浓度，每 3 个月至半年复查 1 次；每月检查血常规和每季检查肝、肾功能，以动态观察抗癫痫药物的血药浓度和药物不良反应。当病人癫痫发作频繁或症状控制不理想，或出现发热、皮疹时应及时就诊。

（3）安全与婚育指导　告知病人外出时随身携带写有姓名、年龄、所患疾病、住址、家人联系方式的信息卡。在病情未得到良好控制时，室外活动或外出就诊时应有家属陪伴，佩戴安全帽。病人不应从事攀高、游泳、驾驶等在发作时有可能危及自身和他人生命的工作。特发性癫痫且有家族史的女性病人，婚后不宜生育，双方均有癫痫，或一方有癫痫，另一方有家族史者不宜结婚。

第二节　癫痫持续状态

一、疾病概述

【概念与特点】

癫痫持续状态或称癫痫状态，是癫痫连续发作之间意识尚未完全恢复又频繁发作，或癫痫发作持续30分钟以上不自行停止。癫痫状态是内科常见的急症，若不及时治疗可因高热、循环衰竭或神经元兴奋毒性损伤导致永久性脑损害，致残率和死亡率很高。任何类型的癫痫均可出现癫痫状态，通常是指全面性强直-阵挛发作持续状态。

癫痫状态多发生于癫痫病人，最常见的原因是不适当地停用抗癫痫药物，或因急性脑病、脑卒中、脑炎、外伤、肿瘤和药物中毒等引起，个别病人原因不明；不规范抗癫痫药物治疗、感染、精神因素、过度疲劳、孕产和饮酒等均可诱发。

【临床特点】

1. 全面性发作持续状态

（1）全面性强直-阵挛发作持续状态　是临床最常见、最危险的癫痫状态，表现强直-阵挛发作反复发生，意识障碍（昏迷）伴高热、代谢性酸中毒、低血糖、休克、电解质紊乱（低血钾、低血钙等）和肌红蛋白尿等，可发生脑、心、肝、肺等多脏器功能衰竭，自主神经和生命体征改变。脑炎、脑卒中等引起者是继发性强直-阵挛发作持续状态，先出现部分性发作，然后继发泛化为全面性强直-阵挛发作。

（2）强直性发作持续状态　多见于Lennox-Gastaut综合征患儿，表现不同程度意识障碍（昏迷较少），间有强直性发作或其他类型发作，如非典型失神、失张力发作等，EEG出现持续性较慢的棘-慢或尖-慢波放电。

（3）阵挛性发作持续状态　阵挛性发作持续时间较长时可出现意识模糊甚至昏迷。

（4）肌阵挛发作持续状态　（良性）特发性肌阵挛发作病人很少出现癫痫状态，严重器质性脑病晚期如亚急性硬化性全脑炎、家族性进行性肌阵挛癫痫等较常见。肌阵挛多为局灶或多灶性，EEG表现泛化性放电。

（5）失神发作持续状态　主要表现意识水平降低，甚至只表现反应性下降、学习成绩下降，EEG可见持续性棘-慢波放电，频率较慢（$<3Hz$）。多由治疗不当或停药等诱发，临床要注意识别。

2. 部分性发作持续状态

（1）单纯部分性运动发作持续状态　病情演变取决于病变性质，部分隐源性病人治愈后可能不再发；某些非进行性器质性病变后期可伴同侧肌阵挛，但 EEG 背景正常。部分性连续性癫痫早期出现肌阵挛及其他形式发作，伴进行性弥漫性神经系统损害表现。

（2）边缘叶性癫痫持续状态　常表现意识障碍（模糊）和精神症状，又称精神运动性癫痫状态，常见于颞叶癫痫，须注意与其他原因导致的精神异常鉴别。

（3）偏侧抽搐状态伴偏侧轻瘫　多发生于幼儿，表现一侧抽搐，伴发作后一过性或永久性同侧肢体瘫痪。

【辅助检查】

1. 实验室检查

（1）血常规检查　部分病人血白细胞计数升高，可提示并发感染。

（2）血液检查　如为癫痫持续状态，可有血糖下降、尿素氮升高，可见有高血钾。

（3）脑脊液检查　检查压力、常规和生化。一般发作缓解期进行，有助于症状性癫痫的诊断及确定病因。

2. 特殊检查

（1）脑电图（EEG）检查　是诊断癫痫最常用的辅助检查方法，45%～50%癫痫病人发作间歇期的首次 EEG 检查可见尖波、棘波、尖－慢波或棘－慢波等痫样放电。局限性的痫样放电提示局限性癫痫，普遍性的痫样放电提示全身性癫痫。重复检查和应用过度换气、闪光刺激、剥夺睡眠等激活方法可提高痫样放电发生率，但是不能仅依据有无间歇期脑电异常来确定或否定癫痫的诊断。对诊断困难的病例应用电视录像－脑电同步监控系统和动态脑电图检测，有助于鉴别癫痫与非痫性发作。

（2）MRI、CT 检查　MRI 波谱分析对海马硬化所致的颞叶癫痫有帮助。MRI 比 CT 更敏感。成年起病的癫痫、儿童期起病的局限性癫痫、有神经系统异常体征或 EEG 显示局灶异常慢波者，影像学检查可以提高癫痫病因的检出率。

（3）SPECT 和 PET 检查　对诊断颞叶癫痫敏感性较高。

【治疗原则】

原则为保持生命体征稳定，进行心肺功能支持；中止持续状态，减少发作对脑部神经元的损害；消除病因及诱因；处理并发症。防治脑水肿可用

20%甘露醇250ml快速静脉滴注，或地塞米松10～20mg静脉滴注；高热者可采取物理降温。

二、主要护理问题

（1）意识障碍　与咽喉肌持续痉挛、气道阻塞造成脑缺氧继而引起脑水肿有关。

（2）代谢性酸中毒及电解质紊乱　肌肉的持续抽搐痉挛造成无氧代谢产生大量乳酸是主要原因。

（3）呼吸功能障碍　与癫痫持续状态使得咽喉肌持续痉挛、气道阻塞影响气体在肺的交换等有关。

（4）体温持续升高　与肌肉极度收缩直至耗竭以及中枢交感驱动有关。

（5）意外伤害　①跌伤、碰伤：痫性发作时，强直期病人突然意识丧失，全身骨骼肌呈持续性收缩、强直抽搐或失张力性发作所致。②舌咬伤：痫性发作时，喉肌、闭口肌群、咬肌痉挛所致口先强张而后突闭，造成舌咬伤。

三、护理措施

1. 常规护理

（1）维护呼吸功能，保持呼吸道通畅，及时吸痰，必要时气管切开。

（2）维持氧代谢，持续鼻导管或面罩吸氧。

（3）颅脑生命体征监测，定时进行血气、血氧浓度、血电解质监测。

（4）高热者给降温护理。

（5）对症护理，肠内、外营养支持，做好皮肤护理。

2. 用药护理

癫痫持续状态的治疗原则为快速控制发作，并对症治疗。

（1）治疗癫痫持续状态药物的给药途径　一般应静脉给药，但对难以静脉给药者，如新生儿和儿童，可以用地西泮（安定）直肠内给药。处理癫痫持续状态时不应胃肠内给药，因为吸收不稳定，血药浓度可能波动较大。药物的选择应基于特定的癫痫持续状态类型以及它们的药代动力学特点。目前无标准可比较各药物治疗癫痫持续状态时的效力。

（2）治疗癫痫持续状态药物种类　苯妥英钠、地西泮、氯硝西泮、劳拉西泮、巴比妥类药物、硫喷妥钠、丙戊酸钠、利多卡因、水合氯醛、副醛等。

（3）用药前评估　以往用药史、癫痫持续状态发作的持续时间和类型。

（4）严格控制用药的速度　掌握用药后癫痫持续状态的停止时间，以便观察用药效果，给予医师正确提示，以利于医师对治疗的进一步评价；明确抗癫痫持续状态药物的有效时间、半衰期及血药浓度，预测病人有可能再次发作的时间，提前给予安全保护，以防意外伤害的发生。

3. 病情观察　观察药物不良反应，辨别病情变化的原因，积极遵医嘱采取相应有效的急救措施。

（1）用药抑制癫痫持续状态发作后再次发作的观察　地西泮（安定）的脂溶性很强，可很快进入脑内，但正因为其脂溶性强，也会很快分布到身体其他部位的脂肪组织，在静脉输注 20 分钟后，血药浓度即降至最大血浓度的 20%，常常导致静脉推注地西泮 20 分钟后癫痫再次发作。而劳拉西泮的脂溶性较小，未结合劳拉西泮的分布容积也比地西泮小得多。因此，静脉内给药 20 分钟后，血药浓度仍可保持最大浓度的 50%。所以，尽管劳拉西泮的半衰期是地西泮的 1/2，但其抗癫痫持续状态的有效作用时间却更长。

（2）意识状态观察　用药前、后给予病人格拉斯哥昏迷评分（GCS）评估病人的意识状态，判断病人意识障碍加深是否和用药有关，以及时报告医师改药或停药。

（3）呼吸状态的观察　苯巴比妥可以 20mg/min 静脉内给药，但若以前已用过苯二氮䓬类药物，发生呼吸抑制的危险性就大大增加；地西泮用药 1～5 分钟后即出现呼吸抑制。因此，用上述药前、后要注意密切观察病人的呼吸频率、深浅、方式，监测血氧饱和度及血气分析，用药前应做好保持呼吸通畅的仪器和急救物品的准备。如发现病人呼吸困难加重，应立即遵医嘱停药及急救处理。

（4）生命体征的观察　给予心电监护、定时监测血压变化；苯妥英钠用于治疗癫痫持续状态的最大缺点是给药速度不能超过 50mg/min，否则会引起低血压，尤其对有心血管疾患的老年病人更应谨慎。因苯妥英钠可导致低血压和心律不齐等不良反应，用药时应监测血压和心电图变化，发生低血压时应减慢滴药速度，发生 Q－T 间期延长和心律不齐时应停药。苯巴比妥也可致低血压、镇静时间延长等不良反应。

4. 健康指导

（1）疾病知识指导　向病人和家属介绍疾病及其治疗的相关知识和自我护理的方法。病人应充分休息，环境安静适宜，养成良好的生活习惯，注意劳逸结合。给予清淡饮食，少量多餐，避免辛辣刺激性食物，戒烟酒。告知病人避免劳累、睡眠不足、饥饿、饮酒、便秘、情绪激动、妊娠与分娩、强烈的声光刺激、惊吓、心算、阅读、书写、下棋、外耳道刺激、长时间看电视、洗浴等诱发因素。

（2）用药指导与病情监测　告知病人遵医嘱坚持长期、规律用药，切忌突然停药、减药、漏服药及自行换药，尤其应防止在服药控制发作后不久自行停药。如药物减量后病情有反复或加重的迹象，应尽快就诊。告知病人坚持定期复查，首次服药后 5～7 天查抗癫痫药物的血药浓度，每 3 个月至半年复查 1 次；每月检查血常规和每季检查肝、肾功能，以动态观察抗癫痫药物的血药浓度和药物不良反应。当病人癫痫发作频繁或症状控制不理想，或出现发热、皮疹时应及时就诊。

（3）安全与婚育指导　告知病人外出时随身携带写有姓名、年龄、所患疾病、住址、家人联系方式的信息卡。在病情未得到良好控制时，室外活动或外出就诊时应有家属陪伴，佩戴安全帽。病人不应从事攀高、游泳、驾驶等在发作时有可能危及自身和他人生命的工作。特发性癫痫且有家族史的女性病人，婚后不宜生育，双方均有癫痫，或一方有癫痫，另一方有家族史者不宜结婚。

第三节　偏头痛

一、疾病概述

【概念与特点】

偏头痛来源于古代埃及对一组头痛综合征的描述，是最常见的原发性头痛之一，常见反复或周期发作的一侧或两侧搏动性头痛，伴恶心、呕吐，发作前可有先兆，最常见于青年或中年女性。按收入家庭相比，低收入家庭的偏头痛发病率更高。中度和重度头痛的发病率与性别、年龄或收入没有关系。

【临床特点】

本病多数起病于青春期，女性多于男性，女性病人为男性病人的2～3倍，部分病人有家族史。根据临床表现可分为以下类型：

1. 有先兆的偏头痛 约占10%，多有家族史，头痛前有先兆症状，多为暗点、闪光和黑矇，部分有短暂的单眼盲或双眼的同向偏盲，并可有嗜睡、烦躁和偏侧肢体感觉或运动障碍。持续10～20分钟，症状消失后突然出现搏动性头痛（多为一侧性也可双侧或交替性）。头痛部位为眶上、眶后、额颞部或顶部。性质多为钝痛，有搏动感，常伴有面色苍白、恶心、呕吐、畏光、怕声等症状。头痛持续数小时或1～2日后症状消失。症状持续数日不缓解者称偏头痛持续状态。每周、每月或数月发作1次，偶有每日发作数次者。间歇期多无症状。

2. 无先兆的偏头痛 是最常见的偏头痛类型，约占80%。常有家族史，头痛的性质与典型偏头痛相似，但无明确的先兆症状。持续时间往往较典型偏头痛为长，可以持续数日，而且头痛以双侧性更为多见。

3. 眼肌麻痹型偏头痛 本病少见，偏头痛症状反复发作，以眼眶和球后的疼痛为主，头痛后数分钟或几小时后，发生该侧眼肌瘫痪。以动眼神经支配的眼肌为主。瘫痪持续数日或数周后恢复，极少数不能恢复。此型应与颅内动脉瘤、糖尿病性眼肌麻痹和动眼神经麻痹相鉴别。同侧出现眼肌瘫痪症状，在偏瘫型则出现头痛对侧肢体的不同程度瘫痪。

4. 偏瘫型偏头痛 罕见，通常发生在青壮年。临床特点：头痛发作的同时或过后，出现同侧或对侧肢体的不同程度的瘫痪，持续一段时间症状消失。

5. 基底动脉型偏头痛 罕见，主要发生在少年或青年女性，与月经期常有显著的联系，是发生在基底动脉系统的一种血管性头痛，先兆症状为短暂性遗忘和双眼失明、言语不清、眩晕、耳鸣、步态不稳、双侧手足或口周麻木等。在10～15分钟后，出现搏动性头痛，持续数分钟到1小时继而出现双枕区头痛，伴有恶心与呕吐，近25%的病人在头痛高峰期有意识不清。发作后恢复是完全的。间歇期作临床检查也都正常。

6. 偏头痛等位发作 临床少见，表现为周期性上腹部疼痛，伴有呕吐，但很少或甚至无头痛。可以伴发自主神经障碍包括寒战、苍白与疲乏。可被误诊为阑尾炎、胰腺炎或胃肠炎。

【辅助检查】

（1）脑电图检查 少数病人在发作中的头痛侧有局灶性慢波或棘波。

（2）经颅多普勒超声检查 头痛时可发现病人颅内动脉扩张。

（3）单光子断层扫描 头痛时病侧可以有局限性脑血流量下降。

【治疗原则】

1. 发作期治疗 根据病情轻重程度，治疗原则如下：

（1）轻至中度头痛单用非特异性镇痛药，如非甾体抗炎药和阿片类药物。

（2）中至重度头痛选用特异性药物，如麦角类制剂和曲普坦类药物。

（3）有伴随症状，如恶心、呕吐时应合用镇吐药。

2. 预防性治疗 主要措施如下：①避免诱因。②β 受体阻滞剂，如普萘洛尔 10 ~20mg，每日 2 ~3 次。③抗抑郁药，如阿米替林。④抗癫痫药物，如丙戊酸钠。⑤钙拮抗剂，如氟桂利嗪 5mg，每晚 1 次。

二、主要护理问题

（1）偏头痛 与发作性神经 – 血管功能障碍有关。

（2）睡眠形态紊乱 与头痛长期反复发作和（或）焦虑等情绪改变有关。

（3）焦虑 与偏头痛长期、反复发作有关。

三、护理措施

1. 常规护理

（1）一般护理 发作时卧床休息，保持环境安静，避免强光、强烈气味等刺激，平时防止过度疲劳、精神紧张，保证充足睡眠。

（2）饮食护理 给予清淡饮食，多食蔬菜水果；禁食一些诱发头痛的食物与饮品，如高脂肪食物、红酒、巧克力、奶酪、熏鱼等。

（3）心理护理　①帮助病人解决问题，鼓励病人将焦虑告诉医护人员，协助病人认识其焦虑以便进行行为调整，以消除精神紧张，减轻心理压力，保持心情舒畅。②指导病人身心放松，分散对疼痛的注意力。③使病人明白焦虑会使病情加重，应该积极地加以控制。必要时遵医嘱使用抗焦虑药。

2. 专科护理

（1）症状护理　对于疼痛剧烈的病人应改善环境，减少声、光刺激；同时还应采取缓解头痛的措施，如头部冷敷、按压镇痛以及指导各种放松技术等。

（2）用药护理　告知药物的作用、用法和注意事项，观察药物的不良反应。①避免镇痛药的长期使用。作用强的药物大部分有不良反应，慢性头痛长期给药易引起药物依赖，应耐心解释，严密观察。②阿司匹林、布洛芬等最常见的不良反应为胃肠道反应，因口服可直接刺激胃黏膜，引起上腹不适、恶心、呕吐，严重时可发生胃溃疡和胃出血。为减少对胃的刺激，该药宜饭后服用。

3. 病情观察　观察病人头痛是否减轻，是否伴有情绪烦躁、焦虑等心理反应。

4. 健康指导

（1）指导病人尽量保持情绪稳定、心情舒畅。

（2）注意劳逸结合，有先兆症状时，应卧床休息，保持环境安静；注意气候变化，保证充足睡眠。

（3）注意劳逸结合，避免过重的体力劳动。

（4）饮食要有节制，不宜过饱或过饥，戒烟酒。

（5）青春期和月经期前后消除各种紧张因素，注意先兆症状。

（6）合并高血压和其他疾病者应按医嘱正确服药，并定期去医院复诊。告知病人药物的作用、不良反应，指导病人遵医嘱用药，避免形成药物依赖。

第十章
肌肉疾病

第一节　重症肌无力

一、疾病概述

【概念与特点】

重症肌无力（MG）是乙酰胆碱受体抗体（AChR - Ab）介导的，细胞免疫依赖及补体参与者的神经 - 肌肉接头（NMJ）处传递障碍的自身免疫性疾病。病变主要累及 NMJ 突触后膜上乙酰胆碱受体（AChR）。临床特征为部分或全身骨骼肌易疲劳，通常在活动后加重、休息后减轻，具有晨轻暮重等特点。MG 在一般人群中发病率为（8 ~20）/10 万，患病率约为 50/10 万。

【临床特点】

1. 症状

（1）眼外肌受累时表现为一侧或双侧上睑下垂、复视，重者眼球活动明显障碍甚至固定。

（2）面部表情肌受累时表现为面部表情困难，闭目示齿无力。

（3）咀嚼和吞咽肌受累时表现为咀嚼和进食费力、讲话带鼻音、吞咽缓慢，甚至完全不能进食。

（4）颈肌受累时表现为抬头和竖颈困难。

（5）四肢肌群受累以近端肌无力为主，表现为抬臂或抬腿困难。

（6）呼吸肌受累（肋间肌及膈肌）时表现为咳嗽无力、呼吸困难。

（7）心肌偶可受累，可引起猝死。

2. 体征　依照受累肌肉有上述相应体征，偶有肌肉萎缩。

3. MG危象 急骤发生呼吸肌无力以致不能维持换气功能，称为MG危象，如不及时抢救，可危及病人生命。重症肌无力危象临床表现为：

（1）肌无力危象 重症肌无力病人由于胆碱酯酶抑制剂用量不足或突然停药，发生呼吸肌无力以致不能维持换气功能，需要辅助呼吸。在全身感染、孕妇分娩、手术创伤和应用神经－肌肉阻滞剂后，更易发生危象。如注射依酚氯铵或新斯的明后症状减轻则可诊断。

（2）胆碱能危象 非常少见，由于抗胆碱酯酶药物过量引起，病人肌无力加重，并且出现明显胆碱酯酶抑制剂的不良反应如肌束颤动及毒蕈碱样反应。可静脉注射依酚氯铵2mg，如症状加重则应立即停用抗胆碱酯酶药物，待药物排除后可重新调整剂量。

（3）反拗性危象 对抗胆碱酯酶药物不敏感而出现严重的呼吸困难，依酚氯铵试验无反应，此时应停止抗胆碱酯酶药，对气管插管或切开的病人可采用大剂量甾类激素治疗，待运动终板功能恢复后再重新调整抗胆碱酯酶药物剂量。

【辅助检查】

1. 电生理检查

（1）低频重复电刺激（RNS） 一般认为低频重复电刺激（小于5Hz），其波幅或面积衰减超过15%者为阳性。服用胆碱酯酶抑制剂者，最好于停药3～5小时后行此项检查，其阳性率可能较高。

（2）单纤维肌电图（SFEMG） 是用特殊的单纤维针电极通过测定“颤抖”（Jitter）记录研究神经－肌肉接头功能。正常值：颤抖是15～20μs。若超过55μs为颤抖增宽，若一块肌肉记录的20个颤抖中有2个>55μs或平均每对>41μs为异常。MG病人颤抖明显增宽，严重时出现阻滞（Blocking），正常人不会出现阻滞。SFEMG是当前诊断MG，尤其是眼型或全身型轻型MG病人最为敏感的电生理手段。服用胆碱酯酶抑制剂者检查前无须停药，不仅可用作MG的诊断也有助于疗效判断。

2. 药理学试验

（1）依酚氯铵（腾喜龙，Tensilon）试验 适应于MG的诊断及各类肌无力危象的鉴别诊断。①试验方法：依酚氯铵（每安瓿含10mg），先静脉注射2mg，若无不良反应，则于30秒内把其余8mg注入静脉；②结果判断：肌无力危象：呼吸肌无力于0.5～1分钟内好转，4～5分钟后又复无力。胆碱能危象：会有暂时性加重伴肌束震颤。反拗性危象：无反应。

（2）甲硫酸新斯的明试验　适用于MG的诊断。①试验方法：肌内注射1.0～1.5mg，为消除其M胆碱系不良反应，可同时注射阿托品0.5～1.0mg；②结果判断：按MG临床评分法做多项观察，注射前记录1次，注射后每10分钟记录1次，共计60分钟为6次。一般结果为：注射后10～20分钟起效，30～40分钟疗效最好，50～60分钟后失效。

（3）药理学试验的注意事项　①餐后2小时后行此试验；②有支气管哮喘和心律失常者慎用；③服用胆碱酯酶抑制剂者，应在前次服药疗效基本消失后行此试验（一般是6～8小时）；④晚期、严重病例，可因神经－肌肉接头处突触后膜上乙酰胆碱受体破坏过重而致试验结果阴性；⑤有时，此试验能使胆碱能危象加重到危及生命的程度，故此试验应在有相应急救设施的条件下进行。

3. 免疫学检查　乙酰胆碱受体抗体滴度增高。

4. 免疫病理学检查　神经－肌肉接头处活检，可见突触后膜皱褶减少、变平坦和其上乙酰胆碱受体数目减少。

5. 其他应进行的常规辅助检查　①血、尿、便常规；②凝血象、感染三项、血型、血生化、免疫全套、甲状腺功能全套；③糖皮质激素受体；④淋巴细胞分类；⑤细胞因子：血清IL－4、INF－β及IL－4、INF－β分泌细胞，可溶性白介素－2受体；⑥红细胞沉降率、类风湿因子、抗链“O”和C反应蛋白；⑦抗核抗体（ANA）、血清可提取核抗原抗体；⑧心电图、腹部B超。

【治疗原则】

1. 药物治疗

（1）胆碱酯酶抑制剂　几乎所有的重症肌无力病人都使用胆碱酯酶抑制剂。常用药物有：新斯的明、溴吡斯的明、安贝氯铵。所有抗胆碱酯酶药物的应用均应按个体差异决定。从最小剂量开始，保持最佳效果和维持进食能力等标准为度。所有抗胆碱酯酶药物的不良反应包括腹痛、腹泻、出汗、肌肉跳动、瞳孔缩小等。抗胆碱酯酶药物中毒时，除上述症状外，还可伴发谵妄、兴奋等弥漫性大脑皮质损害的症状。虽然增加乙酰胆碱酯酶抑制剂剂量，肌无力症状仍进行性加重，当出现呼吸肌麻痹时，表明出现了肌无力或胆碱能危象，可危及生命，应行气管插管或气管切开。

（2）免疫抑制剂 常用的有糖皮质激素、环磷酰胺、硫唑嘌呤、环丝蛋白 A 等，其中以肾上腺皮质固醇类激素应用最广泛。

（3）辅助药物治疗 口服氯化钾每日 1～2g，有增强抗胆碱酯酶药物敏感性的作用。螺内酯（安体舒通）20～40mg，每日 3 次口服，通过抑制排钾贮钠的作用，增高血清钾浓度和膜细胞兴奋性而改善肌无力。长期服用安体舒通的不良反应可有乳房发育、男性女性化等。

（4）禁用和慎用药物 奎宁、吗啡及链霉素、卡那霉素、新霉素、黏菌素，多黏菌素 A、多黏菌素 B、紫霉素、巴龙霉素等均有严重加重神经－肌肉接头传递或抑制呼吸肌的作用，应当禁用。地西泮（安定）、苯巴比妥等镇静剂，对部分精神紧张、情绪不稳定的病例常可改善症状，但呼吸衰竭、严重缺氧者必须慎用。

2. 胸腺治疗

（1）胸腺摘除 胸腺是免疫中枢器官，T 细胞的成熟中枢和肌样上皮细胞所在处，因此胸腺摘除是重症肌无力的根本性治疗。一般认为，在胸腺增生和乙酰胆碱受体抗体滴度高的青年女性病人，胸腺摘除效果最佳；胸腺瘤则是手术摘除的绝对指征，因为该瘤经常侵犯纵隔或其他部位。虽然，目前尚无按年龄、性别、抗体滴度及病情严重程度对胸腺摘除术在重症肌无力病情改善程度方面严格的对比研究，但普遍认为胸腺摘除术能使多数病人的病情缓解、好转，部分病人可痊愈。因此，应提倡早期行胸腺摘除术，特别是胸腺增生和胸腺瘤的病人。

（2）胸腺放射治疗 原理与胸腺切除相同。方法为深度 X 线或钴 60 直线加速器等。常用剂量为 40～50Gy，疗效大致与胸腺摘除相近，但多数病人在一次放疗半年后症状逐步缓解，而数年后可能再发，或需加用泼尼松治疗方能缓解。

3. 血浆置换 对严重病例或肌无力危象的重症肌无力病人特别适用，可在短时间内迅速、有效地改善病人症状，降低病人血浆中乙酰胆碱受体抗体水平。另外，胸腺手术之前准备，胸腺手术后及应用免疫抑制剂起始阶段辅助治疗，可减轻应用大剂量糖皮质激素诱发的肌无力症状加重。并适用于严重的重症肌无力病人，胆碱酯酶抑制剂、糖皮质激素及胸腺摘除疗效均不理想的病人。血浆置换起效快，作用维持时间短，2～8 周后肌无力症状又可复发。按体重的5%计算血容量，每次交换量一般是1～2L，连续5～6 次为1 个疗程。血浆置换可与免疫抑制剂联合应用，肌无力症状可得到长期缓解，但因其费用昂贵等原因，临床使用受到一定限制。血浆置换联合泼尼松及硫唑嘌呤治疗可延长缓解期。

4. 免疫吸附疗法 免疫吸附疗法是继血浆置换疗法后建立的一种新的疗法。其原理是当重症肌无力病人血通过已经特殊处理的膜时，血中的致病因子乙酰胆碱受体抗体被选择性地吸附到膜上，以此达到祛除血中抗体的目的，而已经“净化了的血”输回病人体内，改善症状。此疗法特别适用于危重病人，尤其是有呼吸肌麻痹的病人，比较安全、有效。

5. 大剂量丙种球蛋白冲击 危重病人或出现肌无力危象，或长期使用抗胆碱酯酶药物、糖皮质激素及免疫抑制剂治疗无效者，可考虑使用大剂量丙种球蛋白。用量400mg/kg，或成人每次15～20g，静脉滴注。危重病人按上述剂量每日1次，连续用5～6日。

6. 中医中药治疗 重症肌无力的中医表现可有脾湿、脾胃气虚或肝肾阴虚、气血两虚等。脾湿多见于急性起病。慢性病人多为虚证，儿童常有盗汗、易惊等，因此服用太子参、黄芪、红枣、炙甘草等可以逐步好转。成年病人治疗方案因人而异，但单纯中医治疗常难缓解症状或阻止疾病发展。

7. 危象的处理 一旦发生危象，出现呼吸肌麻痹，应立即行气管切开，用人工呼吸器辅助呼吸。在危象的处理过程中保证气管切开护理的无菌操作，雾化吸入，及时吸痰，保持呼吸道通畅，防止肺不张、肺部感染等并发症是抢救成功的关键。

（1）肌无力危象 最常见，约1%的MG病人出现，常因抗胆碱酯酶药量不足引起，注射依酚氯铵后症状减轻可证实。①保持呼吸道通畅：当自主呼吸不能维持正常通气量时就尽早气管切开和人工辅助呼吸，无呼吸道并发症者不需要用辅助呼吸。一旦已采用了气管插管和开始正压呼吸，应停止胆碱能药物治疗，避免刺激呼吸道分泌物增加。②积极控制感染：选用有效而足量的抗生素，可用林可霉素、哌拉西林、红霉素、氨苄西林、头孢菌素、氯霉素等静脉滴注。感染控制的好坏与预后直接相关。神经功能是否恢复又是影响感染能否积极控制的重要条件。③皮质固醇类激素（地塞米松、泼尼松或甲泼尼龙）：大剂量开始［地塞米松10～20mg/d，或甲泼尼龙10～20mg/(kg·d)］逐步递减法，可以大大降低病死率、缩短危象期。在足量的抗生素应用条件下，即使合并肺部感染，仍应给予激素治疗。④少用或不用抗胆碱酯酶药物：胸腺切除后出现的危象病人可以短期应用新斯的明 1mg 加于 5% 葡萄糖盐水中静脉滴注控制滴速在 10 滴/分左右，切忌加大剂量或加快速度，以防心搏骤停。

（2）胆碱能危象　抗胆碱酯酶药应用过量所致。静脉注射依酚氯铵 2mg 如症状加重则立即停用抗胆碱酯酶药物，待药物排出后应重新调整剂量，或改用其他疗法。

（3）反拗危象　应停用抗胆碱酯酶药物而用输液维持；可改用其他疗法。

二、主要护理问题

（1）肌无力危象　当病变侵犯到呼吸肌时，延髓支配的肌肉和呼吸肌发生严重无力，不能维持换气功能，造成呼吸困难所致。

（2）有误吸的危险　在急性病情变化时，病变侵犯颜面和咽、喉部肌肉和呼吸肌，造成饮水呛咳，引起误吸。

（3）气体交换受损　与肌无力或胆碱能危象时呼吸衰竭有关。

（4）营养失调，低于机体需要量　与肌无力、无法吞咽及药物所致食欲欠佳有关。

（5）生活自理能力缺陷　与肌无力有关。

（6）感知改变——视觉改变　与眼外肌无力引起睑重、斜视、复视有关。

（7）语言沟通障碍　病变侵犯到病人的颜面、舌、喉肌时，将发生言语困难，病人会有鼻音，或者多说话后无声音，最后导致失声。

（8）心理障碍　病人不能接受疾病，容易产生情绪不稳、恐惧、紧张等不良心态，均会加重肌无力的症状。

（9）潜在的并发症　病人肌无力、吞咽困难时易引起误吸，造成吸入性肺炎。大剂量、长期使用糖皮质激素会减低机体抵抗力，影响钙离子的吸收，导致应激性溃疡、股骨头坏死。常见不良反应还有库欣体型、白内障、体重增加、糖尿病和高血压等。

（10）有感染的危险　与行气管切开术有关。

（11）知识缺乏　与对疾病过程、治疗不熟悉有关。

三、护理措施

1. 常规护理

（1）一般护理 早期或缓解期让病人取主动舒适体位，可进行适当运动或体育锻炼，注意劳逸结合；若病情进行性加重，需卧床休息；出现呼吸困难时，需卧床休息，可适当抬高床头以利于呼吸道通畅。

（2）饮食护理 予以富含维生素、高蛋白、高热量、低盐的饮食，必要时遵医嘱给予静脉补充足够的营养。经常评估病人的饮食及营养状况，包括每日的进食量，以保证氮平衡；对于进食呛咳、饮食从鼻孔流出，吞咽动作消失的病人，应予鼻饲流质饮食，并做好口腔护理，预防口腔感染。

（3）心理护理 做好病人的心理护理是保证治疗的重要环节。重症肌无力病人因病程长、病情重、常有反复、影响面部表情和吞咽困难等而产生自卑情绪，常为病情变化担忧、焦虑。因此，护士在护理工作中应经常巡视，做到对病情心中有数；并耐心仔细地向病人讲解疾病知识及病情加重的诱因，告知过分抑郁及情绪波动，都可能造成中枢神经功能紊乱、免疫功能减退，不利于肌无力的恢复；同时了解病人的心理状况，帮助病人保持情绪稳定和最佳心理状态，树立战胜疾病信心，以便主动积极与医护人员配合治疗，从而达到整体的最佳治疗效果。

2. 专科护理

（1）症状护理 ①呼吸困难的护理：呼吸肌无力、有呼吸频率和节律改变的病人，可因肺换气明显减少而出现发绀；喉头分泌物增多，咳嗽、咳痰无力，可引起缺氧、窒息、死亡。一旦出现上述情况，应立即通知医师，及时进行人工呼吸、吸痰、吸氧，保持呼吸道通畅，协助行气管切开并备好呼吸机。②吞咽困难的护理：安排病人在用药后 15 ~ 30 分钟药效较强时进食；药物和食物宜压碎，以利吞咽；如吞咽动作消失、进食呛咳或气管插管、气管切开病人应予胃管鼻饲并给予相应护理。

（2）用药护理 ①抗胆碱酯酶药物与阿托品：严格遵医嘱给予抗胆碱酯酶药物，宜自小剂量开始，以防发生胆碱能危象，若病人出现呕吐、腹泻、腹痛、出汗等不良反应时，可用阿托品拮抗，或遵医嘱对症处理；对咀嚼和吞咽无力者，应在餐前 30 分钟给药，做好用药记录。②糖皮质激素：使用大剂量激素治疗期间，应密切观察病情，尤其是呼吸变化，警惕呼吸肌麻痹，常规做好气管切开及上呼吸机的准备；同时应遵医嘱补钙、补钾。

3. 病情观察

（1）告知药物的作用、用法与注意事项，观察药物的疗效与不良反应，发现异常情况，及时报告医师处理。

（2）对长期用药病人，应注意观察有无消化道出血、骨质疏松、股骨头坏死等并发症。

（3）用药过程中会出现消化道出血或溃疡、食管炎、胰腺炎，如自感腹部疼痛、胀满及黑便等不适，及时通知医护人员。

（4）用药过程中会出现食欲增加，但每次食量过多、食用辛辣刺激食物有可能导致胃溃疡或胃黏膜糜烂出血，因此适当控制饮食并禁食辛辣食品。

4. 健康指导

（1）注意休息，预防感冒、感染，注意保暖。用药期间可能会引起水、钠潴留，低钾血症，饮食中应注意限制钠盐，给予补钾，可食用含钾高的食物，如香蕉、橘子等。

（2）避免过度劳累、外伤、精神创伤，保持情绪稳定。

（3）在医师指导下合理使用抗胆碱酯酶药物，掌握注射抗胆碱酯酶药物后 15 分钟再进食或口服者在饭前 30 分钟服药的原则。禁用影响神经－肌肉接头的药物，如卡那霉素、庆大霉素、链霉素等及氯丙嗪等肌松剂。

第二节　进行性肌营养不良

一、疾病概述

【概念与特点】

进行性肌营养不良（PMD）是一组由遗传异常引起的肌肉变性肌病。临床表现为缓慢进行性加重的对称性肌无力和肌萎缩，无感觉障碍。

【临床特点】

1. 假肥大型　根据抗肌萎缩蛋白疏水肽段是否存在，以及蛋白空间结构变化和功能丧失程度的不同，本型可分为两种类型：

（1）Duchenne 型肌营养不良（DMD） DMD 是我国最常见的 X 连锁隐性遗传性肌病，发病率约为 3/10 万活男婴，女性为致病基因携带者，所生男孩 50% 发病，无明显地理或种族差异。

通常在 3～5 岁隐袭起病，突出症状为骨盆带肌无力，表现为行走缓慢、脚尖着地、易跌倒，跌倒后不易爬起。由于髂腰肌和股四头肌无力而上楼和站立困难。臀中肌受累而致骨盆左右上下摇动；跟腱挛缩而足跟不能着地；腰大肌受累而腹部前凸，脑后仰，呈典型“鸭步”。由于腹肌和髂腰肌无力，患儿自仰卧位起立时必须先翻身转为俯卧位；次屈膝关节和髋关节，并用手支撑躯干成俯跪位；然后以两手及双腿共同支撑躯干；再用手按压膝部以辅助股四头肌的肌力，身体呈深鞠躬位；最后双手攀附下肢缓慢地站立，上述动作称为 Gowers 征，为 DMD 的特征性表现。继骨盆带肌肉受累之后，逐步出现肩胛带肌肉萎缩、无力，两臂举高不能。菱形肌、前锯肌、肩胛肌、冈上、冈下肌萎缩而使肩胛游离、肩胛骨呈翼状耸起，称“翼状肩”。随症状加重出现跟腱挛缩、双足下垂、平地步行困难。

90% 的患儿有肌肉假性肥大，触之坚韧，为首发症状之一，以腓肠肌最明显，三角肌、臀肌、股四头肌、冈下肌和肱三头肌等也可发生。因萎缩肌纤维周围被脂肪和结缔组织替代，故而体积增大而肌力减弱。

病程逐步发展，某些儿童可能由于本身生长发育的影响，出现病程的相对稳定或好转。患儿 12 岁丧失行走能力，依靠轮椅或坐卧不起，出现脊柱和肢体畸形，是鉴别 DMD 和 BMD 的主要依据。晚期，四肢挛缩，活动完全不能。常因伴发肺部感染、压疮等，于 20～30 岁死亡。智商（IQ）常有不同程度减退。半数以上可伴心脏损害、心电图异常。早期呈现心肌肥大，除心悸外一般无症状。右胸导联可见 R 波异常增高，肢体导联和左胸导联可见 Q 波加深。

（2）Becker 型肌营养不良（BMD） Becker（1967 年）首先报道该病，呈 X 连锁隐性遗传，与 Duchenne 肌营养不良是等位基因病，发病率为 DMD 的 1/10。多在 5～15 岁起病，临床表现与 DMD 类似，先累及骨盆带肌和下肢近端肌肉，有腓肠肌假性肥大，逐渐波及肩胛带肌，但进展缓慢，病情较轻，12 岁尚能行走，心脏很少受累，智力正常，存活期长，接近正常生命年限。DMD 与 BMD 均有血清酶 CK 和 LDH 显著增高。肌电图为肌源性损害，尿中肌酸增加，肌酐减少。肌肉 MRI 检查显示变性肌肉呈“虫蚀现象”。抗肌萎缩蛋白基因诊断（PCR 法、印迹杂交法和 DNA 测序法等）可发现基因缺陷。抗肌萎缩蛋白免疫学检查的确诊率为 100% 。

2. 面肩肱型肌营养不良（FSHD） 呈常染色体显性遗传，性别无差异。多在青少年期起病，但也可见儿童及中年发病者。病情严重程度不一，轻者可无任何主诉，在偶然机会或医师进行家谱分析时发现。面肌受累较早，表现为面部表情少，眼睑闭合无力，吹口哨、鼓腮困难，逐步出现颈肌、肩胛带肌、肱肌的萎缩、无力。肩胛带和肱部肌肉萎缩，两侧肩峰隆突明显。整个肩胛部酷似“衣架”。前臂肌肉正常。因口轮匝肌假性肥大、嘴唇增厚而微翘，称为“肌病面容”，可见三角肌假性肥大。病程进展缓慢，躯干和骨盆带肌很晚累及。肢体远端肌肉极少萎缩，可有腓肠肌假性肥大、视网膜病变和听力障碍。大约 20% 的病人需坐轮椅，生命年限接近正常。

肌电图为肌源性损害，血清酶正常或轻度增高。

3. 肢带型肌营养不良 常染色体隐性或显性遗传，散发病例也较多。10 ~ 20 岁起病，个别更晚。以骨盆带肌的无力、萎缩为首发症状，可出现腰椎前凸、鸭步，下肢近端无力出现上楼困难，可有腓肠肌假性肥大。进展缓慢，逐步累及肩胛带而出现两臂上举和梳头困难、翼状肩等典型症状，面肌一般不受累。晚期病人亦可出现肌肉挛缩、行动不能，无智能障碍。病情严重程度和进展速度差异很大，平均起病 20 年左右丧失劳动能力，一般不影响寿命。血清酶明显升高、肌电图肌源性损害、心电图正常。

4. 眼咽型肌营养不良 常染色体显性遗传，也有散发病例。40 岁左右起病，首发症状为对称性上睑下垂和眼球运动障碍。逐步出现轻度面肌、眼肌无力和萎缩、吞咽困难、构音不清。血清 CK 正常。

5. Emery – Dreifuss 型肌营养不良（EDMD） X 连锁隐性遗传，5 ~ 15 岁缓慢起病。临床特征为疾病早期出现肘部屈曲挛缩和跟腱缩短，颈部前屈受限，脊柱强直而弯腰转身困难。受累肌群主要为肱二头肌、肱三头肌、腓骨肌和胫前肌，继之骨盆带肌和下肢近端肌肉无力和萎缩，腓肠肌无假性肥大，智力正常。病情进展缓慢，症状轻重不等，重者不能行走，轻者无明显症状。心脏传导功能障碍，表现为心动过缓、晕厥、心房纤颤等，心肌损害明显，血清 CK 轻度增高。

6. 其他类型

（1）眼肌型　又称 Kiloh－Nevin 型，较为罕见。部分病例呈常染色体显性遗传。突变基因位于第 14 对染色体上，基因性质尚未清楚。20～30 岁缓慢起病，表现眼睑下垂和进行性眼外肌麻痹。部分病例出现头面部、咽喉部、颈部和（或）肢体肌肉无力和萎缩。少数病人可伴脊髓、小脑和视网膜受损，智能低下和脑脊液蛋白质异常增高。

（2）远端型　较少见，多呈常染色体显性遗传。10～50 岁起病，根据发病年龄自幼至中年后期不等亦可分为数种亚型，如芬兰型、Welander 型、Nonaka 型、Miyoshi 型、边缘空泡型等，表现为进行性远端小肌肉萎缩，伸肌受累明显，逐步向近端发展，无感觉和自主神经损害。进展极慢，一般不影响寿命。

（3）先天性肌营养不良　在出生时或婴儿期起病，表现为全身严重肌无力、肌张力低和骨关节挛缩。面肌可轻度受累，咽喉肌力弱、哭声小、吸吮力弱，可有眼外肌麻痹、腱反射减弱或消失。常见的亚型有 Fukuyama 型、Merosin 型、肌肉－眼－脑异常型等。

【辅助检查】

（1）一般检查　红细胞形态大小不一，蝶形凹陷明显。24 小时尿酸排泄量增加。

（2）血清酶学检查　肌酸磷酸激酶增高，尤其是假肥大型肌营养不良病人，可显著增高达 100U 至数百单位。醛缩酶、乳酸脱氢酶、门冬氨酸氨基转移酶、葡萄糖转化酶等活性均升高。

（3）肌电图　显示肌原性肌萎缩。

（4）肌活检　各型肌营养不良可有其各自的组织形态改变。

【治疗原则】

（1）进行性肌营养不良迄今无特异性治疗，以支持疗法为主，如增加营养，应鼓励病人尽可能从事日常活动，避免长期卧床，若不活动可导致病情加重和残疾；避免过劳和防止感染。物理疗法和矫形治疗可预防或改善畸形和挛缩，对维持活动功能是重要的。药物治疗可选用三磷腺苷、肌酐、肌生注射液、甘氨酸、核苷酸、苯丙酸诺龙及中药等。基因疗法及干细胞移植有望成为有效的治疗方法。

（2）对 PMD 采取预防措施很重要，主要包括检出携带者和产前诊断。应用基因诊断检出 DMD 病变基因携带者，如发现胎儿为 DMD 或 BMD，应行人工流产防止患儿出生。

二、主要护理问题

（1）睡眠形态紊乱　与病程长、病情反复有关。

（2）潜在的或现存的营养失调，低于机体需要量　与焦虑症导致的食欲差有关。

（3）舒适度减弱　与病症有关。

（4）有外伤的危险　与病人出现运动障碍、站立不稳、卧床活动受限有关。

（5）进食缺陷　与面部肌肉萎缩有关。

（6）焦虑、恐惧　与疾病反复、家庭和个人应对困难有关。

（7）个人恢复能力障碍　与精力状态改变有关。

（8）自我认同紊乱　与人格转换有关。

（9）感知觉紊乱　与感觉过敏或减弱、感觉异样有关。

（10）潜在的或现存的自杀、自伤行为　与情绪抑郁或在症状影响下可能采取的过激行为有关。

（11）社会交往障碍　与对社交活动的恐惧和回避有关。

（12）有孤立的危险　与担心疾病发展而采取回避的行为方式有关。

三、护理措施

1. 常规护理

（1）一般护理　长期不活动可导致体内各种生理功能减弱，加重肌肉萎缩，故应鼓励病人尽可能从事日常生活活动，但避免过度劳累，活动时宜从小量开始，逐渐增加活动量，长期坚持锻炼。假肥大型病人晚期应注意观察其心率、心律及血压变化。如有心脏受累，出现心律失常或心力衰竭时，应绝对卧床休息。

（2）饮食护理　给予高蛋白饮食，多食水果蔬菜，进食含动物蛋白和高糖类食物；限制脂肪的摄入，控制体重。

（3）症状护理　①对于病情严重、不能独立行走而被迫卧床的病人，应加强皮肤护理，防止压疮发生。②对于有肢体瘫痪的病人应使肢体处于功能位置，协助进行被动运动，防止关节挛缩变形，并予以按摩、针灸、理疗等措施，防止肌肉萎缩。③眼睑闭合无力时，可引起角膜干燥，异物易进入眼内并刺激发生角膜炎及结膜炎，故应戴防护镜，白天用抗生素眼药水滴眼，晚睡前涂抗生素眼药膏。④吞咽困难者，应注意防止呛咳和误吸，并观察有无继发感染征象，积极预防坠积性肺炎和泌尿系统感染。

（4）心理护理　本病为遗传性疾病，病人多为儿童和青少年，且无特效治疗，病人易产生痛苦、无助、绝望的心理，往往对疾病丢失信心。护士应主动与病人沟通，了解其需要，给予精神安慰，帮助病人消除消极情绪，积极配合治疗；同时做好家属的思想工作，使病人能得到家庭和社会的关心与支持。

2. 病情观察

（1）密切观察有无出血、皮下气肿、气胸、感染等并发症的发生。

（2）吸痰前中后观察病人神志、面色、生命体征的改变，密切注意 SpO_2 的变化。

3. 健康指导

（1）生活有规律，合理饮食，预防感染，坚持锻炼。

（2）加强疾病健康宣教。

（3）从医学遗传学角度出发，对假肥大型病人家庭中的病变基因携带者应尽早检查。

（4）对已妊娠的基因携带者可用 DNA 探针进行产前检查，发现胎儿为假肥大型，则应早期进行人工流产，防止病儿的出生。

第三节　多发性肌炎和皮肌炎

一、疾病概述

【概念与特点】

多发性肌炎（PM）是一组以骨骼肌的间质性炎症改变和肌纤维变性为特点的综合征。如病变局限于肌肉称为多发性肌炎，如病变同时累及皮肤称皮肌炎（DM）。

【临床特点】

（1）急性或亚急性起病，多发性肌炎可发生于任何年龄，女性较多。病情逐渐加重，数周或数月达高峰。病前可有低热或上呼吸道感染史。

（2）首发症状为四肢近端无力，常从骨盆带肌开始逐渐累及肩胛带肌，表现为上楼、起蹲困难、双臂上举或梳头困难等。颈肌无力表现抬头困难，部分病人咽喉肌无力，出现吞咽困难和构音障碍，呼吸肌受累可有胸闷及呼吸困难，少数病人心肌受累，眼外肌一般不受累。

（3）少数病人合并皮疹、肌痛或关节痛等自身免疫性疾病。

（4）DM 发病率儿童与成人相仿，成年女性多见。肌无力表现与 PM 相似，皮炎在肌炎之前或与肌炎同时出现。与肌炎相比，皮炎病变较重，眼睑、眼周淡紫色皮疹以及关节伸面红色皮疹是 PM 的临床特征。典型改变是双侧颊部和鼻梁呈蝶型分布的淡紫色皮疹，上睑部和眼周最常见，早期为紫红色充血性皮疹，以后逐渐转为棕褐色，后期出现脱屑，色素沉着和硬结。

（5）约 1/3 的 PM 或 DM 病人并发 SLE、RA、干燥综合征、风湿热、硬皮病和混合性结缔组织病者称多发性肌炎重叠综合征。10% ~15% 的病人患肺癌等恶性肿瘤。对 40 岁以上发生肌炎，尤其皮肌炎应高度警惕潜在的恶性肿瘤可能性，应定期随访，以便及早发现肿瘤原发灶。

【辅助检查】

（1）实验室检查　急性期周围血白细胞计数可增高，红细胞沉降率增快；血清 CK、LDH、GOT 和 GPT 等肌酶活性显著增高，增高程度与病变严重程度相关，但水平正常不能排除诊断，免疫球蛋白及抗肌球蛋白的抗体增高。

（2）24 小时尿肌酸　增加，这是肌炎活动的一个指标。部分病人出现肌红蛋白尿，提示肌肉急性坏死。

（3）肌电图　可见自发性纤颤电位和正相锐波，大量短时的低波幅多相运动单位电位，表现肌原性损害为主。神经传导速度正常。

（4）肌肉活检　可见肌纤维变性、坏死，细胞核内移，空泡形成，肌纤维大小不等，炎性细胞浸润，血管内皮细胞增生。PM 病损呈斑块分布，一次肌肉活检有时不能发现异常。

【治疗原则】

1. 糖皮质激素　是 PM 和 DM 病人的首选药物。常用泼尼松起始剂量每日 60mg，隔日顿服，必要时可补钾和给予制酸剂。随病情好转药物剂量可逐渐减少至维持量，通常为每日 10～20mg，但病人可能需要维持用药达2～3年，减量过快可导致复发。急性或重症病人首选甲泼尼龙 500～1000mg 冲击疗法，2 小时内静脉滴注，每日 1 次，连用 3～5 日，然后减量或改为口服维持。需注意用药必须足量，初始剂量要大，减量不宜过快。

2. 免疫抑制剂 激素治疗无效可使用其他免疫抑制剂，如硫唑嘌呤 1.5～2mg/(kg·d) 口服，单独或与泼尼松每日 15～25mg 合用。皮质类胆固醇抵抗病人用甲氨蝶呤可能有效，每周 7.5mg，分 3 次服用。用药期间应注意白细胞减少。

3. 免疫球蛋白 可试用大剂量免疫球蛋白静脉滴注，0.4mg/(kg·d)，连用 5 日，每月 1 次。

4. 中药治疗 雷公藤糖浆或昆明山海棠片，每日 3～4 次。服药期间应注意肝肾功能损害。

5. 血浆交换治疗 对激素和免疫抑制剂无效者可用此疗法。

6. 放疗或淋巴结照射 难治性 PM 可试用放疗或淋巴结照射，抑制 T 细胞免疫活性。

7. 支持疗法 包括适当休息。高蛋白及高维生素饮食。适当活动和理疗等。重症卧床病人可给予肢体被动活动，以防关节挛缩及失用性肌萎缩。恢复期病人尤应加强康复治疗和对症治疗。

二、主要护理问题

(1) 猝死 与病变累及呼吸肌引起的呼吸骤停有关。

(2) 误吸 与病变累及吞咽肌群有关。

(3) 清理呼吸道无效 与呼吸肌麻痹有关。

(4) 自理能力减退 与肌肉无力、关节疼痛有关。

(5) 外伤的危险 与肢体无力有关。

(6) 知识缺乏 与病人对疾病的发生、发展、治疗、用药注意事项不了解有关。

三、护理措施

1. 严密观察病情，做好抢救准备

（1）巡视病人，密切观察病人的呼吸，呼吸形态发生改变时及时通知医师。

（2）遵医嘱给予氧气吸入。

（3）遵医嘱给予呼吸兴奋药。

（4）必要时给予吸痰，做好口腔护理。

（5）做好插管急救的准备工作，早期做好切开准备，预防猝死。

2. 预防误吸的护理

（1）病人进餐时给予合适体位，如坐于椅子或床上。

（2）进餐时注意力集中。

（3）避免冲撞病人。

（4）每次给病人进餐时量要少，分次进行吞咽。

（5）进餐时病人要抬头并稍向前倾。

（6）用完餐后让病人保持坐位 30～60 分钟。

（7）床边备好吸引器，必要时给予吸痰。

3. 保持呼吸道通畅，促进病人有效咳痰

（1）保持室内空气新鲜，每日通风。

（2）协助病人舒适体位如半卧位。

（3）协助病人有效的咳嗽，给予叩背。

（4）必要时给予吸痰，及时清理呼吸道。

（5）鼓励病人多饮水。

（6）做好口腔护理。

4. 协助满足生活需求，提高病人自我照顾能力

（1）评估病人的生活自理能力。尽量由病人进行自我照顾，但要保证安全，对不能自理的病人要满足其生活需要。

（2）指导病人进餐前充分休息，避免疲劳。协助病人采取舒适的进餐体位，将饭菜放在病人易取到的地方。

（3）饭前后协助漱口。

（4）协助病人如厕防止外伤。

（5）协助病人洗漱，保持个人清洁卫生，增加舒适。

（6）关节疼痛时，遵医嘱适当使用镇痛剂。

5. 有效的安全保障

（1）创造一个安全的环境如地面清洁无水、无障碍物。

（2）经常使用的物品放在病人身边，便于病人拿取。

（3）嘱病人穿大小合适的鞋，保证行走平稳，无摔伤。

（4）病人活动时借助辅助工具或有人陪伴。

6. 健康指导

（1）评估病人心理状态及病人对疾病的相关知识了解情况。

（2）帮助病人了解药物的作用和不良反应，嘱病人在服用激素治疗时，应遵医嘱，不能减量过快，或自行停药。服用免疫抑制剂时需监测血常规。必要时使用免疫球蛋白或血浆置换时应考虑病人的经济承受能力，做好解释工作，避免给病人造成过重的心理压力。

（3）注重支持疗法和对症治疗，指导病人多休息，卧床期间给予肢体被动活动，防止关节挛缩及肌肉萎缩。疾病恢复期应进行康复锻炼。饮食应高蛋白、富含维生素，以增加营养，提高抗病能力。

第四节 周期性瘫痪

一、疾病概述

【概念与特点】

周期性瘫痪是以反复发作、突发的骨骼肌弛缓性瘫痪为特征的一组疾病，发病时大多伴有血清钾含量的改变。临床上按血清钾的水平可将本病分为3种类型：低钾型、高钾型和正常血钾型周期性瘫痪，其中以低钾型最为常见。

低钾型周期性瘫痪为常染色体显性遗传或散发的疾病，我国以散发多见。临床表现为发作性肌无力、血清钾减少、补钾后能迅速缓解。任何年龄均可发病，但以20~40岁的青壮年多见，通常20岁左右发病，40岁后趋向发作减少而逐渐终止发作。男性多于女性。普遍认为发病与钾离子浓度在细胞内、外的波动有关。

【临床特点】

（1）低钾型周期性瘫痪在任何年龄均可发病，以20～40岁男性多见，随年龄增长发作次数减少。

（2）发病前可有肢体疼痛、感觉异常、口渴、多汗、少尿、潮红、嗜睡、恶心等表现。

（3）常于饱餐后夜间睡眠或清晨起床时发现肢体肌肉对称性不同程度的无力或完全瘫痪，下肢重于上肢、近端重于远端；也可从下肢逐渐累及上肢。

（4）瘫痪肢体肌张力低，腱反射减弱或消失。

（5）可伴有肢体酸胀、针刺感。脑神经支配肌肉，一般不受累，膀胱直肠括约肌功能也很少受累、少数严重病例可发生呼吸肌麻痹、尿便潴留、心动过速或过缓、心律失常、血压下降等情况甚至危及生命。

（6）本病的发作持续时间自数小时至数日不等，最先受累的肌肉最先恢复，发作频率也不尽相同，一般数周或数月1次，个别病例每天均有发作，也有数年1次甚至终身仅发作1次者。

（7）发作间期一切正常。伴发甲状腺功能亢进者发作频率较高，每次持续时间短，常在数小时至1天之内。甲状腺功能亢进控制后，发作频率减少。

【辅助检查】

（1）一般检查　低钾型周期性瘫痪病人在发作开始阶段血清钾低于3.5mmol/L间歇期正常。肌酸激酶一般正常或轻度升高。个别散发性低钾型周期性瘫痪病人可以存在甲状腺功能亢进症、醛固酮增多症、肾小管性酸中毒和严重消耗性疾病。

（2）肌电图检查　发作间期正常，在完全瘫痪期间肌肉无动作电位反应。少数病人出现肌源性损害。有诊断价值的肌电图检查是运动诱发试验，阳性率超过80%。

（3）心电图检查　低钾型周期性瘫痪出现U波、T波低平或倒置、P－R间期和P－T间期延长、ST段下降和QRS波增宽。

（4）基因检查　1型最常见，在低钾型周期性瘫痪应当先检查L－型钙通道蛋白α_1亚单位基因，其次是其他类型的基因。

【治疗原则】

（1）发作时给予10%氯化钾或10%枸橼酸钾40～50ml顿服，24小时内再分次口服，一日总量为10g。

（2）也可静脉滴注氯化钾溶液以纠正低血钾状态。

（3）对发作频繁者，发作间期可口服钾盐1g，每日3次；螺内酯200mg，每日2次，以预防发作。

（4）同时避免各种发病诱因如避免过度劳累、受冻及精神刺激、低钠饮食，忌摄入过多高碳水化合物等。

（5）严重病人出现呼吸肌麻痹时应予辅助呼吸，严重心律失常者应积极纠正。

二、主要护理问题

（1）有受伤的危险　与突然的反复发作的肢体瘫痪有关。

（2）活动无耐力　与低钾引起肌无力有关。

（3）生活自理减低　与肢体瘫痪有关。

（4）舒适的改变　麻木，与肌纤维缺钾有关。

（5）有心排血量减少的危险　与低钾状态有关。

（6）恐惧　与健康状况突然改变有关。

（7）知识缺乏　与缺乏疾病的相关知识有关。

三、护理措施

1. 常规护理

（1）饮食护理　给予低钠高钾饮食，少食多餐，多吃蔬菜、水果，避免高糖饮食。

（2）安全护理　①创造一个设施简单，地面平整的环境。②病人活动时，要有人陪护在身边，随时做好防受伤的准备。③急性发作期暂卧床休息，取病人舒适体位，瘫痪症状较重时协助病人翻身和保持肢体功能位置。如有明显的心功能损害应限制活动，以防心肌受损。肌力恢复后初期活动时避免过急、过猛，防止跌伤。④认真观察用药后的效果及反应，定时监测血钾浓度，低时及时补充。严密观察肢体瘫痪和呼吸情况，血钾在2mmol/L以下时，应警惕发生呼吸肌麻痹。

（3）生活护理　①提供进餐环境，协助病人餐前洗手，将饭放于合适的位置。②保持口腔清洁，餐前餐后协助病人漱口。③卧床病人排尿便时给予提供隐蔽环境，注意遮挡病人，时间充裕，便秘者给予缓泻剂。④鼓励病人摄取足够的水分和均衡膳食。⑤协助病人洗漱、泡脚，增进舒适感。

（4）心理护理　①此病好发于青壮年，特别是初次发病的病人即表现为肢体无力甚至瘫痪，病人对疾病不认识、不了解治疗效果容易产生恐惧感。及时向病人介绍治疗方法及效果，减轻思想负担，去除紧张情绪。②护士要表现出自信，耐心，并表示理解病人，表现出对病人的关心和注意。③鼓励病人表达自己的感受及顾虑，倾听病人的述说，给病人表达受挫折感的机会。④提供相关的疾病知识、药物作用、检查过程等。

2. 专科护理

（1）常用10%氯化钾或10%枸橼酸钾30～40ml顿服，每日3～4次，总量为10g。

（2）对于不能口服或病情较重者，可予10%的氯化钾注射液10～15ml加入500ml输液中静脉滴注，3～6g/d。

（3）对于伴有严重心律失常或呼吸困难者，应在严密心电监护下补钾。除针对心律失常进行监护外，必要时给予吸氧及辅助呼吸。在治疗前后均应监测血钾及心电图，以便为治疗提供依据。

3. 病情观察

（1）根据病人对药物的反应，护理人员应密切观察，及时监测血钾、尿钾，并认真做好记录；随时调整滴注速度，滴速不宜过快，并注意心、肾功能情况，记录24小时出入量。

（2）应观察病人有无恶心、呕吐、腹泻等药物反应，并及时通知医师根据病情调整用药。

4. 健康指导

（1）指导病人正确服药，低钾型周期性瘫痪在急性发作时可服10%氯化钾或10%枸橼酸钾20～50ml，24小时内再分次口服。通常避免静脉补钾，防止诱发高钾血症。也可服用保钾药物进行预防治疗。

（2）向病人详细介绍此病的诱发因素，使其主动改变不良的生活习惯，避免过饱、受寒、酗酒、过劳等。饮食应适当控制摄入碳水化合物类食物，减少钠盐的摄入，少食多餐。如因甲状腺功能亢进等疾病引起，应积极治疗原发病。

第十一章
颅脑损伤

第一节　头皮血肿

一、疾病概述

【概念与特点】

头皮血肿多有钝器伤所致，按血肿出现于头皮的不同层次分为皮下血肿、帽状腱膜下血肿和骨膜下血肿。皮下血肿常见于产伤或撞击伤；帽状腱膜下血肿是由于头部受到斜向暴力，头发发生剧烈滑动，撕裂该层间的血管所致；骨膜下血肿常由于颅骨骨折或产伤所致。

【临床特点】

1. 皮下血肿　血肿体积小、张力高、压痛明显，周边较中心区硬，易误认为颅骨凹陷性骨折。

2. 帽状腱膜下血肿　因该处组织疏松，出血较易扩散，严重者血肿可蔓延至全头部，有明显波动。小儿及体弱者，可致贫血甚至休克。

3. 骨膜下血肿　血肿多局限于某一颅骨范围内，以骨缝为界，张力较高，可有波动。

【辅助检查】

头颅X线摄片可了解有无合并颅骨骨折。

【治疗原则】

较小的头皮血肿一般在1～2周内可自行吸收，无须特殊处理；若血肿较大，则应在严格皮肤准备和消毒下，分次穿刺抽吸后加压包扎。已有感染的血肿，切开引流。

二、主要护理问题

（1）疼痛 与头皮血肿有关。

（2）知识缺乏 缺乏疾病相关知识。

（3）潜在并发症 出血性休克，与头皮损伤后引起大出血有关。

三、护理措施

1. 减轻疼痛 早期冷敷以减少出血和疼痛，24～48小时后改用热敷，以促进血肿吸收。

2. 预防并发症 血肿加压包扎，嘱病人勿用力揉差，以免增加出血。注意观察病人意识状况、生命体征和瞳孔等，警惕是否合并颅骨骨折及脑损伤。

3. 健康指导 注意休息，避免过度劳累。限制烟酒及辛辣刺激性食物。遵医嘱继续服用抗生素、止血药、止痛药物。如原有症状加重、头痛剧烈、频繁呕吐，及时就诊。

第二节 颅骨骨折

一、疾病概述

【概念与特点】

颅骨是类似球形的骨壳，容纳和保护颅腔内容物。颅骨骨折是指受暴力作用所致颅骨结构改变，在闭合性颅脑损伤中，颅骨骨折占30%～40%。

颅骨骨折的重要性不在于骨折本身，而在于颅腔内容的并发损伤。骨折所造成的继发性损伤比骨折本身严重得多，由于骨折常同时并发脑、脑膜、颅内血管及脑神经的损伤，并可能导致脑脊液漏，因此必须予以及时处理。

【临床特点】

（1）颅盖骨折 ①线性骨折几乎均为颅骨全层骨折，骨折线多为单一，也可为多发。形状呈线条状，也有的呈放射状，触诊有时可发现颅骨骨折线。②凹陷骨折绝大多数为颅骨全层凹陷骨折，个别情况下亦有内板单独向颅内凹陷入者。头部触诊可及局部凹陷，多伴有头皮损伤。③粉碎性骨折者头颅X线片显示受伤处颅骨有多条骨折线，可纵横交错状，并分裂为数块，同时合并头皮裂伤及局部脑挫裂伤。

（2）颅底骨折　①颅前窝：骨折后可见球结合膜下出血及迟发性眼睑皮下淤血，呈紫蓝色，俗称“熊猫眼”。常伴有嗅神经损伤，少数可发生视神经在视神经管部损伤。累及筛窝或筛板时，可致脑脊液鼻漏，早期多呈血性。②颅中窝：骨折可见耳后迟发生瘀斑，常伴听力障碍和面神经周围性瘫痪以及脑脊液耳漏。③颅内窝：骨折可见乳突和枕下部皮下淤血，前者又称Battle征，有时可见咽喉壁黏膜下淤血，偶见舌咽神经、迷走神经、副神经和舌下神经损伤以及延髓损伤的表现。

【辅助检查】

（1）X线平片　颅骨X线检查可以确定有无骨折和其类型，亦可根据骨折线的走行判断颅内结构的损伤情况以及合并颅内血肿的可能性，便于进一步检查和治疗。

（2）颅脑CT检查　CT检查采用观察软组织和骨质的2种窗位，有利于发现颅骨平片所不能发现的骨折，尤其是颅底骨折。CT检查可显示骨折缝隙的大小、走行方向，同时可显示与骨折有关的血肿，受累肿胀的肌肉。粉碎性骨折进入脑内的骨片也可通过CT三维定位而利于手术治疗。CT检查还是目前惟一能显示出脑脊液漏出部位的方法。

【治疗原则】

1. 颅盖部线形骨折　闭合性颅盖部单纯线形骨折，如无颅内血肿等情况，不需手术治疗，但应注意观察颅内迟发性血肿的发生。开放性线形骨折，如骨折线宽且有异物者可钻孔后清除污物，咬除污染的颅骨以防术后感染，如有颅内血肿按血肿处理。

2. 凹陷骨折　凹陷骨折的手术指征：①骨折片下陷压迫脑中央区附近或其他重要功能区，或有相应的神经功能障碍者；②骨折片下陷超过1cm（小儿0.5cm）或因大块骨片下陷引起颅内压增高者；③骨折片尖锐刺入脑内或有颅内血肿者；④开放性凹陷粉碎骨折，不论是否伴有硬脑膜与脑的损伤均应早期手术。位于静脉窦区凹陷骨折应视为手术禁忌证，以防复位手术引起大量出血。

3. 颅底骨折 原则上采用非手术对症治疗，颅骨骨折本身无特殊处理，为防治感染，需应用抗生素。

二、主要护理问题

（1）潜在并发症——癫痫 与颅骨骨折致脑损伤有关。

（2）潜在并发症——颅内低压 与颅骨骨折致脑脊液漏出过多有关。

（3）潜在并发症——颅内高压 与颅骨骨折致继发性颅内出血或脑水肿有关。

（4）有受伤的危险 与脑损伤引起癫痫、意识障碍、视力障碍等有关。

（5）潜在并发症——感染 与颅骨骨折致颅底开放性损伤有关。

（6）知识缺乏 缺乏疾病相关知识。

（7）焦虑、恐惧 与病人对骨折的恐惧、担心预后有关。

三、护理措施

1. 常规护理

（1）体位 病人取半坐卧位，头偏向患侧，借重力作用使脑组织移至颅底，促使脑膜形成粘连而封闭漏口，待脑脊液漏停止 3 ~ 5 日后可改平卧位。如果脑脊液外漏多，应取平卧位，头稍抬高，以防颅内压过低。

（2）保持局部清洁 每日 2 次清洁、消毒外耳道、鼻腔或口腔，注意消毒棉球不可过湿，以免液体逆流入颅。劝告病人勿挖鼻、抠耳。

2. 专科护理

（1）预防颅内逆行感染 脑脊液漏者，禁忌堵塞、冲洗鼻腔、耳道和经鼻腔、耳道滴药，禁忌作腰椎穿刺。脑脊液鼻漏者，严禁从鼻腔吸痰或放置鼻胃管。注意有无颅内感染迹象：如头痛、发热等。遵医嘱应用抗生素和破伤风抗毒素。

（2）避免颅内压骤升　嘱病人勿用力屏气排便、咳嗽、擤鼻涕或打喷嚏等，以免颅内压骤然升降导致气颅或脑脊液逆流。

3. 病情观察　主要是并发症的观察与处理。

（1）脑脊液漏　病人鼻腔、耳道流出淡红色液体，可疑为脑脊液漏。但需要鉴别血性脑脊液与血性渗液。可将血性液滴于白色滤纸上，若血迹外周有月晕样淡红色浸渍圈，则为脑脊液漏；或行红细胞计数并与周围血的红细胞比较，以明确诊断。另外，还应区别血性脑脊液与鼻腔分泌物。根据脑脊液中含糖而鼻腔分泌物中不含糖的原理，用尿糖试纸测定或葡萄糖定量检测以鉴别是否存在脑脊液漏。在鼻前庭或外耳道口松松地放置干棉球，随湿随换，记录24小时浸湿的棉球数，以估计脑脊液外漏量。有时颅底骨折虽伤及颞骨岩部，且骨膜及脑膜均已破裂但鼓膜尚完整时，脑脊液可经耳咽管流至咽部进而被病人咽下，故应观察并询问病人是否经常有腥味液体流至咽部。

（2）颅内继发性损伤　颅骨骨折病人可合并脑挫伤、颅内出血，因继发性脑水肿导致颅内压增高。脑脊液外漏可推迟颅内压增高症状的出现，一旦出现颅内压增高的症状，救治更为困难。因此，应严密观察病人的意识、生命体征、瞳孔及肢体活动等情况，以及时发现颅内压增高及脑疝的早期迹象。

（3）颅内低压综合征　若脑脊液外漏多，可使颅内压过低而导致颅内血管扩张，出现剧烈头痛、眩晕、呕吐、厌食、反应迟钝、脉搏细弱、血压偏低。头痛在立位时加重，卧位时缓解。若病人出现颅内压过低表现，可遵医嘱补充大量水分以缓解症状。

4. 健康指导　颅骨缺损者应避免局部碰撞，以免损伤脑组织，嘱咐病人在伤后半年左右作颅骨成形术。

第三节　脑挫裂伤

一、疾病概述

【概念与特点】

脑挫裂伤是常见的原发性脑损伤，既可发生于着力部位，也可在对冲部位。脑挫裂伤包括脑挫伤及脑裂伤，前者指脑组织遭受破坏较轻，软脑膜完整；后者指软脑膜、血管和脑组织同时有破裂，伴有外伤性蛛网膜下隙出血。由于两者常同时存在，合称为脑挫裂伤。

【临床特点】

因损伤部位和程度不同，临床表现差异很大。轻者仅有轻微症状，重者昏迷，甚至迅速死亡。

【辅助检查】

（1）影像学检查　CT检查是首选项目，可了解脑挫裂伤的部位、范围及周围脑水肿的程度，还可了解脑室受压及中线结构移位等。MRI检查有助于明确诊断。

（2）腰椎穿刺检查　腰椎穿刺脑脊液中含大量红细胞，同时可测量颅内压或引流血性脑脊液，以减轻症状。但颅内压明显增高者禁忌腰穿。

【治疗原则】

以非手术治疗为主，防治脑水肿，减轻脑损伤后的病理生理反应，预防并发症。

经非手术治疗无效或颅内压增高明显，甚至出现脑疝迹象时，应及时手术去除颅内压增高的病因，以解除脑受压。手术方法包括脑挫裂伤灶清除、额极或颞极切除、去骨瓣减压术或颞肌下减压术。

二、主要护理问题

（1）清理呼吸道无效　与脑损伤后意识障碍有关。

（2）营养失调，低于机体需要量　与脑损伤后高代谢、呕吐、高热等有关。

（3）有失用综合征的危险　与脑损伤后意识和肢体功能障碍及长期卧床有关。

（4）潜在并发症　颅内压增高、脑疝、蛛网膜下隙出血、癫痫发作、消化道出血。

三、护理措施

1. 保持呼吸道通畅

（1）体位　意识清醒者取斜坡卧位，以利于颅内静脉回流。昏迷或吞咽功能障碍者取侧卧位或侧俯卧位，以免呕吐物、分泌物误吸。

（2）及时清除呼吸道分泌物　颅脑损伤病人常有不同程度的意识障碍，丧失正常的咳嗽反射和吞咽功能，不能有效排除呼吸道分泌物、血液、脑脊液及呕吐物。因此，应及时清除口腔和咽部血块或呕吐物，定时吸痰。呕吐时将头转向一侧以免误吸。

（3）开放气道　深昏迷者，抬起下颌或放置口咽通气道，以免舌根后坠阻碍呼吸。短期不能清醒者，必要时行气管插管或气管切开。呼吸减弱并潮气量不足不能维持正常血氧者，及早使用呼吸机辅助呼吸。

（4）加强气管插管、气管切开病人的护理　保持室内适宜的温度和湿度，湿化气道，避免呼吸道分泌物黏稠，利于排痰。

（5）预防感染使用抗生素防治呼吸道感染。

2. 加强营养　创伤后的应激反应可产生严重分解代谢，使血糖增高、乳酸堆积，后者可加重脑水肿。因此，必须及时、有效补充能量和蛋白质以减轻机体损耗。早期可采用肠外营养，待肠蠕动恢复后，无消化道出血者尽早行肠内营养支持，以利于胃肠功能恢复和营养吸收。昏迷病人通过鼻胃管或鼻肠管给予每日所需营养，成人每日补充总热量约 8400kJ 和 10g 氮。当病人肌张力增高或癫痫发作时，应预防肠内营养反流导致误吸。

3. 并发症的观察与护理

（1）压疮　保持皮肤清洁干燥，定时翻身，尤应注意骶尾部、足跟、耳郭等骨隆突部位，不可忽视敷料覆盖部位。消瘦者伤后初期及高热者常需每小时翻身 1 次，长期昏迷、一般情况较好者可每 3 ~4 小时翻身 1 次。

（2）呼吸道感染　加强呼吸道护理，定期翻身叩背，保持呼吸道通畅，防止呕吐物误吸引起窒息和呼吸道感染。

（3）失用综合征　脑损伤病人因意识或肢体功能障碍，可发生关节挛缩和肌萎缩。保持病人肢体于功能位，防止足下垂。每日四肢关节被动活动及肌按摩 2 ~3 次，防止肢体挛缩和畸形。

（4）泌尿系统感染　昏迷病人常有排尿功能紊乱，短暂尿潴留后继以尿失禁。长期留置导尿管是引起泌尿系统感染的主要原因。必须导尿时，严格执行无菌操作；留置尿管过程中，加强会阴部护理，夹闭导尿管并定时放尿以训练膀胱贮尿功能；尿管留置时间不宜超过3～5日；需长期导尿者，宜行耻骨上膀胱造瘘术，以减少泌尿系统感染。

（5）暴露性角膜炎　眼睑闭合不全者，角膜涂眼药膏保护；无须随时观察瞳孔者，可用纱布遮盖上眼睑，甚至行眼睑缝合术。

（6）蛛网膜下隙出血　因脑裂伤所致，病人可有头痛、发热、颈项强直表现。可遵医嘱给予解热镇痛药物对症处理。病情稳定，排除颅内血肿及颅内压增高、脑疝后，为解除头痛可以协助医师行腰椎穿刺，放出血性脑脊液。

（7）消化道出血　多因下丘脑或脑干损伤引起的应激性溃疡所致，大量使用皮质激素也可诱发。除遵医嘱补充血容量、停用激素外，还应使用止血药和抑制胃酸分泌的药物，如奥美拉唑、雷尼替丁等。及时清理呕吐物，避免消化道出血发生误吸。

（8）外伤性癫痫　任何部位的脑损伤均可能导致癫痫，尤其是大脑皮层运动区受损。早期癫痫发作的原因是颅内血肿、脑挫裂伤、蛛网膜下隙出血等；晚期癫痫发作主要是脑的瘢痕、脑萎缩、感染、异物等引起。可采用苯妥英钠预防发作。癫痫发作时使用地西泮10～30mg静脉缓慢注射，直至控制抽搐为止。

4. 病情观察

（1）意识　意识障碍是脑损伤病人最常见的变化之一。观察病人意识状态，不仅应了解有无意识障碍，还应注意意识障碍程度及变化。意识障碍的程度可辨别脑损伤的轻重。意识障碍出现的迟早和有无继续加重可作为区别原发性和继发性脑损伤的重要依据。

（2）生命体征　为避免病人躁动影响结果的准确性，应先测呼吸，再测脉搏，最后测血压。①体温：伤后早期，由于组织创伤反应，可出现中等程度发热；若损伤累及间脑或脑干，可导致体温调节紊乱，出现体温不升或中枢性高热；伤后即发生高热，多系视丘下部或脑干损伤；伤后数日体温升高，常提示有感染性并发症。②脉搏、呼吸、血压：注意呼吸节律和深度、脉搏快慢和强弱以及血压和脉压变化。若伤后血压上升、脉搏缓慢有力、呼吸深慢，提示颅内压升高，警惕颅内血肿或脑疝发生；枕骨大孔疝病人可突然发生呼吸心跳停止；闭合性脑损伤呈现休克征象时，应检查有无内脏出血，如迟发性脾破裂、应激性溃疡出血等。

（3）瞳孔变化　可因动眼神经、视神经及脑干部位的损伤引起。观察两侧睑裂大小是否相等，有无上睑下垂，注意对比两侧瞳孔的形状、大小及对光反应。伤后一侧瞳孔进行性散大、对侧肢体瘫痪、意识障碍，提示脑受压或脑疝；双侧瞳孔散大、对光反应消失、眼球固定伴深昏迷或去皮质强直，多为原发性脑干损伤或临终表现；双侧瞳孔大小形状多变、对光反应消失，伴眼球分离或异位，常是中脑损伤的表现；眼球不能外展且有复视者，多为展神经受损；眼球震颤常见于小脑或脑干损伤。有无间接对光反应可以鉴别视神经损伤与动眼神经损伤。观察瞳孔时应注意某些药物、剧痛、惊骇等也会影响瞳孔变化，如吗啡、氯丙嗪可使瞳孔缩小，阿托品、麻黄碱可使瞳孔散大。

（4）神经系统体征　原发性脑损伤引起的偏瘫等局灶症状，在受伤当时已出现，且不再继续加重；伤后一段时间才出现一侧肢体运动障碍且进行性加重，同时伴有意识障碍和瞳孔变化，多为小脑幕切迹疝压迫中脑的大脑脚，损害其中的锥体束纤维所致。

（5）其他　观察有无脑脊液漏，有无剧烈头痛、呕吐、烦躁不安等颅内压增高表现或脑疝先兆。注意 CT 和 MRI 扫描结果及颅内压监测情况。

5. 健康指导

（1）心理指导　对恢复过程中出现头痛、耳鸣、记忆力减退的病人，给予适当解释和宽慰，使其树立信心，帮助病人尽早自理生活。

（2）控制外伤性癫痫　坚持服用抗癫痫药物至症状完全控制后 1 ~ 2 年，逐步减量后才能停药，不可突然中断服药。癫痫病人不能单独外出、登高、游泳等，以防意外。

（3）康复训练　脑损伤后遗留语言、运动或智力障碍，在伤后 1 ~ 2 年内有部分恢复的可能。提高病人自信心，协助病人制订康复计划，进行语言、运动、记忆力等方面的训练，以提高生活自理能力及社会适应能力。

第四节 颅内血肿

一、疾病概述

【概念与特点】

颅内血肿是颅脑损伤中最多见、最危险，却又是可逆的继发性病变。由于血肿直接压迫脑组织，常引起局部功能障碍的占位性病变和体征以及颅内压增高的病理生理改变，若未及时处理，可导致脑疝危及生命，早期发现和及时处理可很大程度上改善预后。根据血肿的来源和部位分为：硬膜外血肿、硬膜下血肿和脑内血肿。根据血肿引起颅内压增高及早期脑疝症状所需时间分为：①急性型：3 天内出现症状；②亚急性型：3 天至 3 周出现症状；③慢性型：3 周以上才出现症状。

【临床特点】

（1）意识障碍　血肿本身引起的意识障碍为脑疝所致，通常在伤后数小时至 1 ~2 天内发生。由于还受到原发性脑损伤的影响，因此，意识障碍的类型可有三种：①当原发性脑损伤很轻（脑震荡或轻度脑挫裂伤），最初的昏迷时间很短，而血肿的形成又不是太迅速时，则在最初的昏迷与脑疝的昏迷之间有一段意识清醒的时间，大多为数小时或稍长，超过 24 小时者甚少，称为“中间清醒期”。②如果原发性脑损伤较重或血肿形成较迅速，则见不到中间清醒期，可有“意识好转期”，未及清醒却又加重，也可表现为持续进行性加重的意识障碍。③少数血肿是在无原发性脑损伤或脑挫裂伤甚为局限的情况下发生，早期无意识障碍，只在血肿引起脑疝时才出现意识障碍。大多数病人在进入脑疝昏迷之前，已先有头痛、呕吐、烦躁不安或淡漠、嗜睡、定向不准、尿失禁等表现，此时足以提示脑疝发生。

（2）瞳孔改变　小脑幕切迹疝早期，患侧动眼神经因牵扯受到刺激，患侧瞳孔可先缩小，对光反应迟钝；随着动眼神经和中脑受压，该侧瞳孔旋即表现进行性扩大、对光反应消失、睑下垂以及对侧瞳孔亦随之扩大。应区别于单纯前颅窝骨折所致的原发性动眼神经损伤，其瞳孔散大在受伤当时已出现，无进行性恶化表现。视神经受损的瞳孔散大，有间接对光反应存在。

（3）锥体束征　早期出现的一侧肢体肌力减退，如无进行性加重表现，可能是脑挫裂伤的局灶体征；如果是稍晚出现或早期出现而有进行性加重，则应考虑为血肿引起脑疝或血肿压迫运动区所致。去大脑强直是脑疝的晚期表现。

（4）生命体征　常为进行性的血压升高、心率减慢和体温升高。由于颞区的血肿大都先经历小脑幕切迹疝，然后合并枕骨大孔疝，故严重的呼吸循环障碍常在经过一段时间的意识障碍和瞳孔改变后才发生；额区或枕区的血肿则可不经历小脑幕切迹疝而直接发生枕骨大孔疝，可表现为一旦有了意识障碍，瞳孔变化和呼吸骤停几乎是同时发生。

【辅助检查】

（1）硬脑膜外血肿　CT检查若发现颅骨内板与脑表面之间有双凸镜形或弓形密度增高影，可有助于确诊。CT检查还可明确定位、计算出血量、了解脑室受压及中线结构移位以及脑挫裂伤、脑水肿、多个或多种血肿并存等情况。

（2）硬脑膜下血肿　急性硬脑膜下血肿CT检查颅骨内板与脑表面之间出现高密度、等密度或混合密度的新月形或半月形影，可有助于确诊。慢性硬膜下血肿CT检查如发现颅骨内板下低密度的新月形、半月形或双凸镜形影像，可有助于确诊；少数也可呈现高密度、等密度或混杂密度，与血肿腔内的凝血机制和病程有关，还可见到脑萎缩以及包膜的增厚与钙化等。

（3）脑内血肿　CT检查在脑挫裂伤灶附近或脑深部白质内见到圆形或不规则高密度血肿影，有助于确诊，同时亦可见血肿周围的低密度水肿区。

（4）脑室内出血与血肿　CT检查如发现脑室扩大，脑室内有高密度凝血块影或血液与脑脊液混合的中等密度影，有助于确诊。

（5）迟发性颅内血肿　指颅脑损伤后首次CT检查时无血肿，而在以后的CT检查中发现了血肿，或在原无血肿的部位发现了新的血肿，此种现象可见于各种外伤性颅内血肿。确诊须依靠多次CT检查的对比。

【治疗原则】

重点是处理继发性脑损伤，着重于脑疝的预防和早期发现，特别是颅内血肿的早期发现和处理，以争取最好的疗效。对原发性脑损伤的处理除了病情观察以外，主要是对已产生的昏迷、高热等病症进行的护理和对症治疗，预防并发症，以避免对脑组织和机体的进一步危害。

二、主要护理问题

（1）意识模糊、错乱 与脑损伤、颅内压增高有关。

（2）清理呼吸道无效 与脑损伤后意识不清，无法自主咳出口咽分泌物有关。

（3）营养失调，低于机体需要量 与脑损伤后高热、高代谢、呕吐等有关。

（4）有失用综合征的危险 与脑损伤后意识和肢体功能障碍及长期卧床有关。

（5）潜在并发症 颅内压增高、脑疝形成、感染、压疮、关节挛缩及肌萎缩等。

三、护理措施

1. 现场急救

（1）保持呼吸道通畅，尽快清除口咽部血块或呕吐物，协助病人取平卧位，头偏向一侧，必要时置口咽通气道、行气管插管或气管切开，间断吸氧6～8L/min；禁用吗啡止痛，以防呼吸抑制。

（2）若伤情许可将头部抬高，避免颅内压升高引起出血。尽早进行全身抗感染治疗及注射破伤风抗毒素血清。

（3）防治休克，一旦出现休克征象，协助医师查明有无身体其他部位损伤，如多发肋骨骨折、内脏破裂等，协助病人取中凹卧位，注意保暖，迅速建立静脉通路，补充血容量。

（4）做好护理记录，准确记录受伤经过、初期检查结果、急救过程及生命体征、意识、瞳孔、肢体活动等病情变化，为进一步治疗提供参考。

2. 术前护理

（1）饮食 伤后清醒无手术指征者，应进食高热量、高蛋白、富含维生素、易消化食物，以保证充足的营养物质供给，促进脑损伤修复；持续昏迷者，伤后72小时内应插鼻胃管，给鼻饲流质饮食，同时做好鼻饲护理；有消化道出血时，应暂禁食，经止血后方可进食，并避免辛辣刺激，以免加重消化道出血；需手术清除血肿或骨折复位时，术前应禁食禁饮。

（2）体位　卧床休息，抬高床头15°～30°，以利颅内静脉回流。

（3）注意安全　有精神症状或躁动的病人，意识、思维失去大脑的控制，应加护栏或约束，防止坠床。对颅内压增高病人，不盲目使用镇静剂或强制性约束。

（4）心理状态　消除病人恐惧、紧张心理。意外的伤害、疼痛的刺激及伤后可能导致伤残，甚至死亡的威胁，使病人产生紧张、恐惧的心理，应予以心理安慰和鼓励，以保证充足的睡眠，提高机体的抵抗力。

（5）并发症的护理　病人出现脑脊液鼻漏和耳漏时应注意避免用力咳嗽，不可局部冲洗、堵塞滴药。抬高头部，随时以无菌棉球吸干外耳道、鼻腔脑脊液，保持口、鼻、耳清洁，需要鼻饲流质饮食时，推迟到伤后4～5天，以防止逆行感染。

3. 术后护理

（1）术后一般护理　麻醉清醒后6小时，吞咽无困难者可进少量流质饮食，以后逐渐改为软食；术后24小时持续昏迷、吞咽障碍的病人，应鼻饲流质饮食。术后清醒、血压平稳者可抬高床头15°～30°，取健侧卧位，保持伤口引流通畅。

（2）肺部并发症的预防　鼓励病人咳嗽排痰，保持呼吸道通畅；对于伴有颌面部损伤气道分泌物难以排除或伤后昏迷估计短期内难以清醒者，以及接受亚低温治疗者，常需做气管切开以维持正常呼吸功能，气管切开后做好气管切开护理。

4. 病情观察　密切观察病情，如病人出现意识障碍、呼吸困难、头痛呕吐加重，可能有颅内高压、脑危象等情况发生，应立即报告医师处理。

5. 健康指导

（1）防止气颅　劝告颅底骨折病人勿挖耳、挖鼻，也勿用力屏气排便、咳嗽或打喷嚏，以免鼻窦或乳突气房内的空气被吸入或压入颅内，导致气颅和感染。

（2）指导病人正确对待病情，鼓励轻型病人尽早自理生活，防止过分依赖医务人员；重型病人在意识恢复，体力逐渐好转时常因头痛、眩晕、耳鸣、复视、记忆力减退等而烦恼，其中有些是器质性，有些是功能性的，必要时给予恰当的解释和宽慰。如再颅骨缺损，可在伤后3～6个月作缺损处的颅骨修补成形术；对后遗偏瘫、失语、遗尿的病人应耐心护理，通过暗示、例证、权威性疏导，增强病人的信心。

第五节 脑脓肿

一、疾病概述

【概念与特点】

脑脓肿是指化脓性细菌感染引起的化脓性脑炎，慢性肉芽肿及脑脓肿包膜形成，少部分也可是真菌及原虫侵入脑组织而致。脑脓肿在任何年龄均可发病，以青壮年最为常见。发病率占神经外科住院病人2%左右，男女比例约2.5∶1。

【临床特点】

多数病人有原发化脓性感染病史，如慢性中耳炎或鼻窦炎的急性发作、肺或胸腔的化脓性感染等。

（1）病程早期　出现全身和颅内急性化脓性感染症状，如高热、头痛、呕吐、乏力及颈项强直。

（2）脓肿形成后　急性脑膜炎症状逐渐消退，随着脑脓肿包膜形成和脓肿增大，可出现局部脑受压和颅内压增高或加剧症状，严重者可致脑疝。若脓肿接近脑表面且脓腔壁较薄，可突然溃破，造成急性化脓性脑膜炎或脑室炎，病人突发高热、昏迷、全身抽搐、角弓反张，甚至死亡。

【辅助检查】

（1）实验室检查　血常规检查示白细胞计数及中性粒细胞比例增高。疾病早期，脑脊液检查示白细胞计数明显增多，糖及氯化物含量可在正常范围或降低；脓肿形成后，脑脊液压力显著增高，白细胞数可正常或略增高，糖及氯化物含量正常，蛋白含量增高；若脓肿溃破，脑脊液白细胞计数增多，甚至呈脓性。

（2）CT 检查　可确定脓肿的位置、大小、数目及形态，是诊断脑脓肿的首选方法。

【治疗原则】

急性期脓肿尚未完全局限时，在严密观察下使用高效广谱抗生素控制感染，同时进行降颅内压治疗；脓肿局限、包膜形成后可行脓肿穿刺术或切除术。对位于脑深部或功能区的脓肿并已出现脑疝或全身衰竭者，紧急行颅骨钻孔穿刺抽脓，待病情稳定后，再行脓肿切除。若在初次抽脓时，脓腔内留置导管，术后可定时抽脓、冲洗和注入抗生素。

二、主要护理问题

（1）疼痛　与手术创伤有关。

（2）焦虑、恐惧、预感性悲哀　与疾病引起的不适应及担心预后有关。

（3）体温过高　与疾病有关。

（4）自理缺陷　与疾病引起的头痛、呕吐、肢体运动障碍及视力下降有关。

（5）营养失调，低于机体需要量　与术中机体消耗及术后禁食有关。

（6）清理呼吸道无效　与咳嗽反射减弱或消失及呼吸道梗阻导致呼吸道分物积聚有关。

（7）体液不足，有体液不足的危险　与呕吐、高热、应用脱水机等有关。

（8）有感染的危险　与留置各种引流管有关。

（9）知识缺乏　与所患疾病有关的知识。

（10）潜在并发症　脑疝形成，脓肿破裂而引起急性脑膜炎、脑室管膜炎。

三、护理措施

1. 常规护理　脑脓肿常有全身感染症状，病人多体质弱，营养状况差，必须给予含有丰富蛋白质及维生素的流质饮食或半流质饮食；必要时给予静脉输入高营养液，改善病人的全身营养状况，以增强机体免疫力。

2. 专科护理

（1）控制感染　遵医嘱给予抗生素控制感染。若出现高热，及时给予药物或物理降温。

（2）脓腔引流护理　病人取利于引流的体位；引流瓶（袋）至少低于脓腔 30cm，引流管的开口在脓腔的中心，故需根据 X 线检查结果加以调整。须待术后 24 小时才能囊内冲洗，此时创口周围已初步形成粘连，可避免颅内感染扩散。冲洗时先用生理盐水缓慢注入腔内，再轻轻抽出，注意不可过分加压。冲洗后注入抗生素，然后夹闭引流管 2～4 小时。待脓腔闭合后拔管。

（3）降低颅内压　遵医嘱采取降低颅内压的措施。

3. 病情观察　根据病人病情轻重分级护理，注意观察病人意识、瞳孔、生命体征变化，若有意识障碍加深、瞳孔异常及时通知医师。随着脑脓肿形成，颅内压增高进展迅速，头痛加剧，呕吐频繁，反应迟钝，意识加深，应警惕脑疝形成。

4. 健康指导　指导病人进食高蛋白、高营养、易消化的食物（谷类、鱼、瘦肉、蛋类、牛乳、豆制品、蔬菜、水果等），以提高机体抵抗力，改善全身状况。及时治疗身体其他部位感染，防止病变再次发生。注意劳逸结合，加强锻炼。因故不能住院治疗者，应给予抗生素治疗，注意病情变化，发现异常，及时就诊。行手术治疗的病人，术后 3～6 个月门诊复查 CT 或 MRI。

第六节　脑积水

一、疾病概述

【概念与特点】

单纯脑积水是指脑脊液在颅内过多蓄积。其常发生在脑室内，也可累及蛛网膜下隙。脑脊液动力学障碍性脑积水是指脑脊液的产生或吸收过程中任何原因的失调所产生的脑脊液蓄积。如脑积水是由于脑脊液循环通道阻塞，引起其吸收障碍，脑室系统不能充分地与蛛网膜下隙相通称梗阻性脑积水。如阻塞部位在脑室系统以外，蛛网膜下隙为脑脊液吸收的终点，称为交通性脑积水。

【临床特点】

（1）高颅内压性脑积水　是由于脑脊液循环通路上的脑室系统和蛛网膜下隙阻塞，引起脑室内平均压力或搏动性压力增高产生脑室扩大，以至不能代偿。主要表现为：①头痛：以双额部疼痛最常见，在卧位及晨起较重。②恶心、呕吐：常伴有头痛。③共济失调：多属躯干性，表现站立不稳、宽足距、大步幅。④视物障碍：视物不清、视力丧失、因外展神经麻痹产生复视。

（2）正常颅内压脑积水　指脑室内压力正常，脑室扩大。临床表现为步态不稳、反应迟钝和尿失禁。

【辅助检查】

X 线颅骨摄片示颅腔扩大、颅骨变薄囟门增大和骨缝分离；CT 所示脑室扩大程度和脑皮质厚度，有助推断梗阻的部位；MRI 能准确显示脑室和蛛网膜下隙各部的形态、大小和存在的狭窄，有助于判断脑积水的原因。

【治疗原则】

对颅内压高性脑积水引起视力急剧减退或丧失者，应按急症处理，行脑脊液分流术或行暂时的急症脑室穿刺持续外引流。对于梗阻性脑积水还可以选择第三脑室造瘘术。

二、主要护理问题

（1）潜在并发症　颅内压增高、脑疝形成、颅内出血、感染、中枢性高热、尿崩症、胃出血、顽固性呃逆、癫痫发作等。

（2）有受伤的危险　与神经系统功能障碍导致的视力障碍、肢体感觉运动障碍、语言功能障碍等有关。

（3）体液不足，有体液不足的危险　与呕吐、高热、应用脱水药等有关。

（4）有感染的危险　与长期卧床、留置各种引流管有关。

（5）焦虑、恐惧、预感性悲哀　与担心手术效果及预后有关。

（6）知识缺乏　与缺乏脑积水相关的治疗、护理及康复知识有关。

三、护理措施

1. 手术前护理

（1）共济失调及视力障碍病人，加强病房设施的检查，保持地面的清洁、干燥，物品放置有序，并做好安全保护，防止外伤。

（2）做好基础护理，满足病人的基本生活需要。

（3）备好抢救设备、物品及药品。

（4）心理护理 加强与病人的沟通，了解其心理需求，耐心解答病人提出的问题并向其讲解所患疾病相关知识，向病人提供本病成功病例的相关信息，以减轻病人紧张、恐惧心理，增强手术治疗疾病的信心。

（5）认真倾听病人主诉，对于病人出现不适症状时，及时报告医师，给予相应的治疗和护理措施，以减轻症状及不适。

（6）加强营养，告诉病人尽量不偏食，多食用水果蔬菜，增加肉、蛋、奶的食用，并保证充足的水分（1500～2000ml/d），以保证大便通畅及增加机体的抵抗力，适应手术。

（7）做好基础护理工作，防止合并症的发生。

（8）做好手术前准备工作，根据手术要求做好皮肤及用物准备；指导病人练习床上大、小便和床上肢体活动、轴位翻身的方法；遵医嘱完成抗生素皮肤试验及手术前备血工作。

（9）病人于手术前一天晚 10 点禁食，12 点禁水，防止麻醉插管时呕吐、窒息。

（10）术前晚沐浴后及早睡觉，如有入睡困难，可以口服镇静药，以保证较好的身体状况。

（11）手术晨，洗漱完毕，排空大、小便，摘下首饰、手表、义齿等，更换清洁病服。

（12）按要求做护理记录。

2. 手术后护理

（1）麻醉清醒前应去枕平卧，头偏向一侧，防止分泌物、呕吐物误吸而引起窒息。麻醉清醒后可取平卧或侧卧位，床头抬高 15°～20°，有利于颅内静脉回流，减轻术后脑水肿。

（2）按全身麻醉手术准备吸引器、吸痰用物、吸氧装置及监护仪器等。

（3）与手术室护士和麻醉师认真交接病人手术中的情况；出室生命体征指标；手术切口敷料包扎及有无渗血、渗液；各种管道是否通畅及皮肤受压情况。

（4）遵医嘱观察病人神志、瞳孔、体温、脉搏、呼吸、血压情况，尤其要密切观察有无颅内压增高的症状。

（5）遵医嘱正确给予抗癫痫药物。

（6）做好基础护理，防止并发症的发生。

（7）按要求进行护理记录。

3. 病情观察

（1）严密观察生命体征及高颅内压症状，发现异常及时报告医师，给予处理。

（2）观察手术伤口有无渗血、渗液，发现异常及时报告医师给予处理。

（3）观察病人有无过度引流症状（颅内低压）：姿势性头痛，平卧可缓解，恶心、呕吐、嗜睡，经补液、降低头部高度可以缓解。

4. 健康指导

（1）保持伤口清洁干燥，如果伤口有红、肿、热、痛或渗液，说明有感染迹象应及时到医院处理。

（2）如果发现头痛伴恶心、呕吐、视物模糊说明有颅内压增高症状，首先要进行颈部引流泵的按压，如未好转必须到医院来检查、治疗，以免延误病情。

（3）严格遵医嘱服药，不可随意减量、增量、停服。

（4）遵医嘱定期复查（3 个月）。复查时带好检查结果及其他客观资料。

（5）加强营养，多食用新鲜水果、蔬菜，增加肉、蛋、奶的食用，做到饮食均衡。

第十二章
颅内占位性病变

第一节　脑膜瘤

一、疾病概述

【概念与特点】

脑膜瘤是起源于脑膜及脑膜间隙的衍生物。来自硬脑膜成纤维细胞和软脑膜细胞，但大部分来自蛛网膜细胞，也可以发生在任何含有蛛网膜成分的地方。

【临床特点】

（1）肿瘤生长缓慢，病程长：据文献报告脑膜瘤出现早期症状平均为2.5年，少数病人可长达6年之久。

（2）局灶性症状　因肿瘤呈膨胀性生长，病人往往以头痛、癫痫为首发症状。根据肿瘤部位的不同，还可以出现视力、视野、嗅觉和听觉及肢体运动障碍。而老年人尤以癫痫作为首发症状多见。

（3）颅内压增高症状　此症状多不明显，尤其是高龄老人。

（4）颅骨的改变　临近颅骨的脑膜瘤常可造成骨质变化，表现为骨板受压变薄或骨板被破坏，甚至穿破骨板侵蚀至帽状腱膜下。

【辅助检查】

（1）头颅平片检查　表现为局限性骨质改变，颅板的血管压迹增多。

（2）CT检查　呈现孤立的等密度或高密度占位病变，边缘清晰，颅内可见钙化。

（3）MRI 检查　呈稍长或等 T_1 信号，增强明显强化。

（4）脑血管造影　可显示肿瘤染色。

【治疗原则】

（1）手术治疗　手术切除脑膜瘤是最有效、最基本的治疗方法。应在最大限度保护神经功能的基础上，尽量争取“全切”，以达到治愈的目的。

（2）放射治疗　用于手术残余的脑膜瘤和恶性脑膜瘤术后的辅助治疗，但也有学者反对脑膜瘤术后放疗，因为脑膜瘤对放疗不敏感。

二、主要护理问题

（1）疼痛　与颅内压增高和手术伤口有关。

（2）清理呼吸道无效　与意识障碍、肿瘤手术有关。

（3）营养失调　与呕吐、食欲下降有关。

（4）潜在并发症　脑疝、癫痫、感染。

三、护理措施

1. 常规护理

（1）一般护理　①遵医嘱按时给予脱水药。②肿瘤位于矢状窦旁、中部、额顶部者，应注意病人肢体活动情况。③有癫痫病史者应注意观察癫痫发作的先兆症状、持续时间、性质、次数，按时服抗癫痫药，并设专人陪伴。④大脑凸面脑膜瘤受压明显时可有精神症状，在护理时应注意保护病人，加强巡视，给予专人陪伴。⑤位于左侧半球的凸面脑膜瘤病人应观察各种失语的发生及种类、程度。采取有效沟通方式，加强语言训练。⑥对于巨大肿瘤病人出现颅内压增高者，注意观察头痛的程度，神志、瞳孔、生命体征的变化，防止脑疝的发生。

（2）心理护理　①评估病人的心理状态及心理需求，消除病人紧张情绪。耐心听取病人的需要和要求，放松心情，鼓励病人表达自己的需求。②在病人面前树立医师的威信，增加病人的安全感。鼓励病人正视现实，稳定情绪，配合医疗护理工作。③教会病人各种放松疗法，如听音乐、睡前泡脚。④医护人员在护理操作时应沉着、冷静，给病人带来信任感。⑤术后及时告知病人手术效果，取消顾虑。⑥帮助病人缓解疼痛，如分散注意力、减少噪声、减少强光刺激。⑦经常更换体位，放松肌肉，消除紧张情绪。

2. 专科护理

（1）治疗配合　告知病人治疗以手术为主，全切可治愈此病；告知病人围手术期检查、化验目的及意义，取得家属及病人的配合。

（2）用药护理　①术前：了解病人所用药物治疗目的、方法、剂量。②术后：了解术中情况、术后治疗用药，掌握药物的药理作用，观察药物作用、疗效及不良反应。③遵医嘱及时准确用药。④认真倾听病人主诉，及时配合医师调整用药。

3. 病情观察

（1）观察病人颅内压增高症状　头痛的性质、部位、持续时间、呕吐的性质、量。

（2）观察病人神志、瞳孔、生命体征变化，早期发现颅内血肿。

（3）有无癫痫发作史，癫痫发作的先兆症状，持续时间、次数。

4. 健康指导

（1）入院宣教　介绍病房主任、护士长、主管医师、护士姓名、病房环境、相关疾病知识、检查、治疗的目的、意义、方法及配合注意事项。住院须知，探视制度，陪住制度、安全介绍。

（2）术前宣教　术前需要的准备用物、禁食水时间、交叉配血、药物过敏试验、术野准备，锻炼床上使用便器，保护性约束的意义，监护时间，饮食种类及注意事项。

（3）术后宣教　伤口护理、用药知识宣教、康复锻炼、饮食护理、禁食的目的，各种管路的护理，减少家属探视防止交叉感染。讲解病理性质，消除紧张情绪。

（4）出院宣教　①门诊复查时间，出院后 3 ~ 6 个月，复查时所需物品。②按时服药、抗癫痫药物遵医嘱服药不可自行停药及减量。③适当休息注意劳逸结合保持情绪稳定。④饮食高营养易消化。⑤伤口愈合 1 个月可以洗头，注意伤口有红、肿、热、痛时应及时就诊。⑥加强肢体协调锻炼。⑦提高自身免疫力，防治感冒。⑧发现高热等异常情况及时就诊。

第二节 星形细胞瘤

一、疾病概述

【概念与特点】

星形细胞瘤是常见的神经上皮性肿瘤，据文献报告占颅内肿瘤的13%～26%，占胶质瘤的21.2%～51.6%，其中男性多于女性，男：女约为2：1，多见于青壮年。肿瘤可发生在中枢神经系统的任何部位，一般成人多见于大脑。儿童多见于幕下。星形细胞瘤相对生长缓慢，病程较长，自出现症状至就诊平均为2年，有时可达10年，临床症状包括一般症状和局部症状，前者主要取决于颅内压增高，后者则取决于病变部位和肿瘤的病理类型及生物学特征。

【临床特点】

(1) 一般症状　肿瘤的不断生长占据颅内空间，逐渐阻塞脑脊液循环通路，造成脑积水、脑水肿、脑脊液回流吸收障碍等，可致颅内压增高。大脑半球的星形细胞瘤发病缓慢，病程较长，多数首发症状为肿瘤直接破坏所造成的定位体征和症状，随后出现颅内压增高的症状，如头痛、呕吐、视盘水肿、视力视野改变、癫痫、复视、头颅扩大和生命体征的变化等。

(2) 局部症状　①脑瘤位于大脑半球者约有60%发生癫痫。约有1/3的病人以癫痫为首发症状或主要症状，包括全身性及局限性发作，在若干年后出现颅内压增高及局灶症状。②肿瘤广泛侵犯额叶，尤其在侵犯胼胝体至对侧半球的肿瘤，病人可有明显的精神障碍，包括反应迟钝、生活懒散、近记忆力减退、判断能力差、定向力及计算力下降等。③肿瘤位于颞枕叶，可累及视觉传导通路或视觉中枢，病人可出现幻视、视野缺损等临床症状。④肿瘤位于额叶中央前回附近的病人，常出现不同程度的对侧偏瘫。⑤肿瘤位于顶叶下部角回和缘上回的病人，可有失算、失读、失用及命名障碍。⑥肿瘤累及优势半球的运动或感觉性语言中枢的，可相应出现运动或感觉性失语。

【辅助检查】

（1）腰椎穿刺　腰椎穿刺对已有明显颅内压增高病人应视为禁忌。脑脊液检查白细胞多数正常而蛋白含量增高，这在肿瘤接近脑室或蛛网膜下隙时尤为显著。但脑脊液蛋白含量正常也不能排除肿瘤的存在。

（2）神经电生理学检查　以癫痫为首发症状者脑电图检查主要表现为局灶性低幅慢波，部分表现广泛的中度或重度异常，视觉诱发电位（VEP）检查对视神经胶质瘤、颞枕叶肿瘤有帮助，脑干听觉诱发电位（BAEP）则有助于脑干、小脑等部位肿瘤的诊断。

（3）X线检查　多数病人头颅X线平片表现颅内压增高。部分可见到点状或圆弧状钙化。视神经肿瘤可见视神经孔扩大并可致前床突及鞍结节变形而形成“梨形蝶鞍”。脑血管造影表现血管受压移位，少见肿瘤染色和病理血管。脑室造影幕上可见脑室移位或充盈缺损；小脑肿瘤表现第三脑室以上对称扩大，导水管下段前屈，第四脑室受压及向对侧移位；脑干肿瘤表现中脑导水管及第四脑室上部向背侧移位，变狭窄和拉长。

（4）CT检查　纤维型和原浆型星形细胞瘤，CT检查多呈低密度影，CT值介于14～25HU，多数病灶周围无水肿带。一般注射造影剂不增强或稍有增强。

（5）MRI检查　良性星形细胞瘤由于肿瘤的生长，使细胞内外水分增多，造成T_1和T_2延长，表现T_1加权像呈低信号，T_2加权像呈高信号，信号强度均匀，瘤周水肿轻微，注射钆喷酸葡胺增强不明显。随着肿瘤的生长，瘤内发生囊变使得MRI不均匀，瘤体与周围水肿在T_1加权像不如T_2加权像容易区分开来，肿瘤可有轻度增强。

【治疗原则】

星形细胞瘤的治疗以手术切除为主。大脑半球肿瘤一般可手术切除，如位于非功能区可连同脑叶一并切除，肿瘤位于深部可作部分切除加外减压术。一般实质性星形细胞瘤难以做到根治性切除，术后应给予放疗、化疗等综合治疗，可延长生存时间。

二、主要护理问题

(1) 潜在并发症　脑疝、癫痫。

(2) 有受伤的危险。

(3) 感知改变。

(4) 语言沟通障碍。

(5) 有皮肤完整性受损的危险。

(6) 知识缺乏　与缺乏相关知识有关。

三、护理措施

1. 常规护理

(1) 一般护理　①病人出现精神障碍时，要有专人看护，遵医嘱给予镇静剂，防止意外事件发生。坚持服药到口。②遵医嘱按时服用抗癫痫药以保证有效血药浓度。③病人有视力障碍时加强防护，确保病人安全。④对出现失语的病人采取有效沟通方式及语言锻炼。

(2) 心理护理　术前了解病人的心理状态及心理需求耐心听取病人的需要和要求，鼓励病人表达自己的需求，消除病人紧张情绪。在病人面前树立医师的威信，增加病人的安全感。鼓励病人正视现实，稳定情绪，顺应医护计划。术后及时告知病人手术效果，消除顾虑。对于预后不良的病人不宜直接将真实情况告之，以免给病人心理带来巨大的压力。

2. 专科护理

(1) 治疗配合　①告知病人，治疗以手术切除肿瘤为主。②术前护士应协助病人完成术前检查及准备，讲解手术前后注意事项，告知各项检查及化验的目的、意义，术前一日剃头，配血，做药物过敏试验，术前 8 小时禁食水。③全身麻醉术后应注意电解质变化，遵医嘱及时留取化验，有异常及时通知医师。④术后给予放射治疗、化学药物治疗等综合治疗，可延长生存时间。放化疗期间应注意观察病情变化，有无恶心、呕吐等药物反应，及时通知医师，注射化疗药物时应避免药物外渗，以免引起局部组织坏死。

（2）用药护理　①术前：了解病人所用药物治疗目的、方法、剂量。如抗癫痫药物常用卡马西平（100mg，口服，每日 3 次）、丙戊酸钠（500mg，口服，每日 2 次），应指导病人按时按量服药，以达到有效血药浓度。②术后：了解术中情况，术后治疗用药，掌握药物的药理作用，观察药物作用、疗效及相关药物的不良反应，如皮疹、肝功能损害、血细胞下降等。长期用药时定期复查相关指标。③遵医嘱及时准确用药：术后及时准确应用脱水药、抗生素以达到脱水、减轻脑水肿及预防感染的作用。及时应用抗癫痫药物，对于术前无癫痫者术后视情况口服抗癫痫药物 3 ~ 6 个月，如术后出现癫痫者服药 6 ~ 12 个月，如手术前后均有发作者则服药 1 ~ 2 年。④认真倾听病人主诉，及时配合医师调整用药。

3. 病情观察

（1）注意观察病人颅内压增高症状，如头痛的性质和部位、持续时间、呕吐的性质、量。

（2）观察癫痫发作的先兆及发作类型，及时采取措施，控制癫痫发作，防止病人意外伤害。

4. 健康指导

（1）入院宣教　介绍主管医师、护士、病房环境、疾病知识、各项检查、治疗的目的、方法及配合注意事项。嘱癫痫病人不能独自外出、单独洗浴，以防意外事故。

（2）术前宣教　介绍手术方法及术前准备的目的、意义，如交叉配血、药物过敏试验、术野准备、术前 8 小时禁食水。

（3）术后宣教　伤口护理、用药知识宣教、康复锻炼、饮食指导。

（4）出院宣教　肿瘤一般不能全切，术后 3 ~ 6 个月门诊复查，以后应定期复查及时发现肿瘤复发。按时服药、抗癫痫药物遵医嘱服药不可自行停药。适当休息注意劳逸结合保持情绪稳定。饮食高营养易消化。伤口愈合 1 个月后可以洗头，注意伤口有红、肿、热、痛时应及时就诊。加强语言功能锻炼、肢体协调锻炼。术后 1 个月进行放疗或化疗。

第三节　胶质母细胞瘤

一、疾病概述

【概念与特点】

胶质母细胞瘤是高度恶性胶质瘤，约占胶质瘤的22.3%，占颅内肿瘤的10.2%，仅次于星形细胞瘤居第二位，主要发生在成年人，尤以30～50岁多见，男性明显多于女性。肿瘤常位于皮质下，呈浸润性生长，常同时侵犯数个脑叶，且可累及脑深部结构。肿瘤可以发生在脑的任何部位，成人以额叶最多见，其次为颞叶、顶叶，少数见于枕叶、丘脑和基底节。

【临床特点】

肿瘤高度恶性，生长快、病程短，自出现症状到就诊多数在3个月以内。主要有以下表现。

（1）颅内压增高症状　由于肿瘤迅速生长，脑水肿广泛，颅内压增高症状明显，几乎全部病人均有头痛、呕吐、视盘水肿等。

（2）癫痫　约有33%的病人可以出现。

（3）精神症状　约有20%的病人可表现为淡漠、痴呆、智力减退等。

（4）局灶症状　肿瘤侵犯性破坏脑组织造成一系列的局灶症状，如偏瘫、偏盲、偏身感觉障碍、失语等。

【辅助检查】

（1）CT检查　肿瘤呈边界不清的混合密度病灶，其中多有瘤内出血所致高密度表现，但钙化者甚少。

（2）MRI检查　T_1加权图像上呈低信号，与邻近脑组织不容易区分，占位效应十分明显。

【治疗原则】

治疗以手术切除为主。手术的原则同星形细胞瘤，但胶质母细胞瘤不太可能真正完全切除，应尽量多切除肿瘤并同时行内外减压术。此肿瘤约有1/3边界比较清楚，手术可肉眼全切除；另2/3呈明显浸润性，与正常脑组织分不出明显界限，如果位于额叶前部、颞叶前部或枕叶者，可将肿瘤连同脑叶一并切除，使术后有一个比较大的空间，效果较好。如果肿瘤位于重要功能区，为了不加重脑功能的障碍，多数仅能作部分切除，对位于脑干、基底神经节及丘脑的肿瘤可在显微镜下严格切除肿瘤，手术结束时可作外减压术。

二、主要护理问题

（1）潜在并发症　脑疝。

（2）有受伤的危险。

（3）感知改变。

（4）语言沟通障碍。

（5）有皮肤完整性受损的危险。

（6）焦虑。

（7）如厕、卫生、自理能力缺陷。

（8）知识缺乏　与缺乏相关知识有关。

三、护理措施

1. 常规护理

（1）一般护理　①有精神症状者加强安全防护，有专人陪伴。②有偏瘫者注意病人皮肤护理，按时翻身，活动肢体，预防下肢深静脉血栓及肺栓塞的发生。③有语言功能障碍者术后进行语言训练。④加强与病人交流，减轻焦虑，做好术前、术后的心理护理，帮助病人树立信心。⑤加强营养，增强体质，为病人术后放射及化学药物治疗做好准备。⑥病人接受化学治疗时注意观察用药后的不良反应，加强保护性隔离。

（2）心理护理　针对胶质母细胞瘤恶性程度高、病程短、发展快、预后差等特点及时了解病人的心理状态及心理需求，消除病人的紧张情绪。在病人面前树立医师的威信，增加病人的安全感。鼓励病人正视现实，稳定情绪，顺应医护计划。对于不良预后不直接将真实情况告知病人本人，以免给病人心理带来巨大的创伤。做好家属的工作，使之与医护人员更好的配合给予病人心理支持。

2. 专科护理

（1）治疗配合　①胶质母细胞瘤恶性程度高，术后生存期一般6个月至1年，只有在完全切除肿瘤可行的情况下或家属要求下才考虑手术治疗。护士应协助病人完成术前检查，术前一日剃头，配血，做药物过敏试验，术前8小时禁食水。②全身麻醉术后及时观察有无出血和脑水肿。遵医嘱观察电解质变化，有异常及时通知医师。③术后应尽早给予化疗药物治疗（一般常用丙卡巴肼、卡莫司汀和顺铂）、放射治疗（常用剂量为50～60Gy）等综合治疗，可延长生存时间。化疗期间应注意观察病情变化及药物反应，注射化疗药物时应避免药物外渗，以免引起局部组织坏死。

（2）用药护理　①术前：了解病人所用药物治疗的目的、方法、剂量。如抗癫痫药物常用卡马西平（100mg，口服，每日3次）、丙戊酸钠（500mg，口服，每日2次），应指导病人按时按量服药，以达到有效血药浓度。②术后：了解术中情况，术后治疗用药，掌握化疗药物及抗癫痫药物的药理作用，观察疗效及相关药物的不良反应，如皮疹、肝功能损害、血细胞下降等。告知病人遵医嘱定期复查相关指标。③遵医嘱及时准确用药，如脱水药、抗生素，预防术后感染。④认真倾听病人主诉，及时配合医师调整用药。⑤使用化疗药物时注意避免药物外渗，防止局部组织坏死。

3. 病情观察

（1）主要注意观察神志、瞳孔、生命体征的改变。

（2）观察头痛的性质、程度及持续时间。遵医嘱及时给予脱水药物，以防脑疝发生。

（3）有癫痫者注意观察病人癫痫发作的先兆，并按时服用抗癫痫药物。

4. 健康指导

（1）护士要做好术前检查，及治疗护理的健康宣教，告知其检查及治疗的目的、方法及配合的注意事项，告知病人术后与医护配合的注意事项。

（2）指导病人家属术后按时探视，防止术后交叉感染，告知病人饮食方面的注意事项。根据病人术后恢复情况，逐渐进行功能锻炼，术后多鼓励病人，促进病人身心的早日康复。

（3）出院指导　术后及时进行放疗或化疗，按时服药、抗癫痫药物遵医嘱服药不可自行停药，适当休息注意劳逸结合保持情绪稳定，饮食高营养易消化，伤口愈合1个月可以洗头，注意伤口有红、肿、热、痛时应及时就诊，加强语言功能锻炼、肢体协调锻炼。术后3~6个月门诊复查。

第四节 少枝胶质细胞瘤

一、疾病概述

【概念与特点】

少枝胶质细胞瘤是发生于神经外胚层的肿瘤。肿瘤起源于神经胶质细胞。少枝胶质细胞肿瘤占颅内肿瘤的1.3%~3.8%，男性多于女性，男女之比为2∶1，常见于中年人，发病率高峰为30~40岁。肿瘤绝大多数位于幕上，额叶最多见，其次为顶叶和颞叶。

【临床特点】

少枝胶质细胞瘤大部分生长缓慢，病程较长，自出现症状到就诊时间平均为2~3年。病程为2.4~4.1年。癫痫为本病最常见的症状，占52%~79%，常为首发症状。精神症状常见于额叶少枝胶质细胞瘤病人，尤其是广泛浸润，沿胼胝体向对侧额叶扩展者，以情感和痴呆等为主。50%病人均出现颅内压增高症状，头痛、呕吐和视盘水肿，但出现较晚。肿瘤位于额后部侵犯运动、感觉区可相应的产生偏瘫、偏身感觉障碍及运动性感觉性失语等。肿瘤位于颞叶者可出现幻听、幻视症状。

【辅助检查】

（1）头颅X线平片　可见肿瘤钙化斑，多数呈条带状或点片状，占34%~70%，为神经上皮性肿瘤中钙化率最高者。

（2）CT检查　平扫多呈低密度山形影像。2/3以上可见钙化，肿瘤周围水肿一般不广泛，注射造影剂增强扫描多有不规则的增强影像。

（3）MRI检查　扫描肿瘤T_1加权像呈低信号，T_2加权像呈高信号，周围水肿易与肿瘤区分。

【治疗原则】

治疗以手术切除为主，手术原则为尽可能多切除肿瘤。肿瘤局限于一侧额叶、颞叶或枕叶者，手术切除是较理想的治疗方法。切除比较彻底者术后常可获得较好疗效。

二、主要护理问题

（1）有受伤的危险。
（2）感知改变。
（3）潜在并发症 脑疝。
（4）语言沟通障碍。
（5）有皮肤完整性受损的危险。

三、护理措施

1. 常规护理

（1）一般护理 ①有精神症状者加强安全防护，设专人陪护。②出现偏瘫的病人注意皮肤护理和肢体活动。③有语言障碍病人加强有效沟通和语言训练。④有幻听、幻视病人有专人看护，避免发生意外。

（2）心理护理 术前了解病人的心理状态及心理需求，鼓励病人表达自己的需求，放松心情，消除病人紧张情绪。建立良好的护患关系，增加病人的安全感。鼓励病人正视现实，稳定情绪，医护人员治疗护理操作时沉着冷静，给病人带来信任感。术后及时告知病人手术效果，打消顾虑。

2. 专科护理

（1）治疗配合 ①治疗以手术为主。护士应协助病人完成术前检查及各项相关化验，术前一日剃头，配血，做药物过敏试验，术前 8 小时禁食水。②全身麻醉术后应注意电解质变化，遵医嘱及时留取各项化验，有异常及时通知医师。③术后应给予放射治疗、化学药物治疗等综合治疗，可延长生存时间。放化疗期间应注意观察病情变化，及药物反应，注射化疗药物时应避免药物外渗，以免引起局部组织坏死。

（2）用药护理 ①术前了解病人所用药物治疗目的、方法、剂量。如抗癫痫药物常用卡马西平（100mg，口服，每日 3 次）、丙戊酸钠（500mg 口服，每日2次)，应指导病人按时按量服药，以达到有效血药浓度。精神异常须药物治疗者，服药到口，24小时专人陪伴。②术后了解术中情况，术后治疗用药，掌握药物的药理作用，观察药物作用，疗效及相关药物的不良反应，如皮疹、肝功能损害、血细胞下降等。长期用药时定期复查相关指标，血常规、肝功能等。③遵医嘱及时准确用药，如脱水药、抗生素，预防术后并发症。按时服用抗癫痫药，对于术前无癫痫者术后视情况口服抗癫痫药物3~6个月，如术后出现癫痫者服药6~12个月，如手术前后均有发作者则服药1~2年。④认真倾听病人主诉，及时配合医师调整用药。⑤使用化疗药物时注意避免药物外渗，防止局部组织坏死。

3. 病情观察

（1）有癫痫病史者，密切观察癫痫发作先兆，同时按时服用抗癫痫药。

（2）观察颅内压增高的症状，如神志、瞳孔、生命体征的变化及头痛的程度。

4. 健康指导

（1）护士要做好术前检查，及治疗护理的健康宣教，告知其检查及治疗的目的、方法及配合的注意事项。告知病人术后与医护配合的注意事项。

（2）指导病人家属术后按时探视，防止术后交叉感染，及病人饮食方面的注意事项。根据病人术后恢复情况，逐渐进行功能锻炼，术后多鼓励病人，促进病人身心的早日康复。

（3）出院指导　因肿瘤不能全切应定期复查，告知病人及家属术后3~6个月门诊复查MRI、CT。按时服药，如抗癫痫药物应遵医嘱服药不可自行停药、减药。适当休息注意劳逸结合，保持情绪稳定。饮食注意高营养易消化。伤口愈合1个月后可以洗头，注意伤口有红、肿、热、痛时应及时就诊。加强语言功能锻炼、肢体协调锻炼。遵医嘱进行放疗或化疗。

第五节　垂体腺瘤

一、疾病概述

【概念与特点】

垂体腺瘤是指蝶鞍内脑垂体细胞的良性肿瘤。发病率为1/10万，占颅内肿瘤的10%～12%，仅次于脑膜瘤和胶质瘤。男女比例无明显差异，好发年龄多为青壮年。垂体位于蝶鞍内，呈卵圆形，1.2cm×1.0cm×0.5cm大小，约750mg。垂体通过垂体柄和与第三脑室底和侧壁的下丘脑联系密切，垂体具有复杂而重要的内分泌功能，分为神经垂体和腺垂体。垂体腺瘤对于病人生长发育、劳动能力、生育功能及社会心理影响较大。

【临床特点】

（1）头痛　早期约有2/3病人有头痛，主要位于眶后、前额、双颞，一般不重，主要是由于蝶鞍内压力增高所致。临床上常见的是在视力障碍出现以前明显。肢端肥大症的病人头痛较为剧烈。

（2）视觉损害　仔细地评价视力、视野和眼底是非常重要的。在鞍内垂体微腺瘤，多无视力、视野障碍，仅个别微腺瘤病例可出现视力减退、双颞侧视野缺损，这可为高灌流状态的微腺瘤通过它与视交叉的共同供应血管“窃取”或干扰了视交叉的正常血供，使视交叉中部发生供血障碍所致。

（3）内分泌紊乱　内分泌紊乱是由于垂体性甲状腺功能减退或过多地分泌垂体激素所致。在早期微腺瘤阶段即可出现内分泌功能亢进的症状。随着腺瘤的长大和发展，可压迫、侵蚀垂体组织，产生内分泌功能减退症。

【辅助检查】

（1）实验室检查　应用内分泌放射免疫超微测量对了解激素分泌情况是有帮助的。可以直接测定垂体和下丘脑多种内分泌激素以及垂体功能试验，有助于了解垂体及靶腺功能亢进、正常或不足的情况，对垂体瘤的早期诊断、治疗前后变化的评估、疗效评价、随诊观察和预后判断均有重要的意义。垂体激素受机体内外环境的影响，因此单次基础值不可靠，应多次、多时间点做有关垂体功能试验，这样才较可靠。

（2）蝶鞍X线检查　为基本检查之一，可测量蝶鞍的大小。正常蝶鞍前后径为7～16mm，体积为346～1337mm^3。在微腺瘤，蝶鞍可正常大小；在大腺瘤，鞍窝大多呈球形扩大，鞍底下移，变薄。如肿瘤向一侧生长，鞍底倾斜呈双鞍底改变。晚期可有前床突上抬。

（3）蝶鞍多轨迹断层像　可以发现鞍底有局部骨质吸收、变薄，囊泡状膨出，鞍底倾斜，骨质破坏等，对早期诊断垂体微腺瘤更有诊断意义。另外，可以更清晰地了解蝶鞍的形态及中隔变异等情况，有助于手术入路的选择。

（4）气脑造影 通过了解视交叉池、脚间池充气情况及第三脑室、侧脑室前角的充盈缺损等形态改变，来判断肿瘤在鞍内、鞍上、鞍旁发展的情况，有无部分空泡蝶鞍等。但此检查法目前已被 CT、MRI 所取代，因为此检查法具有创伤性和一定的危险性，病人较痛苦。

（5）碘水脑池造影 经腰穿或小脑延髓池注入水溶性含碘造影剂，变动病人的体位使造影剂扩散至脑基底池，然后摄 X 线片或行 CT、MRI 检查，可得知垂体瘤是否向鞍上、鞍旁发展。对于协助鉴别空泡蝶鞍、鞍区低密度囊性肿物及脑脊液鼻漏有特殊意义。但因有创伤性，不作为常规检查方法。

（6）蝶鞍区 CT 薄层扫描 采用高分辨率 CT 直接增强扫描薄层（1.5mm）断面，作蝶鞍区冠状位扫描和矢状位重建及轴位检查，可以提高垂体微腺瘤的发现率。

（7）磁共振影像（MRI）检查 提高了垂体微腺瘤的诊断率。

【治疗原则】

垂体瘤病人的治疗的原则是：①是否有内分泌紊乱，如停经、泌乳、不育症等；②是否有周围神经结构受压症状，如视力、视野的改变，其他脑神经和脑受压症状。治疗的方法有：①手术治疗（经蝶窦或经颅切除）；②放射治疗；③抗分泌药物治疗。

二、主要护理问题

（1）潜在并发症 尿崩症、感染、电解质紊乱。

（2）有外伤的危险。

（3）口腔黏膜改变。

（4）自我形象紊乱。

（5）知识缺乏 与缺乏相关知识有关。

三、护理措施

1. 一般护理 要了解手术入路，其目的是做好术前准备及术后护理。

（1）护士为病人做好术前准备，经口鼻蝶入路的手术，要了解鼻腔情况，鼻腔有无感染、蝶窦炎、鼻中隔手术史等。

（2）术前3日应用抗生素液（0.25%氯霉素）滴鼻，清洁口腔，用复方硼砂溶液（朵贝尔液）漱口，术前一日剪鼻毛。

（3）术前护士要指导病人练习张口呼吸。

（4）要保证有视力障碍病人的安全，尤其是外出时要有专人陪伴，防止发生意外。

（5）如病人出现多饮、多尿，要准确记录出入量，早期发现尿崩症及电解质紊乱。

（6）术后病人按全身麻醉病人护理常规护理。密切观察意识、瞳孔生命体征变化，保持呼吸道通畅。

（7）观察鼻腔渗血情况，发现渗血情况异常及时汇报给医师，及时采取措施。

（8）尿崩症 主要是下丘脑功能障碍，肿瘤压迫垂体柄和下丘脑所致。准确记录出入量，如病人连续2小时尿量>300ml（儿童>150ml/h）时，及时报告医师。注意观察病人意识、皮肤弹性、生命体征的变化。低钠血症应多进食含钠高的食物，如咸菜、盐水；高钠血症的病人应多饮白开水，以利于钠离子排出。严格按照医嘱补充液体，禁止摄入含糖液体，防止渗透性利尿，加重尿崩症状。

（9）中枢性高热 下丘脑损伤时，可引起中枢性体调节异常，病人表现为高热，体温可超过40℃，高热可增加病人脑耗氧代谢，加重脑水肿，护士应及时采取物理或药物降温，如酒精擦浴、降温毯降温疗法等。严密进行体温监测，一般6小时测1次体温，必要时可持续监测体温并认真记录。

（10）脑脊液漏 经蝶手术或肿瘤侵犯硬脑膜易发生脑脊液漏。密切观察脑脊液鼻漏量、性质、颜色，及时报告医师处理；定期做脑脊液培养；监测体温，并及时记录；及时擦洗鼻腔血迹、污物，防止液体逆流。枕下铺无菌小巾，定时更换；注意保暖、预防感冒，避免咳嗽、喷嚏等高压气流的冲击，以免加重漏口损伤；避免用力排便，以免颅内压升高，加重漏口损伤。不经鼻腔吸痰及插胃管，以免导致逆行感染；每日按时做口腔护理，防止经口腔逆行感染；如病情允许，可抬高床头30°～60°使脑组织移向颅底而封闭漏口；遵医嘱按时给予抗生素。

（11）保持病室空气新鲜，每日定时通风。

（12）限制探视人员，减少外源性感染因素。

2. 心理护理 多与病人沟通，了解病人心理需求，解答病人所提的问题消除病人对手术的恐惧心理，提供给病人本病治愈病例的相关信息，以激发病人治愈疾病的信心。

3. 治疗及护理配合

（1）术前 了解术前病人的血生化情况、视力视野状况，向病人告知降压药、降糖药、激素药物治疗的目的、方法、剂量及不良反应。

（2）术后 了解手术中情况、术后的治疗措施，掌握胰岛素、激素药物的药理作用，用药后的不良反应，并告知病人低血糖的症状，有异常情况及时通知医护人员。遵医嘱按时给药，并观察疗效。

（3）异常血钠 高血钠者，遵医嘱给口服或鼻饲白开水。注意防止血钠忽高忽低的状况发生，每天监测2次血生化指标。低血钠者，遵医嘱口服补钠或静脉补10%氯化钠，若疗效不佳，可静脉输氢化可的松，避免血钠过低，加重脑水肿，诱发病人出现癫痫，导致颅内出血。

（4）高血糖 遵医嘱给予胰岛素皮下注射或静脉注射，检测餐前及餐后2小时血糖的变化，及时通知医师调节用药。给予病人糖尿病饮食。

4. 健康指导

（1）入院健康教育 责任护士首先自我介绍，介绍病房环境、作息时间、同室病友，使病人不感到陌生，减轻心理压力。护士要主动与病人沟通，了解病人对所患疾病的认识，给其讲解垂体瘤的一般知识，例如垂体瘤是良性肿瘤，位于蝶鞍区，同时给病人讲解患同种病友治愈的例子，以激发其配合治疗、护理及战胜疾病的信心。

（2）术前健康教育 护士向病人讲解术前准备事项，告知病人如何配合、目的、意义；要特别注意病人预防感冒，注意口腔及鼻腔黏膜卫生。术前一日晚饭后嘱病人禁食、禁水以防手术麻醉后呕吐引起误吸。术前对病人进行心理疏导，以减轻病人术前的恐惧、紧张心理。

（3）术后健康教育　护士要指导病人配合治疗、护理，应与家属沟通，为预防感染，限制探视病人的家属人数、遵守探视时间；护士指导病人进行功能锻炼，以促进康复。

（4）出院指导　嘱病人按时进行康复锻炼，以尽快恢复功能，提高生活质量。嘱病人按时服药，尤其是激素类药物严格遵照医嘱服药，不得擅自停药、减药，遵照医嘱调节药物剂量；嘱病人按时来院复查内分泌、血生化及CT、MRI，指导病人合理饮食。

第六节　鞍结节脑膜瘤

一、疾病概述

【概念与特点】

鞍上脑膜瘤包括起源于鞍结节、前床突、鞍隔和蝶骨平台的脑膜瘤，因上述解剖结构范围不超过3cm，临床对上述区域脑膜瘤习惯统称为鞍结节脑膜瘤，发病率占颅内肿瘤的4%～10%。

【临床特点】

（1）80%以上的病人以视力障碍为首发症状，可为单侧或双侧。视野障碍可以表现以双颞侧偏盲或单眼失明，另一眼颞侧偏盲多见，也可见单眼视力视野基本正常，另一眼颞侧偏盲。眼底视盘原发萎缩多见，还可以表现为双眼视盘萎缩。

（2）50%以上的病人有头痛病史，头痛部位多在额部，也可表现眼眶及双颞部。

（3）少数病例出现精神障碍，可能与肿瘤压迫额叶底部有关。

（4）有的病人有类似垂体腺瘤的内分泌功能障碍。

（5）个别病人以嗅觉丧失、癫痫、动眼神经麻痹为主诉就诊。在神经系统检查时还可出现锥体束征和Foster－Kennedy综合征。

【辅助检查】

评估CT片上可见鞍上等密度或高密度区。MRI与CT一样，唯显示肿瘤与视神经、颈内动脉以及颅骨之间的关系更清晰。

【治疗原则】

手术治疗。

二、主要护理问题

(1) 有外伤的危险。

(2) 认知功能障碍。

(3) 潜在的并发症 水、电解质紊乱。

(4) 生活自理能力缺陷。

三、护理措施

1. 常规护理

(1) 完善术前各项化验及视力视野等检查。

(2) 术前一日剃头，术前 8 小时禁食、水。

(3) 术后严密观察生命体征变化。

(4) 视力视野有障碍者，外出时有专人陪伴。

(5) 精神障碍者专人 24 小时陪伴，防止意外事件发生。

(6) 严格记录 24 小时出入量，遵医嘱监测水、电解质情况，及时发现异常，及时采取措施。

2. 心理护理 加强与病人及家属的沟通，及时发现病人心理变化，缓解病人紧张、焦虑的情绪，精神异常者，防止激惹病人，必要时配合药物治疗。

3. 治疗及护理配合

(1) 术前 告知病人术前的血生化、视力视野检查的必要性及药物治疗的目的、方法。精神异常须药物治疗者，服药到口，24 小时专人陪伴。

(2) 术后 了解手术中情况、术后的治疗措施，掌握抗生素，激素药物及抗癫痫药物的药理作用，用药后的不良反应，遵医嘱按时给药，并观察疗效。

术后高血钠，遵医嘱给病人口服或鼻饲白开水。低血钠遵医嘱给病人口服盐或静脉输入 10% NaCl，及时观察血生化变化。

4. 健康指导

（1）护士要做好术前检查，及治疗护理的健康宣教，告知其检查及治疗的目的、方法及配合的注意事项。告知病人术后与医护配合的注意事项。

（2）指导病人家属术后按时探视，防止术后交叉感染。告知病人饮食方面的注意事项。根据病人术后恢复情况，逐渐进行功能锻炼，术后多鼓励病人，促进病人身心的早日康复。

（3）指导术后 1～3 个月每月检查血生化及内分泌，遵医嘱调整药物用量，遵医嘱给病人口服抗癫痫药物，逐渐停药，不得随意停药或漏服药，合理膳食，根据血钠情况调节饮食。3～6 个月复查 MRI 与 CT。

第七节　颅咽管瘤

一、疾病概述

【概念与特点】

颅咽管瘤是一种良性的先天性颅内肿瘤，起源于原始口腔外胚层所形成的颅咽管残余上皮细胞。发病率占颅内肿瘤的 1%～6.5%。本病是儿童最常见的先天性肿瘤，占鞍区肿瘤的第一位，可发在任何年龄，但 70% 发生于 15 岁以下的儿童和少年。男性与女性之比约为 2∶1。按照颅咽管瘤与鞍膈的关系可分为鞍内、鞍上和脑室内肿瘤。

【临床特点】

根据肿瘤所在部位、生长快慢、发展方向及病人年龄的不同，其临床表现也不同。常见的可出现：视力视野改变、颅内压增高、内分泌功能障碍和意识变化等。

（1）视力视野改变　以视力视野障碍为首发症状者并不少见，约占颅咽管瘤的 18%。肿瘤位于鞍上常因直接压迫视神经，视交叉及视束，有 70%～80% 的病人出现视力、视野障碍。

（2）颅内压增高　在颅咽管瘤多见于儿童，也常常为病人的就诊原因。其发生原因多为肿瘤体积较大，阻塞了脑脊液的循环通路所致。在临床上表现为头痛、恶心、呕吐、视盘水肿、复视和颈痛等。

（3）垂体功能障碍　在颅咽管瘤病人中 2/3 出现内分泌紊乱症状。表现为性功能减退，第二性征发育迟缓，水、脂肪代谢障碍。

（4）下丘脑损害　由于肿瘤向鞍上发展增大至第三脑室底部，下丘脑受压其结果可出现体温调节障碍。高热或体温低于正常，嗜睡，尿崩症。当肿瘤侵犯灰结节及漏斗，表现为向心性肥胖，少数可极度消瘦。

（5）邻近症状　颅咽管瘤可向四周生长，引起各种邻近症状。向鞍旁生长可产生海绵窦综合征，可引起Ⅲ、Ⅳ、Ⅵ脑神经障碍等。向颅前窝生长可产生精神症状，如记忆力减退、定向力差，大、小便不能自理及癫痫等。向颅内窝生长可产生颞叶癫痫和幻嗅、幻味等精神症状。少数病人可向后生长产生脑干症状，甚至长到颅后窝引起小脑症状。

【辅助检查】

（1）颅骨 X 线平片　表现为鞍区有钙化灶，钙化的形态多种多样，斑点状或团块状，有时沿肿瘤囊壁钙化呈蛋壳状，钙化是鞍内颅咽管瘤与垂体瘤的鉴别要点之一。平片还可见蝶鞍扩大、变形及前床突、鞍背骨质破坏等。

（2）头颅 CT 检查　CT 检查可以很好地反映骨质、肿瘤及其他组织的密度情况，显示蝶鞍、颅底及蝶骨的骨性解剖，对手术入路的选择很有帮助。CT 检查有助于对实性肿瘤和囊性肿瘤进行分类，列颅咽管瘤的诊断十分重要。

（3）MRI 检查　可以很好地显示肿瘤与周围结果的关系。

（4）内分泌功能的测定　颅咽管瘤的血清 GH、LH、FSH、ACTH 等可以减低，有时 PRL 增高。

【治疗原则】

（1）手术治疗　首选治疗方法为全切除术。颅咽管瘤为良性肿瘤，手术切除后可望治愈。在肿瘤周围组织内肿瘤细胞依然有残留的可能，全切除数年又可能复发。手术效果与以下条件有关：①肿瘤的大小；②肿瘤的形状，囊性还是实性；③肿瘤与周围结构的关系，粘连程度；④病人一般情况；⑤手术医师的显微操作技术和手术经验。

（2）放射治疗　颅咽管瘤术后应进行立体放射治疗，包括术中肿瘤全切的病人。行肿瘤次全切除后如不辅以放射治疗，结果不甚乐观，5 年复发率可到75%，10年生存率仅为25%，而佐以放射治疗后，肿瘤的复发率明显下降，10年生存率可到75%～80%。

（3）内放射治疗　颅咽管瘤的内放射治疗是一种行之有效的治疗方法。主要药物有金198、磷32和钇90等，产生组织穿透性较弱但具较强瘤壁杀伤作用的放射线，放射性损伤囊性颅咽管瘤的内壁。

（4）内化疗　采用博莱霉素等药物行内化疗也是治疗颅咽管瘤的方法之一，主要针对囊性颅咽管瘤。

二、主要护理问题

（1）感知的改变——视力障碍　与肿瘤压迫视神经、视交叉及视神经束有关。

（2）脑组织灌注不足　与疾病引起的局部压迫有关。

（3）体温异常　与下丘脑损伤有关。

（4）舒适的改变——头痛　与颅内压增高有关。

（5）有体液不足的危险　与呕吐和进食有关。

（6）有受伤的危险　与意识程度的改变、视野障碍、共济失调等有关。

（7）自我形象的紊乱　与垂体功能障碍，导致面貌及体形改变有关。

（8）焦虑、恐惧　与疾病过程致健康改变及不良预后等有关。

（9）知识的缺乏　缺乏相关疾病的知识、康复锻炼知识及自我护理知识。

（10）自卑　与性功能紊乱、溢乳、闭经有关。

三、护理措施

1. 常规护理

（1）一般护理　护士了解病情及手术情况。①严格记录每小时尿量、性质、色泽。②遵医嘱及时监测血钾、钠、氯的变化及尿比重变化，及时遵医嘱给予对症处理。③及时准确记录24小时出入量。④保证静脉输液通畅。⑤随时观察病人的皮肤弹性，及早发现脱水指征。⑥低血钠者鼓励病人多饮水，特别是加盐开水，以补充丢失的水、钠。高血钠者多饮白开水。⑦不能饮水的病人应给予鼻饲。⑧禁止摄入含糖高的食物，以免使血糖增高，产生渗透性利尿，使尿量增加。⑨鼓励病人喝含钾高的饮料如橙汁、咸菜。⑩遵医嘱按时按量补充各种电解质。⑪并发尿崩症者必要时遵医嘱给予去氨加压素口服，并观察用药后的效果。⑫脑室开放放置瘤腔引流袋，注意观察色、量及是否通畅，防止扭曲、脱出，每班认真记录交接。

（2）心理护理　缓解病人因病程长、发育障碍、视力障碍等原因引发的焦虑状态，加强沟通与交流，尊重病人，及时满足病人的基本生活需求。

2. 专科护理

（1）治疗及护理配合　①术前：了解术前病人的血生化情况、视力、视野状况及药物治疗的目的、方法、剂量。②术后：了解手术中情况、术后的治疗措施，掌握胰岛素等术后用药的药理作用，用药后的不良反应。密切观察低血糖的症状并告知病人如何识别异常情况及时通知医护人员。遵医嘱按时给予激素药物，并观察疗效。③颅咽管瘤术后：高血钠可造成病人高渗昏迷，遵医嘱给病人口服或鼻饲白开水。注意防止血钠忽高忽低的状况发生，避免血钠过低加重脑水肿，诱发癫痫，导致颅内出血。每日监测血生化 2 次。④高血糖：遵医嘱给予胰岛素皮下注射、静脉输液或微量泵泵入，监测餐前及餐后 2 小时血糖的变化，及时通知医师调节用药剂量。减少低血糖的危险发生，护理人员要识别输液泵的报警原因及处理方法，防止针头阻塞等情况发生。密切观察有无渗液，防止皮下由于药物渗漏发生坏死，及时更换穿刺部位，防止感染发生。

（2）伤口的观察及护理　①加强营养，促进切口的愈合。②遵循无菌原则更换伤口敷料。

（3）疼痛的护理　①伤口疼痛：评估病人疼痛的情况，注意疼痛的性质，区分切口疼痛与颅内高压引起的疼痛。合理给予镇痛药物，如布桂嗪 100mg，肌内注射，观察药物效果。运用技巧分散病人的注意力，减轻疼痛，如放松疗法、音乐疗法、想象疗法等。②头痛：抬高床头 15°～30°，以利于颅内静脉回流。慎用止痛药，根据个体情况给予 20% 甘露醇 125ml 或 250ml 快速静脉滴注；或利尿剂，如呋塞米 20mg 静脉缓推，观察用药后头痛的缓解情况。必要时行头颅 CT 检查。

3. 病情观察

（1）密切观察病人意识、生命体征、瞳孔的变化。

（2）保持伤口敷料清洁干燥，观察切口敷料是否妥善稳定，嘱病人及家属不要擅自揭开敷料，也不要自行往切口上涂抹药物。观察切口有无渗液渗血，切口周围皮肤有无红肿、热、痛现象，记录并报告医师。

（3）密切观察意识、瞳孔、生命特征及头痛的性质、部位。

4. 健康指导

（1）护士要做好术后检查，及治疗护理的健康宣教，告知其检查及治疗的目的、方法及配合的注意事项，指导病人家属术后按时探视，防止术后交叉感染，以及病人饮食方面的注意事项。根据病人术后恢复情况，进行功能锻炼，术后多鼓励病人，促进病人身心的早日康复。

（2）指导术后1～3个月抽血检查血生化、肝功能。遵医嘱调整降糖药物用量。抗癫痫药物，遵医嘱逐渐停药，不得随意停药或漏服药；采用合理膳食：根据血钠、血糖情况调节饮食。

第八节　听神经鞘瘤

一、疾病概述

【概念与特点】

听神经瘤起源于听神经鞘膜细胞，是典型的神经鞘瘤，此肿瘤为常见的颅内肿瘤之一。肿瘤多数发生于听神经前庭段，少数发生于该神经的耳蜗部，随着肿瘤生长变大，压迫脑桥外侧和小脑前缘，充满于小脑脑桥角凹内。听神经瘤好发于中年人，高峰在30～50岁，最年幼者为8岁，最高龄可在70岁以上。听神经瘤有完整包膜，表面大多光滑，有时可略呈结节状。

【临床特点】

（1）耳蜗及前庭症状　表现为头晕、目眩、耳鸣、耳聋。

（2）头痛，伴有患侧枕骨大孔区的不适。

（3）小脑性共济失调，动作不协调。

（4）邻近脑神经受损症状　表现为病侧面部疼痛、面部抽搐、面部感觉减退、周围性面瘫等。

(5) 颅内压增高症状 视盘水肿、头痛加剧、呕吐、复视等。

【辅助检查】

(1) 神经性耳科检查。

(2) 听力检查。

(3) 前庭神经检查。

(4) 脑干听觉诱发电位或脑干电反应听力测定。

(5) 神经放射学诊断，即 CT 及 MRI 检查：对位于内听道的听神经鞘瘤或侵入小脑脑桥角直径小于 1cm 的小肿瘤难于发现。肿瘤较大，则表现为圆形或分叶状的低密度病灶，边界清楚；少数略呈高密度，内听道多呈锥形或漏斗形扩大，第四脑室受压，变形并向对侧移位或完全闭锁，其上方脑室有不同程度扩大，患侧小脑脑桥角池多闭塞，偶见残存部分扩大。

【治疗原则】

(1) 大、中型肿瘤的枕下乳突后开颅手术肿瘤切除。

(2) 小型肿瘤经迷路手术，经枕下入路手术肿瘤切除。

二、主要护理问题

(1) 潜在并发症 脑疝、角膜溃疡。

(2) 清理呼吸道无效。

(3) 有误吸的危险。

(4) 有外伤的危险。

(5) 口腔黏膜改变。

(6) 自我形象紊乱。

(7) 皮肤完整性受损。

三、护理措施

1. 常规护理

(1) 脑瘤位于后颅凹、脑桥小脑角，靠近脑干，解剖关系复杂而重要，手术难度大，时间长，因此严密观察病人神志、瞳孔生命体征的变化是关键。尤其是呼吸和神志的改变，最为重要。

（2）手术后伴有面神经、三叉神经损害，眼睑闭合不全，容易发生角膜溃疡，严重者有造成失明的危险。病人手术麻醉清醒后，观察有无眼睑闭合不全情况发生，立即通知医师采取预防性治疗措施，并认真做床头交接班；若发生眼睑闭合不全，应密切观察病人有无畏光、眼部干涩、疼痛、结膜发红、眼角膜小的点状浸润及角膜溃疡等情况发生，并遵医嘱给药。

（3）三叉神经损伤者面部感觉丧失，进食要防止烫伤。

（4）有后组脑神经损伤者常伴有声音嘶哑、呛咳，故手术后禁食，必要时给予鼻饲饮食，防止呛食引起误吸。

（5）吞咽反射减弱或消失，可发生吞咽困难、咳嗽无力，病人主动排痰困难需按时翻身、叩背，随时吸痰，定时做雾化吸入，防止呼吸道堵塞和肺炎的发生。

（6）气管切开术后做好护理，病情平稳后，尽早拔除气管套管。

（7）术后1周出现患侧面部带状疱疹时，遵医嘱涂抹药膏，防止继发感染。

2. 心理护理 由于脑神经损伤修复是一个复杂而长期的过程，可达数月，面瘫、眼睑闭合不全、耳漏、吞咽功能障碍、听力障碍，造成病人情绪低落、抑郁，做好病人的心理护理尤为重要，以便于更好地配合治疗及护理。

3. 治疗及护理配合

（1）术前 告知病人及家属手术入路；听力检查；前庭神经检查、脑干听觉诱发电位或脑干电反应听力测定；CT及MRI检查其目的及重要性，做好术前准备；告知术后可能发生的脑神经损伤情况、并发症及需要配合的事项。

（2）术后 了解手术中脑神经损伤情况、术后的治疗措施并告知病人及家属。掌握术后用药的药理作用，用药后不良反应发生时的症状、表现，并告知病人有异常情况及时与医护联系。遵医嘱按时给药，并观察疗效。眼药应存放在冰箱内，每位病人的药品要有标记，专人专用，注明有效期。用药时严格执行“三查七对”，防止差错事故发生；特别要警惕角膜炎发生。若发现症状不缓解或加重，出现角膜炎症状，应及时通知医师请眼科会诊，必要时行眼睑缝合术，10日后拆线。拆线后，根据病人眼部情况继续应用药物，防止角膜溃疡发生。采用湿盐水纱布遮盖，医用胶布或眼罩保护角膜，防止眼部暴露及角膜干燥。应用药物滴眼，手术后应用诺氟沙星滴眼液滴眼，每次1～2滴，每天3～4次。红霉素眼膏每晚1次，涂擦结膜囊进行角膜保护；使用贝复舒滴眼液，每次1～2滴，每天4～6次，促进角膜上皮的再生，角膜基质层的修复；保持眼部清洁，用柔软、清洁、干燥的毛巾为病人擦拭眼泪，用温水清洁双眼周围，每天3～4次。饮食护理应嘱病人禁食辛辣刺激性食物。防止加重病情。

4. 健康指导

（1）使用病人能听到的声音与病人交流，必要时可采取其他方式与病人交流。做好病人及家属的健康教育工作。护理人员要做好术后检查及治疗护理的健康宣教，告知其检查及治疗的目的、方法及配合的注意事项，指导病人家属术后按时探视，防止术后交叉感染及病人饮食方面的注意事项。根据病人术后恢复情况进行功能锻炼，术后多鼓励病人，促进病人身心的早日康复。

（2）出院指导　指导术后1～3个月抽血检查血生化、肝功能。遵医嘱调整抗癫痫药物用量，遵医嘱逐渐停药，不得随意停药或漏服药，合理膳食。出院者做好出院指导工作，嘱病人禁用不洁净的东西擦眼，防止加重病情；密切观察病情变化，观察病人结膜炎症状有无好转及进展情况，按时正确使用眼药。

第九节　脑干肿瘤

一、疾病概述

【概念与特点】

脑干是主管呼吸、心跳、意识、运动、感觉的生命中枢，过去一直被视为手术禁区，通过研究发现脑干有很大的可塑性，包括形态及功能。脑干占位中星形细胞瘤、海绵状血管瘤多见，其次还有室管膜瘤和血管网状细胞瘤等。

【临床特点】

（1）肿瘤位于延髓主要有头痛、头晕、呕吐和高颅内压症状。体征有后组脑神经障碍、共济失调，特殊症状有呼吸困难、呃逆、心动过缓。

（2）肿瘤位于脑桥时可引起呼吸频率的改变、肢体、面部麻木或无力。体征有咽反射迟钝或消失。特殊症状有不自主发笑、强迫头位。

（3）肿瘤位于中脑有意识障碍、头痛、呕吐、高颅内压症状、上视不能、复视，其中复视是典型症状之一。特殊症状是不自主发笑。

（4）脑干综合征　如原发性动眼凝视障碍、不同类型的眼震、面神经麻痹、吞咽障碍等一个或多个脑神经异常，交叉性偏瘫、不随意运动、小脑功能障碍和（或）高颅内压等。

【辅助检查】

MRI是评价脑干病变的首选影像检查方法。星形细胞瘤为长T_1和T_2信号不均影像，该部脑干增粗。海绵状血管瘤在出血的急性期，T_1及T_2上皆为均匀的高密度，轮廓清晰。

【治疗原则】

由于脑干内布满生命中枢、重要神经核团及上下行神经纤维，任何手术损伤都会出现重要的神经功能障碍，加重病情。所以手术应在有条件的设施下，由有经验的医师来完成。脑干内局限性星形细胞瘤可做瘤内次全切除，瘤腔内置入化疗药，手术后加以放疗。血管网状细胞瘤常有囊变，应尽量全切除肿瘤结节，以期痊愈。脑干深部的海绵状血管瘤如果症状轻微、稳定，不必手术。病变较大且在脑干表面的，可行手术切除。脑干的室管膜瘤常界限清楚，可作到全切或次全切。

二、主要护理问题

（1）潜在并发症　呼吸障碍、昏迷、消化道出血、深静脉血栓。

（2）清理呼吸道无效。

（3）有误吸的危险。

（4）体温过高。

（5）呼吸机依赖。

（6）口腔黏膜改变。

（7）有皮肤完整性受损的危险。

（8）焦虑。

（9）知识缺乏　缺乏相关知识。

三、护理措施

1. 常规护理

（1）心理护理 ①评估病人的心理状态及心理需求，消除病人紧张情绪。耐心听取病人的需要和要求，放松心情，鼓励病人表达自己的需求。增加病人的安全感。鼓励病人正视现实，稳定情绪，顺应医护计划。②教会病人各种放松疗法，如听音乐、睡前泡脚。③医护人员治疗护理操作时沉着冷静，给病人带来信任感。④术后及时告知病人手术效果，打消顾虑。⑤经常更换体位，肌肉放松，消除紧张情绪。

（2）治疗配合 告知病人治疗以手术为主。讲解围手术期检查、化验目的及意义，取得家属及病人的配合。术后放射治疗有助于延缓肿瘤复发的时间。

2. 专科护理

（1）术前 了解病人所用药物治疗目的、方法、剂量，遵医嘱及时准确用药。

（2）术后 ①了解术中情况、术后治疗用药，掌握药物的药理作用，观察药物作用、疗效及不良反应。认真倾听病人主诉，及时配合医师调整用药。②术后注意观察有无消化道出血症状。③术后行气管切开，呼吸肌辅助呼吸时应按气管切开护理常规和机械通气护理常规进行护理。④脑干病人术后卧床时间较长，应加强翻身和肢体活动。叩背，防止坠积性肺炎及深静脉血栓发生。⑤高热病人多采取物理降温。⑥在术后禁食期间加强口腔护理。⑦有面部麻木者应注意防止烫伤。⑧发生偏瘫的病人注意加强肢体功能锻炼。

3. 病情观察

（1）肿瘤位于中脑 主要注意观察病人的意识变化和吞咽反射，防止误吸，有肌无力者应观察肢体活动。

（2）肿瘤位于脑桥 主要观察病人的呼吸变化，肢体活动。

（3）肿瘤位于延髓 ①延髓是呼吸中枢，当有占位时，呼吸随时都有停止的危险，尤其是术后的病人应严密观察呼吸的变化。②当后组脑神经损伤，常有声音嘶哑、呛食，手术后上述神经症状可能加重，必要时给予鼻饲饮食，防止因呛食引起呼吸道阻塞和吸入性肺炎。③有咽反射减弱或消失：发生吞咽困难、咳嗽无力时应及时吸痰，严重者可早行气管切开。

4. 健康指导

（1）入院宣教　介绍病房主任、护士长主管医师护士名称、病房环境、相关疾病知识、检查、治疗的目的、意义、方法及配合注意事项。介绍住院须知、探视制度、陪住制度和安全介绍。

（2）术前宣教　术前需要的准备用物、禁食水时间、交叉配血、药物过敏试验、术野准备，锻炼床上使用便器，告知保护性约束的意义、监护时间、饮食种类及注意事项。

（3）术后宣教　伤口护理、用药知识宣教、康复锻炼、饮食护理、禁食的目的，各种管路的护理，减少家属探视防止交叉感染。讲解病理性质消除紧张情绪，向病人家属讲解使用呼吸机目的、意义、配合等注意事项。

（4）出院宣教　告知病人门诊复查时间 3 ~6 个月，复查时所需物品。按时服药、抗癫痫药物遵医嘱服药不可自行停药及减量。适当休息注意劳逸结合，保持情绪稳定。饮食高营养易消化食物。伤口愈合 1 个月可以洗头，注意伤口有红、肿、热、痛时应及时就诊。加强肢体协调锻炼，提高自身免疫力，防治感冒。发现高热等异常情况时应及时就诊。

第十节　室管膜瘤

一、疾病概述

【概念与特点】

室管膜瘤的发生率占颅内肿瘤的 2% ~9%，男性多于女性，多见于儿童及青年人。肿瘤的 3/4 位于幕下，1/4 位于幕上，儿童幕下占绝大多数。肿瘤多位于脑室内，少数肿瘤的主体位于脑组织内。肿瘤位于第四脑室者大多起于脑室底延髓的部分。肿瘤的增长可占据第四脑室而造成梗阻性脑积水，有的肿瘤可通过中间孔向枕大池延伸，少数可压迫甚至包绕延髓或突入椎管而压迫上颈髓。部分肿瘤起源于第四脑室顶部，占据小脑半球或蚓部，偶可见肿瘤发生于脑桥小脑角。

【临床特点】

1. 颅内压增高症状

（1）剧烈头痛、眩晕、呕吐、脉搏、呼吸改变、意识突然丧失及由于外展神经核受影响而产生复视、眼球震颤等症状。

（2）由于肿瘤的活动可突然阻塞正中孔或导水管引起脑脊液循环受阻，因而可呈现发作性颅内压升高，此现象多于体位突然改变时发生。

（3）脑干症状与脑神经损害症状。①脑干症状：较少见也可出现脑桥或延髓诸神经核受累症状。②脑神经损害症状：肿瘤在第四脑室底上部，可出现眼球向患侧注视麻痹，眼球运动偏斜扭转。肿瘤在第四脑室底下部，可出现呕吐、呃逆首发症状，随之出现吞咽困难、声音嘶哑。肿瘤起始于第四脑室侧隐窝，主要表现颜面感觉障碍、听力及前庭功能减退及眩晕等症状。

2. 小脑症状　走路不稳、眼球震颤、共济失调和肌张力下降。

【辅助检查】

（1）腰椎穿刺　绝大多数病人腰穿压力增高，特别是在幕下肿瘤合并梗阻性脑积水时更为突出。约半数病人脑脊液蛋白增高，约近 1/5 的病人脑脊液细胞数增高。由于常有肿瘤细胞脱落于脑脊液中，故镜检脑脊液时需注意与白细胞之鉴别。

（2）颅骨 X 线平片检查　多数病人表现颅内压增高征象，如指压迹增多等。肿瘤钙化亦多见于室管膜瘤，幕上肿瘤有无病理钙化与病史的长短有一定关系。有钙化者病史一般较长，但在幕下室管膜瘤这种对应关系不甚明显。幕下室管膜瘤是儿童后颅窝肿瘤中病理钙化发生率较高者。

（3）脑室造影　CT 广泛应用以前，脑室造影曾作为诊断室管膜瘤的主要手段。一般造影在幕上侧脑室内肿瘤多表现不同形态的充盈缺损，幕下肿瘤则表现为中脑导水管以上的脑室对称扩大，导水管呈喇叭口样扩张，第四脑室内可见肿瘤的充盈缺损。

（4）CT 检查　位于侧脑室内的肿瘤一般显示不均匀的等或略高密度影像，病变同侧脑室可因肿瘤的占据和室间孔堵塞后造成脑室扩大、变形，瘤内可见高密度的钙化灶及低密度的囊变区。幕下肿瘤常位于中线，多见于第四脑室内，但多数体积较大，并常伴有梗阻性脑积水。肿瘤亦为等或稍高密度，可见钙化及囊变。增强扫描肿瘤呈不均匀强化，多数肿瘤边界较清楚，囊变区一般不强化。

（5）MRI 检查　室管膜瘤在 T_1 加权像上呈低或等信号，在 T_2 加权像呈明显的高信号。儿童病人由于瘤体内有较大的囊变区而形成 T_1 加权像的更低信号，在 T_2 加权像上的更高信号，肿瘤的实质部分由于钙化也造成信号的混杂。成年病人瘤体内囊肿形成不明显，钙化也较少，所以信号比较均匀，若瘤内发生间变时，其间变部分信号改变明显，为不均匀信号，在 T_1 加权像呈较低信号，T_2 加权像呈较高信号。肿瘤具有明显的异常对比增强，间变部分更为突出，瘤体周围水肿亦十分显著。

【治疗原则】

（1）手术治疗　以手术切除肿瘤为主要手段。

（2）放射治疗　室管膜瘤是放疗中度敏感的肿瘤之一。多数学者认为术后放疗有助于改善病人的预后。

（3）化学治疗　化疗是颅内肿瘤治疗的辅助手段之一，目前尽管已进行了广泛研究，但仍处于探索阶段，疗效不十分肯定。

二、主要护理问题

（1）潜在并发症　脑疝、感染。

（2）有外伤的危险。

（3）有误吸的危险。

（4）清理呼吸道无效。

（5）体温高。

（6）口腔黏膜改变。

三、护理措施

1. 常规护理

（1）一般护理　①出现后组脑神经损伤发生呛咳、吞咽困难时遵医嘱给予鼻饲饮食。②出现咳嗽咳痰无力时，及时吸痰，必要时通知医师行气管切开。③病人走路不稳、眩晕时应加强安全防护，防止摔伤。④病人继发脑干损伤时出现昏迷高热，给予皮肤护理，按时翻身，活动肢体，并进行物理降温。⑤有脑室引流者，每日更换无菌引流袋，观察引流液的量、性质、颜色及是否通畅。⑥指导病人避免突然改变体位，防止发作性颅内压升高的发生。

（2）心理护理 ①术前了解病人的心理状态及心理需求，消除病人紧张情绪。②增加病人的安全感。鼓励病人正视现实，稳定情绪，顺应医护计划。③医护人员治疗护理操作时沉着冷静，给病人带来信任感。④术后及时告知病人手术效果，打消顾虑。⑤帮助病人缓解疼痛，如分散注意力、减少噪声、减少强光刺激。进行治疗护理操作时语言动作轻柔减少对病人的不良刺激。⑥对于预后不良的病人不宜直接将真实情况告之，以免给病人心理带来巨大的创伤。⑦保护病人的自尊心，使病人感到受人重视，受人尊敬，有独立人格。⑧经常更换体位，肌肉放松，消除紧张情绪。

2. 专科护理

（1）治疗配合 ①治疗以手术切除肿瘤为主，讲解手术前后注意事项。②完善围手术期检查、化验并告知其目的及意义。③放射治疗：室管膜瘤是放射治疗中中度敏感的肿瘤之一，术后放疗有助于改善病人的预后。④化学药物疗法：疗效不十分肯定。

（2）用药护理 ①术前：了解病人所用药物治疗目的、方法、剂量。②术后：了解术中情况、术后治疗用药，掌握药物的药理作用，观察药物作用、疗效及不良反应。③遵医嘱及时准确用药。④认真倾听病人主诉有无不适，及时配合医师调整用药。⑤手术后给予止吐药昂丹司琼、维生素 B_6 等，观察用药后反应及疗效。

3. 病情观察

（1）严密观察病人神志瞳孔生命体征的变化。

（2）严密观察颅内压增高症状 头痛的性质和部位、持续时间，呕吐的性质、量，及时给予处理。

4. 健康指导

（1）入院宣教 介绍病房主任护士长、主管医师护士、病房环境、疾病知识及各项检查化验治疗的目的、意义、方法及配合注意事项、住院须知、探视制度、陪住制度、安全措施。

（2）术前宣教　术前需要的准备、禁食水时间、交叉配血、药物过敏试验、术野准备。

（3）术后宣教　伤口护理、用药知识宣教、康复锻炼的方法及步骤、饮食的种类与治疗的关系及注意事项，禁食的目的，约束病人的目的，各种引流管放置的意义及目的，监护时间及意义。

（4）出院宣教　①告知门诊复查时间、注意事项。②药物知识、药物名称与注意事项。③适当休息注意劳逸结合保持情绪稳定。④饮食注意事项。⑤伤口的自我护理措施，注意伤口出现红、肿、热、痛时应及时就诊。⑥加强肢体协调锻炼的方法及步骤。

第十一节　髓母细胞瘤

一、疾病概述

【概念与特点】

髓母细胞瘤是中枢神经系统最为恶性的一种儿童后颅凹恶性肿瘤，其发生是由于原始髓样上皮分化的结果。其高度恶性表现在三个方面：

（1）生长极其迅速。

（2）手术不易全切除。

（3）肿瘤细胞有脑脊液产生播散性种植的倾向。髓母细胞瘤多发生在男性儿童，男、女比例为4∶3或2∶1，年龄高峰为10岁以前。

【临床特点】

（1）颅内高压症状　表现为头痛、呕吐、视盘水肿，头痛多位于枕部和额部。

（2）小脑损害症状　表现为躯干性共济失调，走路步态蹒跚，重者不能站立和坐稳。位于下蚓部向后倾倒，肿瘤原发于小脑半球的，可出现持物不稳，指鼻试验和跟膝胫试验阳性。

（3）其他表现　复视、面瘫、强迫头位、头颅增大、破壶音阳性、椎体束征、进食呛咳、小脑危象及蛛网膜下隙出血。

【辅助检查】

（1）腰穿　在肿瘤早期无颅内压增高，可见蛋白增高，可找到脱落细胞。

（2）CT 检查　平扫可见后颅凹中线有高或稍高密度的肿物，注药后有明显均匀强化。瘤体圆形，可有较轻的水肿带。

（3）MRI 检查　T_1加权像上肿瘤显示为等或稍低信号，T_2加权像则为高信号，注药后可有均匀或不均匀强化。

【治疗原则】

髓母细胞瘤的治疗主要是手术切除与术后放射治疗，部分病人可辅以化疗。由于肿瘤属高度恶性，加之肿瘤边界不十分清楚，故手术后易复发。多数神经外科医师主张手术尽可能多切除肿瘤至少做到使脑脊液循环梗阻恢复通畅，术后再予以放疗。早年的手术死亡率高达 17% ~26.5%，随着手术技术和设备条件的不断进步，近几年髓母细胞瘤病人的手术死亡率已明显下降。

二、主要护理问题

（1）潜在并发症　脑疝、颅内压增高、感染、角膜溃疡。

（2）有外伤的危险。

（3）有误吸的危险。

（4）清理呼吸道无效。

（5）有皮肤完整性受损的危险。

（6）知识缺乏　缺乏相关知识。

（7）自理能力缺陷　如如厕、进食、沐浴等。

三、护理措施

1. 常规护理

（1）一般护理　护士要了解病情及手术情况。①遵医嘱给予脱水、利尿药物治疗。②遵医嘱按时监测生命体征并记录。③保持病室内安静，避免噪声，集中治疗和护理时间，创造安静、舒适的休养环境。④护士进行操作时动作轻柔，避免头部过度活动以减轻疼痛症状。必要时遵医嘱给予止痛剂。

⑤有小脑体征的患儿避免摔伤，活动时有专人陪同。⑥病区内布局合理，物品摆放整齐，无障碍物。⑦保持病房地面干燥、无水迹、防止滑倒。⑧咳嗽反射障碍的患儿翻身时用力叩背，协助其排痰。口腔内有分泌物时应及时吸出，保持呼吸道通畅。⑨气管切开患儿按气管切开护理常规进行操作；及时吸出痰液，吸痰后用听诊器听肺部是否为清音；定时消毒内套管；及时更换污染的气切套纱；覆盖气管切开处的纱布保持清洁湿润。⑩及时给予高热病人降温，物理降温有头枕冰袋、酒精擦浴、温水擦浴、冰毯等，还可遵医嘱给予药物降温。给予降温处理30～60分钟后监测体温，并做好记录。高热患儿应注意及时给予补充水分。⑪患儿进食后观察口腔内是否有残留食物，进食完毕后为患儿漱口，清理残留食物，保持口腔内清洁。⑫保持排便通畅，必要时使用开塞露。⑬眼睑闭合不全者，给予眼药水滴眼和纱布覆盖，保持眼部清洁。⑭鼻饲患儿遵医嘱按时给予鼻饲饮食。⑮及时满足患儿的生理需要：进食、床上擦浴，及时给予大、小便器，及时清理排泄物。⑯脑室外引流患儿：保持引流管通畅，避免扭曲、受压、折叠，搬动时先夹闭引流管，安置完病人后再放开，防止引流液逆流回颅内，引起感染。枕头上铺无菌小巾，保持清洁干燥。密切观察引流液的性质、颜色、量，并做好记录。适当约束患儿，防止误拔引流管。

（2）心理护理　缓解患儿及家长因病程长、吞咽障碍、共济失调等原因引起的焦虑状态，加强沟通与交流，及时满足患儿的基本需要，保持患儿情绪稳定。

（3）饮食护理　①食物的种类：最好选用食糜类，易于形成食团，但不易过稠、过硬。禁食固体食物，香蕉、包子或饺子的馅儿等不易吞咽，尽量避免食用。②食物的温度：因患儿面部感觉减退，故食物的温度要适宜，不可过冷或过热，进食汤汁类避免用吸管吸吮，以防烫伤。③进食的方法：患儿应取侧卧位或半坐卧位，从健侧进食，以利吞咽，同时鼓励患儿要细嚼慢咽，少量多餐。④注意口腔卫生：经常漱口及饭后刷牙，防止口中存留食物，预防口腔溃疡及蛀牙的发生。

（4）安全防护　①选择合适的鞋：患儿的鞋应大小合适，最好穿防滑鞋，以防走路不稳滑倒摔伤。②保持环境清洁：家长和孩子不要乱放东西，不要乱扔果皮。保证地面整洁，刚擦过的地面潮湿勿下床活动，避免患儿摔伤。

③物品摆放整齐：暖瓶和热水杯放置远离患儿处，如窗台，防止患儿烫伤。④保护患儿：因患儿一侧肢体活动差，离开时一定要加好床档，以防坠床。

2. 专科护理 主要是手术切除及术后放疗；部分病例可辅以化疗或采用中药治疗。术后放射治疗是该肿瘤综合治疗必不可少的手段，要强调术后早期放射治疗，一般在术后1~2周内进行。

（1）术前 了解术前病人的血常规，凝血象及血生化情况，做好配血、皮肤敏感试验及备皮等准备，并遵医嘱给患儿禁食水。

（2）术后 了解手术中情况，术后的治疗措施，掌握药理作用，用药后的不良反应，遵医嘱按时给药，并观察疗效。

（3）健康教育 护理人员做好术前检查及治疗护理的健康宣教，告知其检查及治疗的目的、方法及配合的注意事项。

（4）舒适的体位 当患儿出现头痛时，应避免剧烈活动和变换体位；当患儿呕吐频繁时应取右侧卧位，保持呼吸道通畅，防止误吸。

（5）加强营养 提供良好的就餐环境，鼓励患儿尽量进食高蛋白、富含维生素、高热量饮食，少吃零食，增加抵抗力。

（6）预防感冒 冬季注意保暖，随时增减衣服，夏季多饮开水，保证患儿机体需要。

（7）保持排便通畅 避免患儿过度用力，致颅内压增高。

3. 病情观察

（1）密切观察病人头痛、恶心、呕吐、颈抵抗等症状和体征。询问患儿症状时要考虑儿童的理解程度及语言表达能力和方式。

（2）观察高渗利尿药使用后的反应，排尿过多时加强补充水分。

（3）密切观察患儿有无脱水体征，如眼窝下陷、口舌干燥、皮肤弹性差，若出现脱水体征，遵医嘱给予静脉补液。

（4）密切观察伤口情况，若渗液较多及时报告医师更换敷料。

4. 健康指导

（1）出现头痛、恶心、呕吐等症状到医院急诊就医。

（2）观察伤口，术后1个月内不能洗头，如出现不适症状如伤口红肿、渗液等及时就诊。

（3）遵医嘱服药，特别是抗癫痫药不可随意停药、漏服药。定时查血药浓度及肝功能，遵医嘱逐渐减量。

（4）适当休息，注意劳逸结合，玩电脑、看电视要适度。

（5）保持情绪稳定，避免不良刺激。

（6）注意饮食合理搭配，适当增加营养，吞咽障碍的患儿注意食物的种类、食物的温度、进食的方法等，患儿多食高蛋白及维生素丰富的食物，如肉类、蛋类、鱼、水果及各种新鲜蔬菜，多饮水。

（7）进一步加强语言功能的训练。

（8）遵医嘱按时来门诊复查。

第十三章 神经科危重症

第一节 颅内压增高

一、疾病概述

【概念与特点】

颅内压增高是神经系统多种疾病所共有的一种综合征。由于颅内压增高主要是颅腔空间与其内容物体积之间不平衡所引起，故引起颅内压增高的具体病因不外乎两大类：各种引起颅腔空间狭小的情况和颅内容物体积增加的各种情况。

【临床特点】

根据临床症状和病理生理特点，颅内压增高的发展过程可分为代偿期、早期、高峰期和晚期（衰竭期）四个不同阶段。

（1）代偿期　病变虽已开始形成，但处于初期发展阶段。由于颅腔内有占总容积8%～10%以下的代偿容积，所以只要病变本身和病理变化后所占的体积不超过这一限度，颅内压仍可保持在正常范围内，临床上也不会出现颅内压增高的症状和体征，所以早期诊断较为困难。

此期进展的快慢，取决于病变的性质、部位和发展的速度等因素。如良性肿瘤和慢性硬脑膜下血肿，病变发展较缓慢，一般产生的脑水肿也较轻，故此期持续的时间都较久，可数月至数年。急性颅内血肿、脑脓肿和恶性肿瘤因病变发展较快，周围的脑组织也有较为广泛和严重的水肿反应，这种原发性改变可迅速地超过颅腔的代偿容积，所以此期一般都较短。如急性颅内血肿此期仅为数十分钟至数小时，脑脓肿为数日至数周，恶性肿瘤多为数周或 1～2 个月。病变位置对颅内压增高也有重要的临床意义，如前颞叶病灶因受颞窝限制及邻近脑干之故，可在颅内压 2.0kPa（15mmHg）左右时即出现小脑幕切迹疝。

（2）早期　病变发展并超过颅腔的代偿容积，但颅内压低于平均体动脉压值 1/3，＜4.7kPa（35mmHg），脑灌注压值为平均体动脉压值的 2/3，脑血流量也保持在正常脑血流量的 2/3 左右［（34～37）ml/（100g·min）］，$PaCO_2$ 值在正常范围内。脑血管自动调节反应和全身血管加压反应均保持良好。但脑组织已有早期缺氧缺血和脑血流量减少，血管管径也有明显改变，所以逐渐出现颅内压增高症状和体征，如头痛、恶心、呕吐，并可因激惹颅内压增高的动作而加重，还可见到视盘水肿等体征。在急性颅内压增高时，还可出现血压升高、脉搏变慢、脉压增大、呼吸节律变慢、幅度加深等库欣反应。

（3）高峰期　病变已发展到严重阶段，颅内压为平均体动脉压值的 1/2，相当 4.7～6.6kPa（35～50mmHg），脑灌注压也相当于平均体动脉压值的 1/2，脑血流也为正常的 1/2，为（25～27）ml/（100g·min）。如颅内压接近动脉舒张压水平，$PaCO_2$ ＞6.1kPa（46mmHg），接近 6.6kPa（50mmHg）时，脑血管自动调节反应和全身性血管加压反应丧失，可出现脑微循环弥散性栓塞。此时病人有剧烈头痛、反复呕吐、视盘高度水肿或出血，意识逐步趋向昏迷，并可出现眼球固定、瞳孔散大或强迫头位等脑病先兆症状。

（4）晚期（衰竭期）　病情已发展到濒危阶段，颅内压增高到相当于平均体动脉压，灌注压＜2.6kPa（20mmHg），血管阻力已接近管腔完全闭塞，脑血流仅为 18～21ml/（100g·min），脑代谢耗氧量（$CMRO_2$）＜0.7ml/（100g·min）［正常值为（3.3～3.9）ml/（100g·min）］$PaCO_2$ 接近 6.6kPa（50mmHg），PaO_2 下降到 6.6 kPa（50mmHg），SaO_2 ＜60% 此时病人处于深昏迷，各种反射均可消失，出现双瞳孔散大、去脑强直等现象，血压下降，心搏快而弱，呼吸浅速或不规则甚至停止，脑电图上呈生物电停放，临床上可达脑死亡阶段。

【治疗原则】

颅内压增高是一种继发的临床综合征，其原因和发生机制各不相同，原发病变和颅内高压本身所引起的病理生理改变也常很复杂而严重。因此其治疗方法也是多方面的，但基本的原则是病人全身状况（原发病和继发的病理生理及生化改变）和颅内高压的治疗并重。若只注意降低颅内压力而忽略颅内高压发生的机制和有效的处理，则增高的颅内压即使在间断的降颅内压措施下，仍将继续存在而难于逆转。因此降低颅内压疗法是临时治疗措施，而治本的方法是去除引起压力增高的原因和中止其病理生理过程。当然颅内压暂时降低本身也可消除颅内压增高的不利影响（如脑缺氧所致的脑水肿）而有减少压力继续增高的可能。处理的目标是降低颅内压、合理调整体动脉压以维持合适的脑灌注压。

二、主要护理问题

（1）疼痛　头痛与颅内压增高有关。

（2）组织灌注量改变　与颅内压增高有关。

（3）体液不足，有体液不足的危险　与颅内压增高导致剧烈呕吐及应用脱水药有关。

（4）有受伤的危险　与视力障碍、复视以及意识障碍有关。

（5）潜在并发症　脑疝形成。

三、护理措施

1. 常规护理

（1）病人床头抬高15°～30°斜坡位，以利于颅内静脉回流，减轻脑水肿；昏迷病人头偏向一侧，便于呼吸道分泌物排出。

（2）持续或间断低流量吸氧。

（3）不能进食者，成人每天静脉输液量为1500～2000ml，其中等渗盐水不超过500ml，保持每日尿量不少于600ml，并且应控制输液速度，防止短时间内输入大量液体，加重脑水肿；神志清楚者给予普通饮食，但要限制钠盐摄入量，防止水、电解质紊乱。

（4）密切观察病人意识状态、生命体征、瞳孔变化，警惕颅高压危象的发生，有条件者可做颅内压监测。

（5）加强生活护理，适当保护病人，避免意外损伤；昏迷躁动不安者切忌强制约束，以免病人挣扎导致颅内压增高。

2. 对症护理

（1）高热　因高热可使机体代谢率增高，加重脑缺氧，应及时给予有效降温措施。

（2）头痛　适当应用镇痛药，但禁用吗啡、哌替啶，以免抑制呼吸中枢；避免使头痛加重的因素，如咳嗽、打喷嚏或弯腰、低头以及用力活动等。

（3）躁动　寻找原因及时处理，切忌强制约束，以免病人挣扎而使颅内压进一步增高。

（4）呕吐　及时清理呕吐物，防止误吸，观察并记录呕吐物的量、性质。

3. 脱水治疗的护理　遵医嘱使用20%甘露醇250 ml，在30分钟内快速静脉滴注，每日2～4次，可根据病人情况遵医嘱使用利尿药，降低颅内压效果更好，停止使用脱水药时，应逐渐减量或延长给药间隔，以防止颅内压反跳现象，长期大量使用甘露醇等脱水药时，应随时监测肾功能的变化。

4. 应用糖皮质激素的护理　通过改善血－脑屏障通透性，预防和治疗脑水肿，减少脑脊液生成，使颅内压下降，常用地塞米松5～10mg，每日1～2次，墨菲管入；在治疗中应注意防止感染和应激性溃疡。

5. 辅助过度换气的护理　过度换气的主要不良反应是脑血流减少，有时会加重脑缺氧，因此，应定时进行血气分析。根据病情，按医嘱给予肌松药后，调节呼吸机的参数。

6. 冬眠低温疗法的护理　目的是降低脑耗氧量和脑代谢率，减少脑血流量，增加脑对缺血、缺氧的耐受力，减轻脑水肿。降温速度以每小时下降1℃为宜，体温下降至肛温31～34℃较为理想，在冬眠降温期间不宜剧烈翻身或移动体位，以防发生直立性低血压。严密观察生命体征变化，若脉搏超过100分钟，收缩压低于100mmHg，呼吸慢且不规则时，应及时通知医师停药。冬眠低温疗法时间一般为3～5天，停止治疗时先停物理降温，再逐渐停用冬眠药物，使其自然复温。

7. 严密观察病情变化　颅脑损伤病人病情多变、易变、突变，只有通过细致的观察才能发现细微的变化。颅脑损伤后通常有血压下降、脉搏细数、呼吸慢等临床表现。伤后较久，如病人血压持续升高、脉搏洪大、呼吸慢，提防有颅内压增高。颅脑损伤病人除观察体温、脉搏、血压、呼吸、神志、瞳孔、意识外，还要准确记录24 小时出入量，观察脱水效果和尿量，并注意病人有无抽搐性癫痫发作，癫痫发作可加重脑缺氧和脑水肿，使颅内压增高，导致脑疝形成。

8. 防止颅内压骤然升高的护理

（1）卧床休息　保持病室安静，清醒病人不要用力坐起或提重物。稳定病人情绪，避免情绪激烈波动，以免血压骤升而加重颅内压增高。

（2）保持呼吸道通畅　当呼吸道梗阻时，病人用力呼吸、咳嗽，致胸腔内压力增高，加重颅内压；昏迷病人或排痰困难者，应配合医师及早行气管切开术，及时清除呼吸道分泌物，解除呼吸道梗阻，使胸内压和颅内压下降，并减少呼吸道无效腔，增加有效气体交换，改善呼吸状态和脑缺氧，减轻脑水肿，降低颅内压；若病人呼吸减弱、潮气量不足，应使用呼吸机辅助呼吸；预防呼吸道感染应做到口腔护理，每日 2 次，雾化吸入，每日 2 ~ 3 次，翻身、叩背，每 2 小时 1 次，翻身动作要轻稳；气管切开病人每日更换气管切开处敷料，保持敷料干燥、清洁，气管内套管消毒，每 4 小时 1 次，气管套外口可接呼吸过滤器或用湿纱布覆盖；吸痰时严格遵守无菌操作，先吸气管内分泌物，再吸口鼻分泌物，每次吸引不超过 15 秒，每吸一个部位更换 1 根吸痰管，避免病人咳嗽过剧而增加颅内压。

（3）当病人咳嗽和用力排便时，胸、腹腔内压力增高，有诱发脑疝的危险，应预防和及时治疗上呼吸道感染，已发生便秘者切勿用力排便，可用缓泻药或低压小量灌肠通便，避免高压大量灌肠。

（4）协助医师及时控制癫痫发作，癫痫发作可加重脑缺氧及脑水肿，应遵医嘱定时、定量给予抗癫痫药物；一旦发作应及时给予抗癫痫及降颅内压处理。

9. 健康指导

（1）定期随诊　病人原因不明的头痛症状进行性加重，经一般治疗无效，或头部外伤后有剧烈头痛并伴有呕吐者，应及时来院就诊。

（2）心理支持及功能锻炼　对有神经系统后遗症的病人，要针对不同的心理状态进行心理护理，调动他们的心理和躯体的潜在代偿能力，鼓励其积极参与各项治疗和功能训练，如肌力训练、步态平衡训练、排尿功能训练等，最大限度地恢复其生活能力。

第二节 脑疝

一、疾病概述

【概念与特点】

脑疝是颅内高压所引起的一种危及病人生命的综合征。由于颅内压力的不平衡，颅内各腔室间产生压力梯度，部分脑组织可从压力较高处经过解剖上的裂隙或孔道向压力低处推移，压迫附近脑干，出现意识障碍、生命体征变化、瞳孔改变和肢体运动与感觉障碍等一系列临床症状，故又称颅内高压危象。

【临床特点】

1. 小脑幕切迹疝

（1）颅内压增高症状　剧烈头痛，进行性加重，伴躁动不安，频繁呕吐。

（2）进行性意识障碍　由于阻断了脑干内网状上行激动系统的通路，随脑疝的进展，病人出现嗜睡、浅昏迷、深昏迷。

（3）瞳孔改变　脑疝初期，由于患侧动眼神经受刺激导致患侧瞳孔缩小，对光反射迟钝；随病情进展，患侧动眼神经麻痹，患侧瞳孔逐渐散大，直接和间接对光反射消失，并伴上睑下垂及眼球外斜。若脑疝进行性恶化，对侧动眼神经因脑干移位也受到推挤，或因脑干缺血致动眼神经核功能丧失时，则相继出现双侧瞳孔散大固定，对光反应消失。

（4）运动障碍　钩回直接压迫大脑脚，锥体束受累后，病变对侧肢体肌力减弱或瘫痪，肌张力增高，腱反射亢进，病理征阳性。脑疝进展时双侧肢体自主活动消失，甚至出现去脑强直发作。

（5）生命体征变化　由于脑干受压，脑干内生命中枢功能紊乱或衰竭，可出现血压忽高忽低、脉搏快弱、心律不齐，呼吸浅而不规则、体温高达41℃或不升，最终因呼吸循环衰竭而死亡。

2. 枕骨大孔疝　由于颅后窝容积较小，对颅内高压的代偿能力也小，病情变化更快。病人常有进行性颅内压增高的临床表现：剧烈头痛、频繁呕吐、颈项强直或强迫头位，生命体征紊乱出现较早，意识障碍出现较晚。病人早期即可突发呼吸骤停而死亡。

【治疗原则】

病人一旦出现典型的脑疝症状，立即给予脱水治疗以降低颅内压，确诊后尽快手术去除病因；若难以确诊或虽确诊但病变无法切除者，可通过脑脊液分流术、侧脑室外引流术或病变侧颞下、枕肌下减压术等姑息性手术来降低颅内压。

二、主要护理问题

(1) 意识障碍　与颅内压增高、脑疝形成有关。

(2) 清理呼吸道无效　与脑疝后意识障碍、无法自主咳痰有关。

(3) 体液不足，有体液不足的危险　与颅内压增高导致剧烈呕吐及应用脱水药有关。

(4) 潜在并发症　压疮、肺部感染等。

三、护理措施

1. 体位　术后去枕平卧位，头偏向健侧，去骨瓣处向上，麻醉清醒至术后 72 小时内，床头抬高 15°～30°，以利颅内静脉回流，协助翻身，每 2 小时 1 次。昏迷病人头偏向一侧，以防止舌后坠及误吸，造成病人窒息。

2. 呼吸道管理

(1) 保持呼吸道通畅，翻身、叩背，每 2 小时 1 次，促进痰液排出，及时清除口、鼻腔及呼吸道内分泌物或血液，防止呼吸道感染。

(2) 术后持续氧气吸入 3～5 天，氧流量 2～4L/min，以供给脑细胞充足的氧。

(3) 监测动脉血气分析，加强人工气道管理，做好气管插管、气管切开及呼吸机的护理。

(4) 加强气道湿化、促进排痰。

(5) 定期痰培养，并做药敏试验，选用有效抗生素。

（6）加强营养，提高机体免疫力，减少探视，避免交叉感染。

3. 引流管的护理 要注意保持引流通畅，详细记录引流液的性质、颜色、量，避免引流管脱出、扭曲、受压。留置脑室引流管的病人严格掌握引流管的高度，引流管高于穿刺点15cm为宜，密切观察引流液的颜色、性质和引流量，并做好记录。

4. 严格控制输液量及输液速度 一般每分钟20～30滴为宜，成人每日补液1500～2000ml，应用高渗药液如20%甘露醇250ml，应在20～30分钟滴完，注意避免药液外渗造成局部组织坏死，严格记录出入量，保持水、电解质、酸碱平衡。

5. 控制体温 术后2～3天吸收热过后，如病人体温超过38.5℃，应警惕颅内感染和肺部感染。根据药敏试验结果，应用有效的抗生素，及时采取降温措施，部分病人因丘脑下部受损，体温调节中枢失控，出现中枢性高热，尽早应用人工冬眠疗法，以减轻脑组织的耗氧量，防止脑水肿。在冬眠期间，应严密观察病情变化，体温不可降得过快，体温控制在32～34℃为宜，并避免皮肤冻伤。

6. 饮食护理 脑疝病人因昏迷不能进食，气管切开后体液消耗大，导致病人营养障碍。除静脉输液外，根据病情进行鼻饲饮食，可鼻饲牛奶、鸡蛋、果汁等流质饮食，以保证热量及营养的供给；做好病人家属的安慰工作，告知病人家属恢复需要较长过程，要有心理准备，同时要树立配合医护人员治疗信心，避免因病人家属的焦虑、悲伤而影响对病人的各种治疗和护理。

7. 积极预防，减少并发症

（1）翻身、叩背，每2小时1次，注意皮肤护理，预防压疮。术后6小时病人如血压平稳即可轻翻身，保持床单位整洁、干燥，在受压部位垫软垫，减少局部皮肤受压，必要时使用气垫床。

（2）及时吸痰，保持呼吸道通畅，观察痰液性状、量、颜色，必要时做细菌培养，预防肺部感染。

（3）颅脑损伤后可反射性引起胃黏膜糜烂、溃疡，导致消化道出血，早期应用制酸药物，并留置胃管，一般伤后24小时内禁食，24小时后可给予易消化流质饮食，密切观察胃液颜色及排便情况，及时发现消化道溃疡出血而及时处理。

（4）准确记录24小时出入量，对尿潴留者尽早留置导尿，定期更换一次性引流袋，每日会阴冲洗、尿道口消毒；男性尿失禁病人可用接尿器接尿，以减少泌尿系统感染。

（5）加强肢体活动及功能锻炼，病情稳定后开始进行简单的上、下肢功能锻炼，如掌指伸展，病情允许后再做大幅度运动，如肢体伸展，内外展逐渐到坐立、行走。

8. 健康指导

（1）了解大便情况，保持大便通畅，必要时给予腹泻药或人工排便，以免排便用力造成再出血。

（2）饮食以高蛋白、高维生素、低脂肪、易消化的食物（如鱼、瘦肉、鸡蛋、蔬菜、水果等）为宜。如有恶心、呕吐应暂停进食。保持充足睡眠，可适当地进行户外活动。颅骨缺损者要戴好帽子外出，并有家属陪护，防止发生意外。

（3）告知病人颅骨缺损的修补一般需在脑外伤术后的6个月施行。

（4）告知病人按医嘱服药，不得擅自停药，出院后1个月门诊随访。

（5）加强功能锻炼，必要时可行一些辅助治疗，如高压氧等；如有外伤性癫痫者按癫痫护理常规。

第十四章
小儿神经科疾病

第一节　Reye 综合征

一、疾病概述

【概念与特点】

Reye 综合征是一种以急性脑病合并肝脂肪变性为特点的综合征，多数认为本病是与病毒感染有关的肝、脑等多器官线粒体受损伤所导致的全身性疾病。

【临床特点】

（1）前驱期　上呼吸道病毒感染，伴轻度发热、咳嗽、流涕、疲倦等症状，起病 4 ~7 日时可突然发生反复呕吐，继而出现嗜睡、行为改变、反应迟钝；神经系统受累症状呈进行性恶化，出现惊厥、昏迷、颅内压增高征，甚至死亡，通常无神经系统定位体征。肝脏呈轻至中度增大，肝功能异常，但患儿始终无黄疸。

（2）病程进展期　①0 期：有呕吐而无脑功能受累。②Ⅰ期：有呕吐、意识混乱、嗜睡。③Ⅱ期：有不安、谵妄、去皮层状态和过度换气。④Ⅲ期：有惊厥、昏迷、去大脑强直。⑤Ⅳ期：有全身肌迟缓，呼吸暂停，瞳孔固定且散大。

【辅助检查】

（1）实验室检查　外周血白细胞计数升高，中性粒细胞升高。早期血清丙氨酸氨基转移酶、门冬氨酸氨基转移酶升高，可达正常 3 倍以上。早期血氨增高，常于 2 ~ 3 日内降至正常；肌酸激酶、乳酸脱氢酶、淀粉酶、乳酸、丙酮酸、游离脂肪酸增高。血清胆红素基本正常，血糖降低。胆固醇可降低。凝血酶原时间延长。脑脊液检查除压力明显升高外，细胞数与蛋白无异常，由于血糖降低，脑脊液糖可降低。肾功能不全者 BUN、Cr 升高。

（2）特殊检查　脑电图为弥漫性高幅慢波，部分有癫痫样棘波。肝脏活检有特异性微小囊性脂肪浸润。

【治疗原则】

加强护理，纠正代谢紊乱，积极降颅内压等对症治疗，防治并发症。

1. 一般治疗　加强护理，给予合理营养及水、电解质供给，监测血气和电解质变化，避免使用水杨酸或酚噻嗪类药物。

2. 纠正代谢紊乱

（1）低血糖治疗　因本病常有糖原的缺乏，故应积极纠正低血糖。可先输入 10% 的葡萄糖，血糖较低时可先静脉推注 50% 葡萄糖，然后静脉滴注 10% 葡萄糖液。当血糖达到稍高于正常水平时，可加用胰岛素以减少游离脂肪酸。

（2）维持水、电解质及酸碱平衡　积极纠正代谢性酸中毒和呼吸性碱中毒。注意防止低血钙症。

3. 脑水肿治疗　20% 甘露醇，每次 0.5 ~ 1.0mg/kg，开始每 4 ~ 6 小时 1 次，之后逐渐延长用药时间，疗程 5 ~ 7 日。同时应用地塞米松、呋塞米，与甘露醇交替静脉推注。限制液体入量，但也要防止低血容量性休克，维持正常血压，以保证脑内灌注压在 6.6kPa 以上。监测血气，保持呼吸道通畅，防止低氧血症和高碳酸血症，以避免加重脑水肿。其他降低颅内压的方法如过度通气治疗，$PaCO_2$ 降低到 4.67kPa 左右，使脑血管收缩，脑容量减小。

4. 其他治疗　高氨血症，可应用静脉滴注精氨酸，口服乳果糖。肝功能异常，可应用保肝降酶药物。抽搐时应用止痉药物应注意呼吸抑制不良反应。严重病例可试用腹膜透析、血液透析或换血疗法。恢复期应用脑活素、胞二磷胆碱等促进脑细胞代谢，减少后遗症。

二、主要护理问题

(1) 体温升高　与病毒感染有关。

(2) 有窒息的危险　与昏迷、惊厥有关。

(3) 有营养不足的危险　与呕吐有关。

三、护理措施

1. 常规护理

(1) 体位　头部抬高15°~30°，昏迷患儿头偏向一侧。

(2) 环境　保持安静、清洁、舒适。

(3) 饮食　以高热量、富含维生素饮食为主，少食高蛋白饮食，减少氨的形成。

2. 专科护理

(1) 惊厥发作的护理　①立即就地平卧，患儿头偏向一侧，清除气管异物及分泌物，松解衣扣，必要时吸痰。②吸氧。③将压舌板置于上下磨牙之间。④刺激人中、合谷穴，遵医嘱静脉或肌内注射或直肠给予镇静止惊药，如地西泮。

(2) 昏迷病人的护理　加用床档，防止坠床，备吸痰器和气管插管用物于床旁，及时清除口、鼻、咽、喉分泌物，防止发生吸入性窒息。根据病情需要吸氧，必要时给高压氧治疗。加强口腔、皮肤护理，双眼不能闭合者，用浸生理盐水的湿纱布遮盖或涂以抗生素眼膏以防角膜受损。

3. 病情观察

(1) 根据意识障碍评估昏迷程度，是否为嗜睡、昏睡、半昏迷、昏迷、深昏迷等。

(2) 观察有无呕吐、发热、头痛、意识障碍、惊厥、呼吸困难等症状。

(3) 监测生命体征和心电图，检查评估肝功能。

4. 健康指导

(1) 适当解释本病特点，取得幼儿及家长的配合，昏迷患儿要指导家长给予适当的体位，防止窒息。惊厥发生时指导家长保持镇静，教会紧急处理的方法。

（2）注意加强机体锻炼，增强抵抗力，预防呼吸道感染和消化道感染。

第二节 注意力缺陷多动症

一、疾病概述

【概念与特点】

注意力缺陷多动症（ADHD）是以与年龄不相称的活动过多、注意力不集中、任性、易冲动为主要特征的行为障碍。其智力基本正常，但有学习困难、运动功能不协调及心理异常。

【临床特点】

本症有两大主要症状，即注意力缺陷和活动过度。两者多同时存在。

1. 注意力缺陷 本症必备表现之一，患儿注意力短暂、易随环境转移，在游戏和学习时往往心不在焉。做事有始无终，对各方面的刺激都起反应。听课不专心，常把作业记错或漏掉。

2. 活动过度 患儿从小表现兴奋多动，好跑动，爬高爬低，不得安宁。听课时小动作不停，摇椅转身，离位走动，叫喊讲话，扰乱课堂秩序。翻箱倒柜。干扰别人的活动，引人厌烦。

3. 其他表现 患儿任性冲动、情绪不稳、缺乏克制力；伴有学习困难；神经发育障碍或延迟症状（如精细协调动作笨拙、语言发育延迟、智力偏低）等。

对于7岁以前起病，根据父母、老师对小儿行为的评估，病程持续超过半年者可考虑本病，但应与某些器质性（如脑炎、风湿性脑病）或功能性精神病（如精神分裂症或躁狂状态）等鉴别。

【辅助检查】

（1）实验室检查 脑脊液的肾上腺素更新率、多巴胺更新率降低。脑脊液3－甲氧基－4－羟基苯乙二醇水平降低。

（2）特殊检查　头颅 MRI 检查要有胼胝体前顶鞘与后压部体积减少，尾状核、苍白球体积减少。可进行脑电图、头颅影像学检查排除器质性疾病。

【治疗原则】

加强教育，改变生活习惯，6 岁以上者可应用中枢兴奋药，结合行为矫正疗法。

1. 一般治疗　要在精神、生活和学习上培养患儿的自制、自主的能力，逐步适应学校和社会的规律生活。6 岁以下儿童以教育为主，尽量不用药物治疗。

2. 药物治疗　适用于 6 岁以上患儿。下列药物任选 1 种进行治疗。

（1）中枢兴奋药　①哌甲酯（利他林）：每次 0.3mg/kg，每日早晨上课前半小时服用 1 次，2 周后无效或药效在中午后减弱，可增至每次早晨 0.5～0.8mg/kg。如下午小儿症状仍无进步，可在早晨服药后 3 小时再服药 0.3mg/kg。一般只在上学时应用，周末、节假日、寒假、暑假停用。②匹莫林：每日 2.25mg/kg，每日上午服 1 次。最大量小于每日 100mg。此药显效慢，需 3～4 周。③苯丙胺：每日 0.15～0.3mg/kg，分 2 次口服。

（2）抗抑郁药　适用于对中枢兴奋药无效的患儿，与中枢兴奋药合用有协同作用。常用的有丙咪嗪，开始每日 10mg/kg，分 2 次口服，每 3～4 日增加剂量，达到每日 25～50mg/kg，分 2 次口服。

3. 其他治疗　进行行为矫正疗法，如认知行为治疗、团队活动训练、躯体运动训练（感觉统合训练）等。近年来国内外应用定量脑电图生物反馈疗法治疗本病，长期疗效满意，治疗 2 个疗程后可逐渐停用上述药物治疗。此外，父母应参加父母管理班培训，学习有效、正确的行为矫正方法。

二、主要护理问题

（1）思维过程改变　与神经发育延迟或损伤、遗传等因素有关。

（2）焦虑（家长）　与患儿常有攻击破坏行为及学习成绩落后有关。

三、护理措施

1. 心理护理 需家长教师、医务人员密切地配合进行。针对患儿临床特点，尽可能寻觅、除去致病诱因，减少对患儿的不良刺激（打骂、歧视），发现优点予以表扬，以提高自尊心。积极开展文娱、体育活动，不但对过多的精力给予了出路，对培养小儿注意力也有帮助。为患儿制订简单可行的规矩，培养一心不二用，如吃饭时不看书，做作业时不玩玩具等。对于一些攻击和破坏性行为不可袒护，严加制止。加强家庭与学校的联系，共同教育，持之以恒。

2. 药物治疗的护理 对需要用药物治疗的患儿，指导用药的方法、疗效及不良反应的观察。精神兴奋剂仅能改善患儿注意力，而对多动、冲动等无多大影响。该类药物有引起淡漠、刻板动作、食欲减退、影响发育等不良反应，用药应予注意。抗精神病药、安眠药对本症无效，有时还会使症状恶化，不宜使用。

3. 健康指导

（1）适龄结婚，做好孕期保健工作，保证孕母休息、营养、心情舒畅。

（2）避免早产、难产、窒息。

（3）注意防止小儿脑外伤、中毒及中枢神经系统感染。

第三节　脑性瘫痪

一、疾病概述

【概念与特点】

脑性瘫痪（脑瘫）是指出生前到生后 1 个月内由各种原因所致的非进行性脑损伤，临床主要表现为中枢性运动障碍和姿势异常。本病并不少见，在发达国家患病率为1‰～4‰，我国为2‰左右。

【临床特点】

1. 基本表现 脑瘫以出生后非进行性运动发育异常为特征，一般都有以下 4 种表现。

（1）运动发育落后和瘫痪肢体主动运动减少　患儿不能完成相同年龄正常小儿应有的运动发育进程，包括抬头、坐、站立、独走等大运动以及手指的精细动作。

（2）肌张力异常　因不同临床类型而异，痉挛型表现为肌张力增高；肌张力低下型则表现为瘫痪肢体松软，但仍可引出腱反射；而手足徐动型表现为变异性肌张力不全。

（3）姿势异常　受异常肌张力和原始反射延迟消失不同情况影响，患儿可出现多种肢体异常姿势，并因此影响其正常运动功能的发挥。体格检查中将患儿分别置于俯卧位、仰卧位、直立位以及由仰卧牵拉成坐位时，即可发现瘫痪肢体的异常姿势和非正常体位。

（4）反射异常　多种原始反射消失延迟。痉挛型脑瘫患儿腱反射活跃，可引出踝阵挛和阳性 Babinski 征。

2. 临床类型

（1）运动障碍性质分类　①痉挛型：最常见，占全部病例的 50% ~ 60%。主要因锥体系受累，表现为上肢肘、腕关节屈曲，拇指内收，手紧握拳状。下肢内收交叉呈剪刀腿和尖足。②手足徐动型：除手足徐动外，也可表现扭转痉挛或其他锥体外系受累症状。③肌张力低下型：可能因锥体系和锥体外系同时受累，导致瘫痪肢体松软，但腱反射存在。本型常为脑瘫的暂时阶段，以后大多转为痉挛型或手足徐动型。④强直型：全身肌张力显著增高、僵硬，锥体外系受损症状。⑤共济失调型：小脑性共济失调。⑥震颤型：多为锥体外系相关的静止性震颤。⑦混合型：以上某几种类型同时存在。

（2）按瘫痪累及部位分类　可分为四肢瘫痪（四肢和躯干均受累）、双瘫（也是四肢瘫痪，但双下肢相对较重）、截瘫（双下肢受累，上肢及躯干正常）、偏瘫、三肢瘫和单瘫等。

3. 伴随症状和疾病　作为脑损伤引起的共同表现，一半以上脑瘫患儿可能合并智力低下、听力和语言发育障碍，其他如视力障碍、过度激惹、小头畸形、癫痫等。有的伴随症状如流涎、关节脱位则与脑瘫自身的运动功能障碍相关。

【辅助检查】

（1）头颅 CT 检查　可见大脑皮质萎缩，脑回变窄，脑沟增宽。

（2）脑电图　如有癫痫样放电则提示并发癫痫。

【治疗原则】

早诊断，早治疗；促进正常运动发育，抑制异常运动和姿势；采取运动和语言功能训练等综合治疗手段；医师指导与家庭训练相结合。

二、主要护理问题

（1）进食自理缺陷　与脑损伤有关。

（2）躯体移动障碍　与中枢性瘫痪有关，单侧肢体活动受限。

（3）有受伤的危险　与运动功能障碍有关。

（4）营养失调　与动作不协调、进食困难有关。

（5）皮肤完整性受损　与运动障碍有关。

（6）知识缺乏　与智力低下有关。

（7）功能训练不易坚持　与患儿或家长对治疗期望值过高或对治疗无信心有关。

三、护理措施

1. 营养失调的护理　根据患儿的需要制定饮食计划，给予高蛋白、高热量、富含维生素饮食，少量多餐，每日4~6次，提供愉快的进餐环境，鼓励患儿自己进食。

2. 防止外伤与意外　床上需加床档保护，防止坠床。勿强行按压患侧肢体，以免引起骨折。锻炼活动时，注意周围环境，移开阻挡物体，并加以保护。

3. 健康指导　加强健康教育指导，说明活动及锻炼的重要性。鼓励患儿每天活动各个关节。指导并协助患儿移动。对痉挛形患儿，除做按摩、推拿治疗外，应鼓励患儿多做某些动作及语言训练，锻炼肌肉的力量和耐力，协助肢体恢复。

第十五章
神经科疾病常用药物及护理

第一节　中枢兴奋药

一、多沙普仑

1. 护理要点

(1) 药物仅限用于外科或急诊科情况。

(2) 麻醉后给予多沙普仑至少相隔 10 分钟。

(3) 注意给予药物前要通畅气道。让病人侧卧，防止吸入呕吐物。

(4) 给药前以及给药后每 30 分钟监测血压、心率、深肌腱反射和动脉血气分析。

(5) 警惕药物过量的信号，比如高血压、心动过速、心律失常、骨骼肌活动过度、呼吸困难。如果病人动脉血 CO_2 和 O_2 分压增加或需要机械通气时，应停药并告知医师。

2. 健康指导

(1) 告知病人及家属用药的必要性。

(2) 解答病人的疑问，记录下病人关心的问题。

二、哌甲酯

1. 护理要点

(1) 不可用于抗疲劳和重度抑郁。

(2) 药物可触发儿童抽动秽语综合征，注意监护病人特别是治疗开始阶段。

（3）观察有无过度激动征象，监测血压。

（4）长期用药时注意定期监测全血细胞计数和血小板计数的结果。

（5）长期用药时注意监测儿童的身高、体重。药物可能延迟生长突增峰，但停药后身高仍可达到正常水平。

（6）注意病人有无产生耐受或心理依赖。

（7）咀嚼片剂含有苯丙氨酸成分。

2. 健康指导

（1）告诉病人临睡前6小时内不要服药以防失眠，应在餐后服用以减少食欲抑制。

（2）告诫病人不要将缓释片剂嚼碎。

（3）注意咀嚼片至少应以8盎司水送服，否则可能卡在喉咙。

（4）告诫病人在药物的中枢神经系统作用阐明之前，避免从事需要精神高度集中或良好精神运动状态的活动。

（5）告诫癫痫病人，药物可能减低癫痫发作阈。指导病人一旦癫痫发作应通知医师。

（6）建议病人服药期间避免饮用含咖啡因的饮料。

三、纳洛酮

1. 护理要点

（1）麻醉药的维持时间可能超过纳洛酮，因此病人有可再发呼吸抑制。

（2）呼吸频率能在1～2分钟内增加。

（3）药物只反转由阿片制剂引起的呼吸抑制，对其他药物如苯二氮䓬类引起的呼吸抑制无效。

（4）用纳洛酮反转由阿片制剂引起的呼吸抑制时，病人会出现呼吸气促。

（5）监测好呼吸深度和频率，准备好供氧，换气及其他复苏措施设备。

2. 健康指导

（1）告知病人如何使用该药。

（2）告知病人家属在麻醉药的效应消退前，对病人密切监测。

第二节 镇痛药

一、吗啡

1. 护理要点

（1）用于有以下情况的病人时应特别谨慎：颅内压增高、颅脑外伤、癫痫、慢性肺部疾病、急腹症、严重肝肾疾病、甲状腺功能低下、艾迪生病、尿道狭窄、前列腺增生、循环休克、胆道疾病、中枢神经系统抑制、中毒性精神病、急性酒精中毒、震颤性谵妄、癫痫、高龄或衰弱等。

（2）准备好拮抗剂（纳洛酮）和复苏设备。

（3）不仅有强化口服溶液（20mg/ml），还有各种浓度的口服液，仔细注意规格。

（4）不要磨碎、破坏或咀嚼缓释片剂。

（5）口服胶囊可以被打开，将其全部内容物倒入凉的温和的食物中，如水、橙汁、稀饭等，混合后应立即服用。

（6）也可经消化道给药，用结核菌素注射器量取口服溶液，每次给几滴以允许消化道最大程度吸收和最小程度吞咽。无须冷藏直肠栓剂。一些病人的直肠吸收和口腔吸收并不相等。

（7）无防腐处理，可用于硬膜外腔和鞘内给药。

（8）硬膜外给药后，密切监测 24 小时以及时发现呼吸抑制，24 小时内每 30 ~ 60 分钟检查 1 次呼吸频率和深度。

（9）吗啡是缓解急性心肌梗死疼痛的药物之一，可以导致短暂的血压下降。

（10）全天疗法是控制严重慢性疼痛的最好方法。

（11）吗啡可加重或掩盖胆囊疼痛。

（12）密切监测循环、呼吸、膀胱和肠道功能，该药可引起呼吸抑制、低血压、尿潴留、恶心、呕吐、肠梗阻或意识水平改变，与用药途径无关。如果呼吸频率小于 12 次/分，应停止用药并通知医师。

（13）持续给药可引起严重的便秘，必须使用大便软化剂或其他缓泻剂。

（14）胃肠外用药后至少 15 ~ 30 分钟或口服后至少 30 分钟应对疼痛程度进行再次评估。

（15）直肠栓剂不需要冷藏。对于一些病人来说，直肠和口服吸收不相等。

（16）注意硬膜外腔用药后引起的瘙痒和潮红。

（17）硫酸吗啡不考虑与食物一起服用。

（18）停止治疗时应逐渐减小硫酸吗啡的剂量。

2. 健康指导

（1）术后用药时，鼓励病人翻身、咳嗽、深呼吸和使用动力性肺活量计以预防肺不张的发生。

（2）提醒可活动的病人下床或行走时应小心，警告门诊病人在该药的中枢神经系统作用消失之前，不要驾驶或进行需要精神警惕的危险活动。

（3）建议病人治疗期间不要饮酒。

（4）告知病人应整个吞下硫酸吗啡，或打开胶囊将药粒撒在一小点苹果沙司上立即服下。

（5）由于存在急性药物过量的危险，告知病人不要研碎、咀嚼或溶解缓释片。

二、可待因

1. 护理要点

（1）对有以下情况的病人慎用：老年、虚弱、头外伤、颅内压增高、脑脊液压力高、肝肾疾病、甲状腺功能低下、艾迪生病、急性酒精中毒、癫痫、重度中枢神经系统抑制、支气管哮喘、慢性阻塞性肺病、呼吸抑制、休克等。

（2）用药 15 ~ 30 分钟后对疼痛程度进行再次评估。

（3）可待因常和阿司匹林或对乙酰氨酚合用以提高镇痛效果。

（4）应在疼痛加重前用药以取得完善的镇痛效果。

（5）该药是镇咳药，当咳嗽具有诊断价值或对机体有益时（胸部手术后）不应用该药。

（6）监测咳嗽的类型和频率。

（7）监测呼吸和循环状态。

（8）阿片类药物可引起便秘，注意评估肠道功能，必要时应用大便软化剂或缓泻剂。

（9）可待因会使胃排空延迟，收缩 Oddi 括约肌使胆道压力增高，并干扰肝胆系统成像。

2. 健康指导

（1）建议该药与牛奶或食物一起服用，这样可以缓解口服药物引起的胃肠抑制。

（2）告知病人在疼痛加重前服药。

（3）提醒病人起身和行走时应小心，警告病人在该药的中枢作用消失之前不要进行驾驶或其他具有潜在危险性的活动。

（4）建议病人治疗期间避免饮酒。

三、美沙酮

1. 护理要点

（1）用于有以下情况的病人时应特别谨慎：颅内压增高、颅脑外伤、哮喘和其他呼吸系统疾病，室上型心动过速、癫痫、急腹症、严重肝肾功能不全、甲状腺功能低下、艾迪生病、尿道狭窄、前列腺增生、高龄或衰弱等。

（2）口服液体被合法的用于维持治疗中，将片剂完全溶于 120ml 的橙汁或柑橘粉饮料中。

（3）肠道外应用应首选肌内注射，并常更换注射部位。

（4）口服剂量的作用是注射剂量的一半。

（5）全天用药法对于控制严重的慢性疼痛是必要的。

（6）接受麻醉药戒断综合征治疗的病人应按疼痛需要追加镇痛药。

（7）由于药物有累积效应，应密切监测病人，重度镇静可出现于反复用药后。

（8）监测循环呼吸情况及膀胱和肠道功能，病人可能需要缓泻剂。

（9）胃肠外用药后至少 15 ~ 30 分钟或口服后至少 30 分钟应对疼痛程度进行再次评估。

（10）用于治疗麻醉药戒断综合征时，每天的剂量超过 120mg 时应征得有关部门的同意。

（11）注意病人的注射点疼痛、组织刺激和皮下注射后的硬结。

（12）用于辅助治疗麻醉药成瘾时，戒断综合征将推迟且程度轻。

（13）大剂量美沙酮会引起 Q－T 间期延长和尖端扭转型室性心动过速。

2. 健康指导

（1）提醒可活动的病人下床或行走时应小心，警告门诊病人在该药的中枢神经系统作用消失之前，不要驾驶或进行需要精神集中的危险性活动。

（2）指导病人增加饮食中的液体和纤维含量，如果无禁忌，可进行抗便秘治疗。

（3）建议病人不要饮酒。

四、芬太尼

1. 护理要点

（1）用于以下病人时应谨慎：头部外伤，颅内压增高，慢性阻塞性肺病，呼吸储备下降，潜在性呼吸功能损害，肝肾疾病，心动过缓，老年或虚弱等。

（2）为了达到更好的镇痛效果，应在剧烈疼痛前给药。注意：大剂量可产生肌肉强直，可被肌松剂抑制，但病人必须进行人工通气。

（3）密切监测呼吸循环情况和泌尿功能，该药可引起呼吸抑制、低血压、尿潴留、恶心、呕吐、肠梗阻或意识水平改变，与用药途径无关。

（4）定时监测术后重要的生命体征和膀胱功能，由于该药降低呼吸的频率和深度，监测动脉氧饱和度可评估呼吸抑制的程度，当呼吸频率低于 12 次/分、通气量下降或氧饱和度下降时应立即通知医师。

2. 健康指导

（1）用于控制疼痛时，指导病人在疼痛剧烈之前用药。

（2）术后用药时鼓励病人翻身、咳嗽和深呼吸以防止肺不张的发生。

（3）指导病人在中枢神经系统作用消失之前不要进行危险性活动。

（4）告知进行家庭医疗的病人在接受芬太尼治疗期间不要饮酒或服用其他中枢神经系统型药物，因为可出现药效增强的情况。

（5）教给病人经皮贴片的正确用法，告诉病人将黏贴部位的毛发减掉，不能用剃刀，因其可使皮肤发炎；必要时用清水清洗该区域，但不能使用刺激皮肤或妨碍黏贴的物质如肥皂、油、洗液和酒精等；使用前使皮肤充分干燥。

(6) 告诉病人使用前将经皮贴剂从包装中拿出，在使用区固定30秒，确保贴片的边缘贴在皮肤上。

(7) 教给病人将使用后的贴片折叠以使有黏性的一侧黏起，而后冲入厕所。

(8) 告诉病人如果48~72小时后需要另一贴片，应换一个新的黏贴位置。

(9) 告知病人来自发热或环境（如加热垫、电热毯、发热的灯或水床等）的热量可提高经皮吸收的速度从而导致中毒，需要调整剂量；告诉病人如果发热或将要去气候炎热的地方，应通知医师。

五、丁丙诺啡

1. 护理要点

(1) 慎用于有以下情况的病人　老年和虚弱、胆道手术、颅脑外伤、颅内占位病变和颅内压升高、呼吸或肝肾功能严重受损者、中枢神经系统功能抑制或昏迷的病人、甲状腺功能异常、肾上腺功能低下、尿道狭窄、急性酒精中毒、谵妄状态、脊柱后侧凸等。

(2) 胃肠外给药15~30分钟后重新评估病人的疼痛程度。

(3) 0.3mg丁丙诺啡的镇痛强度相当于10mg吗啡和75mg哌替啶，作用时间较吗啡和哌替啶长。

(4) 用药过量所导致的呼吸抑制不能完全被纳洛酮拮抗，因此需要机械通气，也可以应用大于常规剂量的纳洛酮和多沙普仑。

(5) 不小心接触到皮肤时应脱掉洒有药物的衣物并用清水冲洗皮肤。

(6) 应注意该药的阿片受体拮抗作用会使对阿片类药物依赖的病人发生撤药综合征。

(7) 如果发生了药物依赖性，撤药综合征可能出现于停药后14天以内。

2. 健康指导

(1) 病人下床活动或行走时应小心。

(2) 术后应用该药时，应鼓励病人翻身、咳嗽和深呼吸以预防呼吸系统并发症。

六、曲马朵

1. 护理要点

（1）慎用于有以下情况的病人：有发生癫痫或呼吸抑制的风险、颅内压升高或头外伤、急腹症、肝肾功能受损或对阿片类药物有生理依赖等。

（2）用药 30 分钟后对疼痛程度进行再次评估。

（3）监测心血管和呼吸状态，呼吸幅度下降或频率 <12 次/分应停药并通知医师。

（4）监测大肠和膀胱功能，判断是否需要缓泻剂。

（5）为了达到较好的镇痛效果，在严重疼痛发生前用药。

（6）监护有发生癫痫危险的病人，因该药会降低癫痫阈值。

（7）在过量的情况下，纳洛酮也会增加癫痫发作的风险。

（8）监测病人对药物依赖性，该药可产生和可待因或右丙氧芬相似的依赖性，因此有潜在的成瘾性。

（9）骤然停药会发生撤药综合征，应逐渐减量。

2. 健康指导

（1）告诉病人应按医嘱用药不要擅自增加剂量或用药间期。

（2）提醒病人起身和行走时应小心，警告病人在该药的中枢作用消失之前不要进行驾驶或其他具有潜在危险性的活动。

（3）由于存在药物相互作用，建议病人在服用药物前应和医师进行核对。

（4）警告病人不要骤然停药。

第三节　解热镇痛药

一、萘普生

1. 护理要点

（1）慎用于老年病人及有肝肾疾病、心血管疾病、胃肠功能紊乱或消化性溃疡病史的病人。

（2）妊娠期最后 3 个月避免应用。

（3）由于非甾体抗炎药抑制肾前列腺素的合成，它们可使肾血流减少和导致可逆性肾功能损伤，尤其是对原先存在肾衰竭、肝功能不全或心力衰竭的病人、老年病人和服用利尿剂者，应对这些病人进行密切监测。

（4）由于具有解热和抗炎作用，非甾体抗炎药可掩盖感染的症状和体征。

（5）长期治疗时每 4 ~ 6 个月应监测肝肾功能和全血细胞计数。

（6）病人在服用非甾体类抗炎药物时，可在无胃肠道症状的情况下出现严重的胃肠不良反应，包括消化性溃疡和出血。

2. 健康指导

（1）告知病人 24 小时内不要超过 600mg，大于 65 岁的病人每天不要超过 400mg。

（2）与牛奶或食物一起服下可减少胃肠不良反应，服药时喝一大杯水。

（3）告诉病人对关节炎的充分治疗效果可延迟 2 ~ 4 周出现。

（4）提醒病人避免同时应用萘普生和萘普生钠。

（5）提醒病人与阿司匹林、酒精或糖皮质激素类合用可增加胃肠不良反应。

（6）警告病人在中枢神经系统的不良反应消失前避免进行需要精神警惕的危险活动。

（7）指导病人对胃肠出血的症状和体征进行识别，包括呕吐物、尿或大便中带血、咖啡样呕吐物、黑便。告知病人出现以上任何一种情况后应立即通知医师。

二、布洛芬

1. 护理要点

（1）慎用于有以下情况的病人：胃肠疾病、消化性溃疡病史、肝肾疾病、心脏功能失代偿、高血压和内源性凝血功能缺陷。

（2）病人在服用非甾体抗炎药时，可在无胃肠道症状的情况下出现严重的胃肠不良反应，包括消化性溃疡和出血。

（3）长期治疗时应定期监测肝肾功能，发生异常时应停止用药并告知医师。

（4）由于其解热和抗炎作用，可掩盖感染的症状和体征。

（5）可发生视觉模糊、减退或视色改变。

（6）用药1～2周后才出现良好的抗炎作用。

（7）每天饮酒3次以上的病人服用该药会引起胃出血。

2. 健康指导

（1）与牛奶或食物一起服下可减少胃肠不良反应。

（2）注意每天不要超过1.2g，不要用于小于12岁的小儿，在未咨询医师的情况下不要擅自超期用药。

（3）告诉病人对关节炎的充分治疗效果可延迟2～4周出现。虽然小剂量即可产生镇痛效果，但低于400mg每天4次的剂量时无抗炎效果。

（4）与酒精、阿司匹林或糖皮质激素合用可增加胃肠道不良反应。

（5）指导病人对胃肠出血的症状和体征进行识别，包括呕吐物、尿或大便中带血、咖啡样呕吐物、黑便。告知病人出现以上任何一种情况后立即通知医师。

（6）警告病人在中枢神经系统的不良反应消失前避免进行需要精神警惕的危险活动。

（7）建议病人戴太阳镜以防止光敏反应。

（8）告知病人若液体摄入不足或由于呕吐或腹泻导致液体丢失时，用药前应与医师联系。

三、酮洛芬

1. 护理要点

（1）慎用于有消化性溃疡病、肾功能不全、高血压、心力衰竭或液体潴留病史的病人。

（2）妊娠期最后3个月避免应用。

（3）急性疼痛不推荐使用持续释放剂型。

（4）由于非甾体抗炎药物破坏肾前列腺素的合成，它们可使肾血流减少和导致可逆性肾功能损伤，尤其是对原先存在肾衰、肝功能不全或心力衰竭的病人、老年病人和服用利尿剂者，应对这些病人进行密切监测。

（5）由于其解热和抗炎作用，非甾体抗炎药物可掩盖感染的症状和体征。

（6）每隔6个月检测一次肝肾功能。

（7）该药不推荐用于小儿和哺乳期的妇女。

（8）本药降低血小板的黏附和聚集功能，可使出血时间较基础值延长3～4分钟。

（9）病人在服用非甾体抗炎药时，可在无胃肠道症状的情况下出现严重的胃肠不良反应，包括消化性溃疡和出血。

2. 健康指导

（1）告诉病人饭前30分钟或饭后2小时服药，如果出现胃肠道不良反应，可与牛奶或食物一起服用。

（2）告诉病人充分的治疗作用可延迟2～4周出现。

（3）提醒病人与阿司匹林、酒精或糖皮质激素类合用可增加胃肠不良反应。

（4）告诉病人胃肠道出血的症状和体征，包括呕吐物及大、小便中带血，咖啡样呕吐物、黑便等，出现时应立即与医师联系。

（5）警告病人在中枢神经系统的不良反应消失前避免进行需要精神警惕的危险活动。

（6）告诉病人如果视力和听力发生改变应立即通知医师。

（7）建议病人穿戴保护性的衣物，避免长时间暴露阳光。

（8）本药不需处方就能购买，告知病人每天不要超过75mg。

（9）告诉病人不要研碎缓释剂。

（10）告诉病人此药应避光防潮及避免高温。

四、吲哚美辛

1. 护理要点

（1）慎用于癫痫、帕金森病、肝或肾病、心血管疾病、感染和精神疾病或抑郁病人，慎用于老年病人和有胃肠疾病病史的病人。

（2）由于长期应用该药不良反应的发生率高，吲哚美辛不应常规用于镇痛或解热。

（3）持续释放胶囊不推荐用于治疗急性痛风性关节炎。

（4）口服时与食物、牛奶或抗酸剂同时服用可减少胃肠不适。

（5）如果动脉导管又开放，可进行第2疗程治疗，若无效，则需外科手术。

（6）对应用抗凝剂的病人、凝血缺陷者及新生儿应监测出血情况。

（7）由于非甾体抗炎药破坏肾前列腺素的合成，它们可使肾血流减少和导致可逆性肾功能损伤，尤其是对原先存在肾衰竭、肝功能不全或心力衰竭的病人、老年病人和服用利尿剂者，应对这些病人进行密切监测。

（8）该药可引起钠潴留，注意病人的体重增加（尤其对老年病人）及高血压病人的血压增高。

（9）由于具有解热和抗炎作用，非甾体抗炎药可掩盖感染的症状和体征。

（10）注意如出现皮疹和呼吸抑制，表明过敏反应。

（11）病人在服用非甾体类抗炎药物时，可在无胃肠道症状的情况下出现严重的胃肠不良反应，包括消化性溃疡和出血。

2. 健康指导

（1）告知病人口服时与食物、牛奶或抗酸剂同时服用可防止胃肠不适。

（2）提醒病人与阿司匹林、酒精或糖皮质激素类合用可增加胃肠不良反应。

（3）病人在服用NSAIDs时，可在无胃肠道症状的情况下出现严重的胃肠不良反应，包括消化性溃疡和出血；告诉病人胃肠道出血的症状和体征，出现时应立即与医师联系。

（4）警告病人在中枢神经系统的不良反应消失前避免进行需要精神警惕的危险活动。

（5）告诉病人如果视力和听力发生改变应立即通知医师。长期口服用药的病人应定期进行视听检测、全血细胞计数（CBC）和肾功能检测以监测不良反应。

五、舒林酸

1. 护理要点

（1）慎用于有以下情况的病人：有溃疡和胃肠出血病史、肾功能不全、心功能受损、高血压或易于发生液体潴留者。

（2）长期治疗时应定期检查肝肾功能和全血细胞计数。

（3）口服非甾体抗炎药的病人可能出现严重的胃肠不良反应，包括消化性溃疡和出血，有可能缺乏症状。

（4）非甾体抗炎药物可能会掩盖感染的症状和体征。

2. 健康指导

（1）告知病人要和食物、牛奶或抗酸药一起服用。

（2）指导病人识别胃肠出血的症状体征、包括呕吐物、小便和大便中带血，咖啡呕吐物，黑便，若出现上述症状立即通知医师。

（3）告知病人如果出现易青紫或出血时间延长的情况应立即通知医师。

（4）建议病人在中枢神经系统反应消失后再进行需要精神警惕的活动。

（5）指导病人及时报告水肿的情况，并每月定期监测血压，该药可引起钠潴留。

（6）建议病人出现视觉异常时应通知医师并进行全面的眼部检查。

（7）告知病人舒林酸和非甾体抗炎药合用时发生胃肠不良反应的危险会增加。

六、吡罗昔康

1. 护理要点

（1）慎用于有以下情况的病人：老年、胃肠疾病、消化性溃疡、肾脏疾病、心脏疾病、高血压或易于发生液体潴留者。

（2）由于非甾体抗炎药抑制肾前列腺素的合成，会使肾血流下降及导致可逆性的肾功能受损，尤其是对于老年病人及服用利尿剂、肾衰竭、心力衰竭或肝功能下降的病人，应严密地监护病人。

（3）长期治疗时应定期检查肝肾功能、听力和全血细胞计数，如果有异常发生应停药并通知医师。

（4）服用非甾体抗炎药的病人可能发生严重的胃肠毒性反应，包括消化性溃疡和出血，有时缺乏症状。

（5）非甾体抗炎药的解热和抗炎作用可能会掩盖感染的症状和体征。

2. 健康指导

（1）告知病人胃肠不良反应出现后可与牛奶、抗酸剂或食物一起服用。

（2）告知病人完善的治疗效果可能推迟 2 ~4 周出现。

（3）指导病人识别胃肠出血的症状和体征，包括呕吐物、小便和大便中带血、咖啡样呕吐物、黑便等，发现后应立即通知医师。

（4）由于该药物中较易发生皮肤不良反应，建议病人使用防晒乳、穿防护服及避免长时间接触阳光，对阳光敏感是该药最常见的反应。

七、美洛昔康

1. 护理要点

（1）慎用于有以下情况的病人：溃疡史、胃肠出血、哮喘史、脱水、贫血、肝肾疾病、高血压、液体潴留、心力衰竭、老年和衰弱等。

（2）病人可能对美洛昔康过敏，对阿司匹林或其他非甾体抗炎药过敏的病人可能会对本药过敏。

（3）用药前应纠正脱水状态。有溃疡和胃肠出血病史的病人服用非甾体抗炎药可增加胃肠出血的危险，其他胃肠出血的危险因素包括：服用糖皮质激素或抗凝药、长时间应用非甾体抗炎药、吸烟、饮酒、老年和全身情况差等。

（4）注意显性和隐性出血的症状和体征。

（5）非甾体抗炎药物可引起液体潴留，应密切监护高血压、水肿或心力衰竭病人。

（6）该药有肝毒性，注意 ALT 和 AST 的水平，若肝病病人出现病情加重的症状和体征或全身症状和体征出现，应立即停药并通知医师。

（7）长时治疗时应监测血红蛋白水平和 HCT。

2. 健康指导

（1）告诉病人治疗前向医师说明对阿司匹林或其他非甾体抗炎药的过敏病史。

（2）告诉病人该药可以不和食物一起服用。

（3）建议病人报告胃肠溃疡和出血的症状和体征，如呕吐或大便中带血、黑便，出现后应与医师联系。

（4）建议病人报告提示肝脏损害的症状，如恶心、乏力、虚弱、瘙痒、皮肤眼睛黄染、右上腹压痛或流感样体征等。

（5）提醒有哮喘病史的病人该药会引起哮喘发作，发生后应停药并联系医师。

（6）告诉育龄期妇女服药期间怀孕或有计划怀孕时应告知医师。

（7）告知病人该药与非处方非甾体抗炎药合用会增加胃肠毒性。

八、萘丁美酮

1. 护理要点

（1）由于非甾体抗炎药抑制坏肾前列腺素的合成，它们可使肾血流减少和导致可逆性肾功能损伤，尤其是对原先存在肾衰竭、肝功能不全或心力衰竭的病人、老年病人和服用利尿剂者，应对这些病人进行密切监测。长时治疗时，应定期检测肝肾功能、全血细胞计数和 HCT，并评估胃肠出血的症状和体征。

（2）服用阿司匹林的病人可能发生严重的胃肠不良反应，如消化性溃疡和出血，可能缺乏体征。

2. 健康指导

（1）指导病人与食物、牛奶和抗酸药一起服用，当与牛奶或食物一起服用时，本药的吸收会增加。

（2）建议病人限制饮酒，因为酒会增加本药的胃肠毒性。

（3）指导病人对胃肠出血的症状和体征进行识别，包括呕吐物、尿或大便中带血、咖啡样呕吐物、黑便。告知病人出现以上任何一种情况后应立即通知医师。

（4）警告病人不要进行需要精神警惕的危险活动。

（5）告知病人本药与非处方非甾体抗炎药合用时会增加胃肠毒性。

九、氯唑沙宗

1. 护理要点

（1）有药物变态反应史的病人慎用。

（2）了解缓解的程度以确定剂量是否能减少。

（3）按医嘱监测病人的肝脏药酶水平。观察肝功能不良和肝药酶水平不正常的早期征象。如果发生，停药并通知医师。已经报道接受该药的病人发生严重的（包括致命的）肝细胞毒性。

2. 健康指导

（1）告诉病人把药物与食物或牛奶共服。

（2）告诉病人在药物对中枢神经系统的影响未知之前不要从事那些需要警觉的活动。

（3）指导病人如果出现发热、皮疹、厌食、恶心、呕吐、疲劳、躯干右上四分之一痛、深色尿或发生黄疸，要立即通知医师，因为这些都是肝细胞毒性的征兆和症状，警示应立即停药。

（4）警告病人不要饮酒或应用其他中枢神经系统抑制剂，联合用药可增加肝细胞毒性的危险。

（5）告诉病人药物可使尿液变成橙色或紫红色。

（6）建议病人遵照医嘱注意躯体活动。

第四节　抗帕金森病药

一、左旋多巴

1. 护理要点

（1）胶囊中可能含有柠檬黄。

（2）必须进行手术治疗的病人，只要允许口服药物应在术前 6 ~ 24 小时继续服用左旋多巴。一旦病人术后恢复可以吃药时应立即恢复服用左旋多巴。

（3）因为骤然减量或停药可能触发类似神经抑制症状恶化的表现，需要严密观察病人。

（4）卡比多巴/左旋多巴可以减少左旋多巴的用量 75%，并减少不良反应的发生。

（5）注意观察生命体征并及时报告，特别是在调整剂量时。

（6）观察肌肉震颤和眼皮震颤，可能是药物过量的早期表现，若出现应立即报告。

（7）如果出现幻觉需要减少剂量或者停药。

（8）将测尿糖的试纸部分地浸入尿样中，可以测到较精确的结果。尿液会沿着试纸条带上的色析系统向上浸，读数时只读最上面的条带。

（9）长期治疗需要监测有无糖尿病或肢端肥大症并且定期了解肝肾以及造血功能。

2. 健康指导

（1）告诉病人饭中服药，以减少药物的胃肠道反应。在服药期间不要食用高蛋白饮食，因为其可降低药物的吸收和药物的作用效果。

（2）告诉病人或看护人员如果病人很难咽下药片可以把药片碾碎拌着水果泥或水果糖一起吃。

（3）告诉病人和陪护人员，没有医师的同意不要随意增加剂量。

（4）告诉病人药物应在阴暗、干燥的地方保存。如果药片变黑，说明已经失效，应当丢掉。

（5）告知病人可能会出现眩晕或直立性低血压的不良反应，特别是在治疗的早期。告诉病人在起床时要缓慢地改变腿和身体的位置。弹性长袜可能有效改善这种症状。

（6）告知病人或看护人员，复合维生素制品、精制麦片以及某些非处方药可能含有维生素 B_6，而维生素 B_6 可以通过促进外周左旋多巴的代谢，而阻断左旋多巴的作用。

二、溴隐亭

1. 护理要点

（1）对于帕金森病。溴隐亭经常与左旋多巴和卡比多巴同时给药，此时卡比多巴及左旋多巴需要减量。

（2）建议病人在晚饭中服药，这样可以减少不良反应。

（3）注意大约68%的病人会发生不良反应，尤其是在治疗的初期。但是大多数是轻度和中度，其中恶心最常见。可通过逐渐增加剂量达到治疗效果来减少不良反应的发生。当药物用于治疗帕金森病时，不良反应最易发生。

（4）如长期治疗建议评价心、肝、肾以及造血功能，并定期进行检查。

（5）药物可能导致早期产后妊娠。只要有一个月经周期错过应进行孕检。

2. 健康指导

（1）告知病人饭中服药。

（2）建议病人在治疗期间，不要使用口服避孕药以及皮下埋植避孕方法避孕。应使用其他的避孕方式。

（3）告知病人站立时应动作缓慢，不要突然的改变体位，以免引起眩晕和晕厥。

（4）告诉病人要恢复月经和抑制溢乳需要服用药物 8 周或更长的时间。

（5）建议病人在服药期间戒酒。

三、苯海索

1. 护理要点

（1）注意剂量应根据病人的耐受逐渐加重。

（2）提醒病人不良反应是剂量依赖的和一过性的。

（3）年老病人对药物不良反应特别敏感。

2. 健康指导

（1）告诉病人如果饭前给药的话，药物会引起恶心。

（2）提醒病人在药物的中枢神经系统效应明确以前，避免做具有危险性的活动。

（3）告诉病人要报告尿急和尿潴留的不良反应。

（4）告诉病人用冷饮、冰棒、无糖口香糖、硬糖来缓解口干。

（5）告知病人在服药期间避免饮酒。

（6）告诉病人避免合用非处方药睡眠助剂或凉性药物，因为可能增加抗胆碱能效应。

第五节 抗癫痫药

一、苯妥英钠

1. 护理要点

（1）磷苯妥英钠应该按和苯妥英钠同样的剂量开出处方及调配，当用磷苯妥英钠代替苯妥英钠时不能对推荐的剂量进行调整，反之亦然。

（2）在癫痫状态时，运用适当剂量的苯妥英钠可代替磷苯妥英钠作为维持。

（3）需要限制苯妥英钠的病人，比如有某些肾脏损害者，必须考虑用磷酸钠调配磷苯妥英钠，监测生化指标。

（4）当病人出现表皮脱落、紫癜、大疱皮疹、红斑狼疮的迹象或症状、Adams－Stokes综合征或者中毒性表皮坏死松解时立即停药并通知医师；如果皮疹轻微（麻疹样或猩红热样的），在皮疹消失后可以继续治疗；如果治疗继续后皮疹复发，说明病人对药物过敏，严禁继续给予磷苯妥英钠或苯妥英钠。

（5）出现急性肝毒性时立即停药。

（6）肌内注射给药如果产生和口服苯妥英钠类似足够的全身苯妥英钠浓度，两者本质上可以互换。

（7）给药后，在磷苯妥英钠基本转化完成前不要监测浓度，其完成大概在静脉给药后2小时或肌内注射后4小时。

（8）慎重解释磷苯妥英钠的总浓度当病人有肾病或肝病时，或者有由非结合性苯妥英钠中的额外成分引起的低清蛋白血症时，监测这些病人的非结合性苯妥英钠浓度也许更有意义；静脉给药时监测病人的肾病和肝病情况，因为概率的增加以及严重的不良反应会导致风险增加。

（9）密切监测糖尿病病人的血糖水平，药物可能引起过敏。

（10）药物冷冻收藏，室温下放置不超过48小时。

2. 健康指导

（1）警告病人静脉给药可能感觉异常。

（2）告诉病人一旦出现不良反应特别是出现皮疹时立即通告医师。

（3）警告病人不要在没有医师的同意下突然停药或者调整剂量。

（4）建议打算妊娠的育龄期妇女和医师讨论药物的治疗。

（5）建议育龄期妇女在药物治疗期间不要哺乳。

二、卡马西平

1. 护理要点

（1）注意发作的恶化，特别是混合性发作功能紊乱者，也包括非典型缺失性发作病人。

（2）了解尿液检查、血尿素氮浓度、肝功能、CBC、血小板和网织红细胞计数以及铁离子浓度的起始基本值，此后周期性监测。

（3）测量剂量之前摇匀口服悬浮剂。

（4）缓释片成分盐酸苯丙烯啶在病人难以下咽时可与苹果汁混合服用；

盐酸苯丙烯啶和片剂不能被压碎或嚼碎，除非标明是咀嚼片。

（5）鼻饲时添加同体积的水或生理盐水，或者鼻饲后用100ml的5%葡萄糖水溶液稀释剂冲洗鼻饲管。

（6）治疗发作时不能突然停药，发现不良反应立即通知医师。

（7）逐渐增大剂量可能将不良反应降到最低。

（8）卡马西平治疗浓度为4～12mg/ml，密切监测其浓度和效应，给予最后一次剂量后询问病人以评价药物浓度。

（9）控制发作时采取适当的预防措施。

（10）食欲的微小变化可能直接反映药物浓度的过量，应注意观察。

2. 健康指导

（1）教育病人在饭中服药，使消化道不良刺激最小；测量剂量之前摇匀悬浮剂。

（2）告诉病人不要压碎或嚼碎缓释片，不要服用破损的药片。

（3）告诉病人药片外膜因为不被吸收可能出现在大便中。

（4）告诉病人在干燥处密封原样保存药片，受潮时某些成分将会变硬，进入体内的量会减少，将减弱发作的控制。

（5）告诉病人治疗三叉神经痛时，通常每3个月可试着减少剂量甚至停药。

（6）建议病人在出现发热、咽喉痛、口腔溃疡、易碰伤或出血时通知医师。

三、苯巴比妥

1. 护理要点

（1）肌内注射时在大块肌肉深部注射，表面注射会引起疼痛、无菌脓肿、组织腐烂。

（2）观察巴比妥酸盐中毒的迹象：昏迷、发绀、哮喘、皮肤湿黏和低血压，过量可以致命。

（3）治疗浓度为15～40mg/ml。

（4）中老年病人对药物更敏感，这些人群中可出现药物导致的反常的兴奋。

（5）不要突然停药，否则会加重发作。发生不良反应时立即通知医师。

（6）第一次减药症状在 8～12 小时内发生，包括焦虑、肌肉颤搐、手掌或手指震颤、逐渐虚弱、头晕、视力模糊、恶心、呕吐、失眠、直立性低血压；谵妄在突然停药后 16 小时内可能发生，可持续 5 天。

（7）一些产物包含柠檬黄，对阿司匹林敏感者慎用。

（8）脑电图显示为低压快波活动，在治疗完成后变化会持续。

（9）药物可能降低新生儿、癫痫病人、先天性非溶血性的非结合性高胆红素血症病人的胆红素水平。

（10）药物的生理学效应可能阻碍维生素 B_{12}、$^{57}C_O$ 的吸收。

2. 健康指导

（1）告诉病人不同的苯巴比妥制剂存在毫克的差别，建议病人检查处方并仔细对照。

（2）告诉病人最完全的效果 2～3 周内不会显示，除非给予负荷剂量。

（3）劝告病人在药物的中枢神经系统效应阐明前，不要驾驶和进行其他需要保持精力集中的危险行动。

（4）警告病人和家长不要突然停药。

（5）药物可能降低避孕效果，告诉使用激素类避孕药的病人改用其他避孕方式。

四、扑米酮

1. 护理要点

（1）不要突然停药，否则会加重病情，发生不良反应立即通知医师。

（2）扑米酮治疗浓度为 5～12mg/ml，苯巴比妥治疗浓度为 15～40 mg/ml。

（3）每 6 个月检测全血细胞计数和血生化常规。

（4）不要服用不同品牌的药物，因为已证实不同厂家生产的药物生物等效性不等。

2. 健康指导

（1）劝告病人在药物的中枢神经系统效应阐明前，不要驾驶和进行其他需要保持精力集中的危险行动。

(2) 警告病人和家长不要突然停药。

(3) 告诉病人药物完全发挥疗效至少需要 2 周时间。

(4) 建议打算妊娠的育龄妇女向医师咨询药物的治疗。

(5) 警告育龄妇女服药期间禁止哺乳。

五、托吡酯

1. 护理要点

(1) 需要时，逐渐减少抗癫痫剂（包括托吡酯）的用量以最大降低癫痫发作的风险。

(2) 无必要监测托吡酯浓度。

(3) 药物极少引起少汗和过热，主要发生在儿童，应严密监护病人，特别是热天。

(4) 托吡酯可能引起高氯血症和由于肾碳酸氢盐丢失导致的非阴离子间隙代谢性酸中毒。一些因素可能是病人易于酸中毒，如肾病、严重的呼吸系统病症、癫痫持续状态、腹泻、手术、生酮饮食或药物可能增强托吡酯的减少碳酸氢盐作用。

(5) 测量碳酸氢盐基线浓度和定期浓度，如果代谢性酸中毒发生并持续，考虑减少剂量、逐渐停药或补碱。

(6) 透析会使药物迅速清除，延长的透析过程可引起低水平药物浓度和癫痫发作，需要补充剂量。

(7) 病人发生急性近视和中度闭角型青光眼时立即停药。

2. 健康指导

(1) 告诉病人治疗期间大量饮水以降低形成肾结石的风险。

(2) 劝告病人在药物的中枢神经系统效应阐明前，不要驾驶和进行其他需要保持精力集中的危险行动，药物能引起睡意、头晕、意识错乱和注意力问题。

(3) 告诉育龄妇女药物可能降低激素类避孕药的效果，建议服用激素类避孕药的妇女在月经期改变避孕方式。

(4) 告诉病人不要压碎或嚼碎药片以免产生苦味。

(5) 提醒病人用药时间与进食无关。

（6）胶囊可以整个吞服也可把内容物撒在一茶匙软的食物上，立即吞服不要咀嚼。

（7）告诉病人在视力改变时立即通知医师。

第六节　镇静催眠药

一、氟西泮

1. 护理要点

（1）注意长期服药前及过程中应定期做肝肾功能及全血细胞检查。某些肝功能检测指标会升高（丙氨酸氨基转移酶、门冬氨酸氨基转移酶、总胆红素/直接胆红素、碱性磷酸酶）。

（2）服药期间及后可使脑电图图形轻微改变。

（3）初次使用前评估精神状态；老年病人对药物比较敏感，更易导致中枢神经系统不良反应。

（4）对抑郁、自杀倾向、药物依赖或具有药物滥用史的病人应提高警惕，防止其储存或私自过量服用药物。

（5）长期使用注意生理及精神依赖。

2. 健康指导

（1）告知病人因为活性代谢产物的蓄积，第 2 次、第 3 次及第 4 次用药时，疗效会更好。

（2）警告病人如连续服用 1 个月以上时，不要突然停药。

（3）告知病人服药期间避免饮酒。

（4）告知病人不要参与需要精神集中或身体协调的工作或活动。

（5）警告病人长期使用该药可导致精神及生理依赖。

（6）建议病人在服药过程中如果怀疑或准备或已知怀孕应咨询医师。

二、司可巴比妥

1. 护理要点

（1）初次使用前评估精神状态并且适当减量。老年病人对药物比较敏感，更易导致中枢神经系统不良反应。

（2）对抑郁、自杀倾向、药物依赖或具有药物滥用史的病人应提高警惕，防止其储存或私自过量服用药物。

（3）主要观察巴比妥类药物中毒的表现，如昏迷、瞳孔收缩、发绀、皮肤湿冷、低血压等。超剂量可致死。

（4）观察病人的皮肤。皮疹可先于潜在的致命反应之前发生。发生皮疹后立即停药并告知医师。

（5）不推荐长期使用，连续使用14天后促进睡眠的作用消失。

（6）使用该药可导致脑电图图形产生 low－voltage fast activity 改变，该改变在停药后一段时间仍然存在。

2. 健康指导

（1）告知病人催眠剂量的药物可缩短快动眼睡眠时相，用药后次晨可出现宿醉反应。停药后可出现多梦。

（2）告知病人服药期间避免饮酒。

（3）告知病人不要参与需要精神集中或身体协调的工作或活动。

（4）指导使用口服避孕的病人考虑其他避孕方法。

三、唑吡旦

1. 护理要点

（1）该药仅用于失眠的短期治疗，通常7～10天。

（2）使用最低有效剂量进行治疗。

（3）对抑郁、自杀倾向、药物依赖或具有药物滥用史的病人应提高警惕，防止其储存或私自过量服用药物。

2. 健康指导

（1）该药起效较快，告知病人勿在就餐时或饭后立即使用。

（2）告知病人服药期间避免饮酒。

（3）告知病人不要参与需要精神集中或身体协调的工作或活动。

四、水合氯醛

1. 护理要点

（1）注意长期服药前及过程中应定期做肝肾功能及全血细胞检查。某些肝功能检测指标会升高（丙氨酸氨基转移酶、门冬氨酸氨基转移酶、总胆红素/直接胆红素、碱性磷酸酶）。

（2）服药期间及后可使脑电图图形轻微改变。

（3）初次使用前评估精神状态，老年病人对药物比较敏感，更易导致中枢神经系统不良反应。

（4）对抑郁、自杀倾向、药物依赖或具有药物滥用史的病人应提高警惕，防止其储存或私自过量服用药物。

（5）长期使用注意生理及精神依赖。

2. 健康指导

（1）告知病人因为活性代谢产物的蓄积，第 2 次、第 3 次及第 4 次用药时，疗效会更好。

（2）警告病人如连续服用 1 个月以上时，不可突然停药。

（3）告知病人服药期间避免饮酒。

（4）告知病人不要参与需要精神集中或身体协调的工作或活动。

（5）警告病人长期使用该药可导致精神及生理依赖。

（6）建议病人在服药过程中如果怀疑或准备或已知怀孕应咨询医师。

第七节　抗精神失常药

一、氯丙嗪

1. 护理要点

（1）治疗开始前测定基础血压，之后常规定期监测。注意观察直立性低血压的发生，特别是胃肠外给药者。肌内注射前后监测血压，之后让病人保持仰卧位 1 小时，起身时要缓慢。

（2）准备注射时戴手套以避免药物与皮肤和衣物接触。口服药液和胃肠道外给药可引起接触性皮炎。

（3）注射液轻微变黄或浓缩是正常的，不会影响药效。丢弃明显变色的药液。

（4）浓缩药液注意避光，服用前用水果汁、牛奶或半流质食物稀释药液。

（5）在臀部外上侧深肌内注射，给药后轻轻按摩以防止无菌脓肿。注射部位注意更换。

（6）注意观察长期用药（几个月或几年）后是否出现迟发性运动障碍，一般会自发消失或终生保持（尽管停药）。

（7）注意长期治疗后突然撤药可能发生胃炎、恶心、呕吐、头晕或震颤。

（8）注意观察是否出现神经阻滞剂恶化综合征（锥体束外效应，高热，自律失控），少见但是是致命的。症状与用药时间及所用神经阻滞剂类型无关，出现症状的病人有60%是男性。

（9）当病人出现黄疸、血液异常症状（发热，咽喉痛，感染，蜂窝织炎，衰弱）及持续的锥体外系反应（持续几小时），或在孕妇或儿童中出现任何上述症状时立即向医师报告。

（10）除非出现严重不良反应，否则不要突然撤药。

2. 健康指导

（1）警告病人在药物的中枢神经系统作用阐明前，避免进行需要保持警觉和精力集中的危险行动。嗜睡和头晕现象通常会在用药几周后消失。

（2）告诉病人吞服前不要压碎、嚼碎缓释胶囊。

（3）服药期间避免饮酒。

（4）让病人报告尿潴留和便秘的情况。

（5）注意佩戴太阳镜、穿防护衣避免阳光直射，氯丙嗪比同族的其他药物更易引起光过敏。

（6）用低糖口香糖或硬糖果缓解口渴感。

（7）建议病人采用口服之外的其他给药方式，服药后仰卧1小时再缓慢起身。

二、奋乃静

1. 护理要点

（1）开始治疗前取得血压基础值并定期检测。注意直立性低血压的发生，特别是肠胃外给药时。给药后让病人保持仰卧位1小时，改变体位应缓慢。

（2）药物避光保存。注射时溶液轻微变黄或浓缩是正常的，不会影响药效。丢弃明显变色的药液。

(3) 药物远离皮肤和衣物以避免接触性皮炎，准备药液时佩戴手套。

(4) 服用前用牛奶或半流质食物等稀释药液。不能用可乐、黑咖啡、葡萄汁、苹果汁或用茶稀释药物以免产生混浊或沉淀。

(5) 在臀部外上侧肌内注射，给药后轻轻按摩以防止无菌脓肿。

(6) 注意观察长期用药（几个月或几年）后是否出现迟发性运动障碍，一般会自发消失或终生保持（除非停药）。

(7) 注意观察是否出现神经阻滞剂恶性综合征（锥体束外的效应，高热，自律失控），少见但是是致命的。与用药时间及所用神经阻滞剂类型无关，出现症状的病人有60%是男性。

(8) 用药的第1个月每周检测胆红素，血常规（全血细胞计数和肝功能）和视力测试（长期用药时）。

(9) 如果病人出现黄疸、血液异常症状（发热、咽喉痛、感染、蜂窝织炎，衰弱）或持续的锥体外系反应（持续几小时），立即通知医师。

(10) 除非是出现严重不良反应，否则不要突然撤药。

(11) 长期治疗后突然撤药可能会出现胃炎、恶心、呕吐、头晕、震颤、感觉暖和（或）寒冷、发汗、心动过速、头痛或失眠。

2. 健康指导

(1) 告知病人用何种溶液稀释药物。

(2) 警告病人在药物的中枢神经系统作用阐明前，避免进行要求保持警觉和协调性高的活动。嗜睡和头晕现象通常会在服药几周后消失。

(3) 服药期间禁止饮酒。

(4) 让病人报告尿潴留和便秘的情况。

(5) 告诉病人佩戴太阳镜和穿防护衣服以避免阳光直射。

(6) 告诉病人用无糖口香糖或硬糖果缓解口渴感。

第八节　降低颅内压药

一、甘露醇

1. 护理要点

(1) 对结晶的溶液进行再溶解（发生于低温或浓度超过15%），用热水浴加热或用力摇晃。给药前应将药冷却至体温，不能使用含有结晶的溶液。

（2）作为常规，青光眼术前应有1～1.5小时降眼压。

（3）监测生命体征，包括中心静脉压、出入水量，报告加重的少尿，检查体重、肾功能、液体平衡以及每天测量血钠和尿钠、血钾和尿钾。

（4）给昏迷的病人和意识不清的病人插入导尿管，因为治疗建立在对出入水量的严格监测的基础上。对于插导尿管的病人，使用每小时尿液监测袋，以方便计算出水量。

（5）为了改善口渴，用准许的液体进行经常的口腔护理。

（6）知道该药经常用作化学疗法，以保持多尿，减轻某些药物的肾毒性。

2. 健康指导

（1）告知病人可能会感到口渴，并要强调摄取规定液体量的重要性。

（2）告知病人要及时报告不良反应，如果注射部位不舒服应及时护理。

二、呋塞米

1. 护理要点

（1）有肝硬化的病人应小心使用，知道只有在明显的超重对婴儿不利的情况下才使用呋塞米。

（2）为防夜尿，应在早晨口服或肌内注射给药，第2次给药在下午较早时。注意：在慢性利尿或快速利尿时应监测体重、血压、脉搏。呋塞米能导致严重的水和电解质丢失。

（3）当少尿或血尿加重时应停药。

（4）监测出入水量、血压、体重、血清电解质水平和二氧化碳水平。

（5）观察低血钾的症状，如肌肉无力、抽搐。

（6）咨询医师和营养师关于高钾饮食，富含钾的食物包括橘子、西红柿、香蕉、枣和杏。

（7）监测糖尿病病人的血糖水平。

（8）知道严重心力衰竭病人不能很好吸收呋塞米，当病人同时服用其他药物时可静脉给药。

（9）监测血尿酸水平，特别是有痛风病史的病人。

（10）监测老年病人，他们容易对过量服药过敏，易发生循环衰竭和血栓并发症。

（11）用避光的容器保存药物以防变色（不影响疗效），不要使用变色的针剂，冰箱保存口服呋塞米溶剂，以保证药效稳定。

2. 健康指导

（1）建议病人将药物与食物同服，以防止胃肠反应。同时告知病人在早晨服药以防止夜尿，如果需要给第2次给药，应在早晨服药后的6~8小时，在下午早期给予。

（2）告知病人可能需要补充钾盐和镁盐。

（3）告知病人应缓慢起立以预防头晕，并限制酒精的摄取量，不要在高温下进行剧烈的活动，以避免直立性低血压。

（4）告知病人应立即报告耳鸣、严重的腹痛、咽喉疼痛、发热等症状，因为可能提示呋塞米中毒。

（5）告知病人呋塞米和地高辛的片剂通常都是白色，且大小一样，在家中用同一个容器装不同的药物、剂型，会导致服错药。

（6）告知病人在服用OTC药物前应咨询医师或药剂师。

（7）告知病人应避免直接的阳光照射，使用防护的衣服和遮阳物，以免引起光过敏反应。